HANDBOEK GYNAECARDIOLOGIE

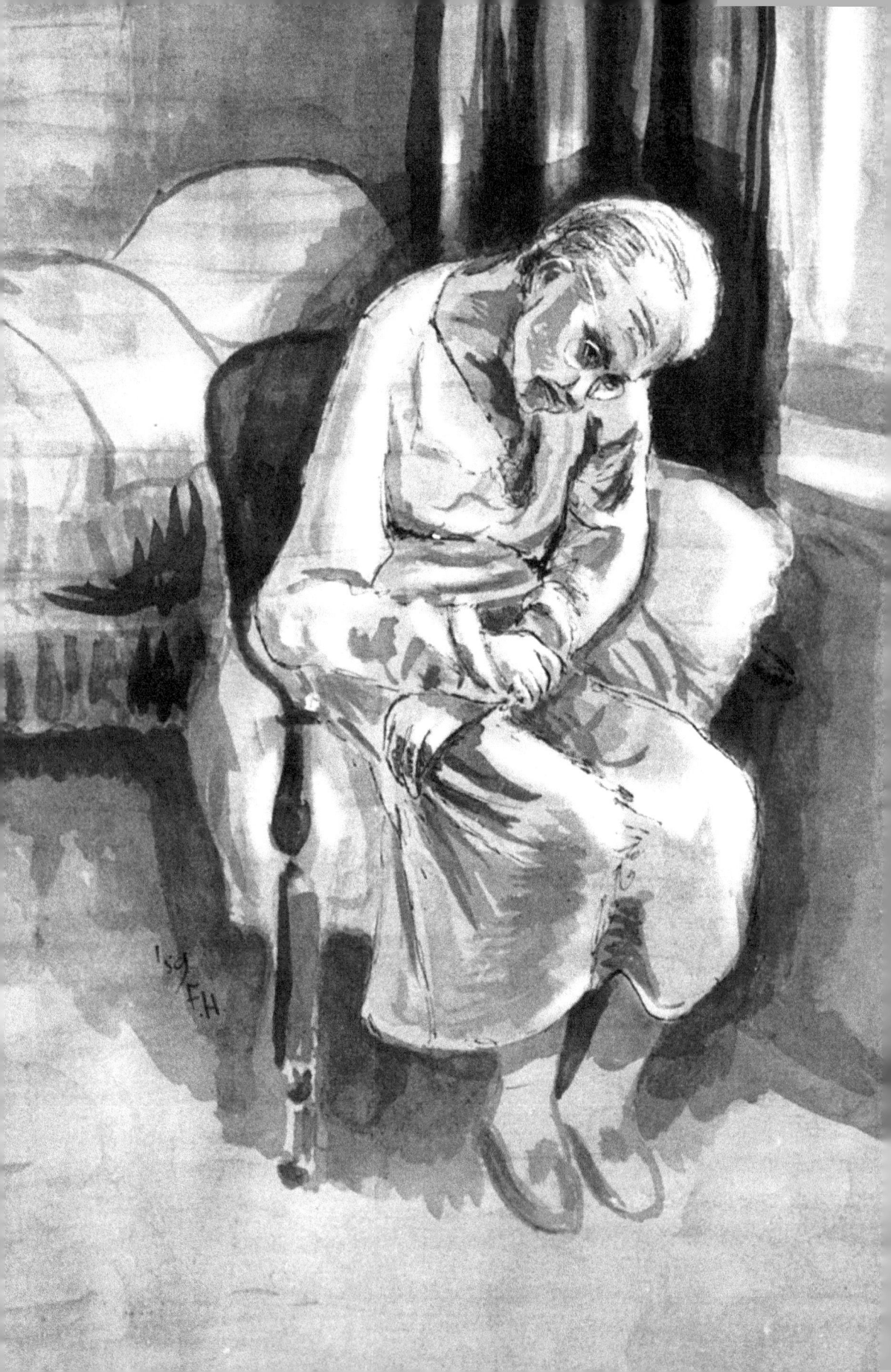

HANDBOEK GYNAECARDIOLOGIE
VROUWSPECIFIEKE CARDIOLOGIE IN DE PRAKTIJK

Onder redactie van
dr. A.H.E.M. Maas
Prof.dr. A.L.M. Lagro-Janssen

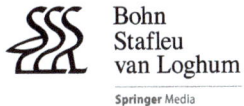

Bohn
Stafleu
van Loghum
Springer Media

HOUTEN 2011

Illustratie pagina 2: Oude vrouw met hartfalen

Tekening: prof. dr. F.J.A. Huygen

Prof. dr. Frans Huygen woonde en werkte van 1943-1982 in Lent bij Nijmegen als huisarts en was mede oprichter van het Nederlands Huisartsen Genootschap.

© 2011 Bohn Stafleu van Loghum, onderdeel van Springer Media BV, Houten

Alle rechten voorbehouden. Niets uit deze uitgave mag worden verveelvoudigd, opgeslagen in een geautomatiseerd gegevensbestand, of openbaar gemaakt, in enige vorm of op enige wijze, hetzij elektronisch, mechanisch, door fotokopieën, opnamen, of enig andere manier, zonder voorafgaande schriftelijke toestemming van de uitgever.

Voor zover het maken van kopieën uit deze uitgave is toegestaan op grond van artikel 16b Auteurswet 1912 j° het Besluit van 20 juni 1974, Stb. 351, zoals gewijzigd bij Besluit van 23 augustus 1985, Stb. 471 en artikel 17 Auteurswet 1912, dient men de daarvoor wettelijk verschuldigde vergoedingen te voldoen aan de Stichting Reprorecht (Postbus 3051, 2130 KB Hoofddorp). Voor het overnemen van (een) gedeelte(n) uit deze uitgave in bloemlezingen, readers en andere compilatiewerken (artikel 16 Auteurswet 1912) dient men zich tot de uitgever te wenden.

ISBN 978 90 313 87816

Boekvormgeving: Designworks, Breda
Omslagontwerp: Martijn Faber

Bohn Stafleu van Loghum
Het Spoor 2
Postbus 246
3990 GA Houten

www.bsl.nl
www.springermedia.nl

INHOUDSOPGAVE

Over de redactie 9
Redactie en auteurs 11
Voorwoord 13

1 GENDER, COMMUNICATIE EN COPING BIJ KLACHTEN VAN HET HART 15
1.1 Sekseverschillen in communicatie 16
1.2 Conclusie 21
Referenties 21

2 GENDERVERSCHILLEN BIJ CORONAIRE HARTZIEKTEN 23
2.1 Inleiding 23
2.2 Man-vrouwverschillen in de pathofysiologie van atherosclerose 25
2.3 Genderverschillen in traditionele cardiovasculaire risicofactoren 27
2.4 Vrouwspecifieke risicofactoren 29
2.5 Psychosociale factoren 30
2.6 Evaluatie klachten van angina pectoris bij vrouwen 31
2.7 Genderverschillen in manifestatie en beleid bij het acuut coronair syndroom 34
2.8 'Genderparadox' bij het acuut coronair syndroom 35
2.9 Genderverschillen in presentatie bij het acuut coronair syndroom 36
2.10 Takotsubo-Cardiomyopathie ('viskruik-infarct' of 'broken-heart syndrome') 38
2.11 Microvasculaire angina pectoris (cardiaal syndroom X) 40
2.12 Genderverschillen in de niet-invasieve diagnostiek van coronaire hartziekten 42
2.13 Genderverschillen in invasieve diagnostiek van ischemische hartziekten 46
2.14 Genderverschillen in medicamenteuze behandeling van ischemische hartziekten 47
Referenties 48

3 DIFFERENTIËLE DIAGNOSTIEK BIJ KLACHTEN VAN PIJN OP DE BORST EN DYSPNOE BIJ VROUWEN 53

3.1 Inleiding 53
3.2 Hypertensie 53
3.3 Ritmestoornissen 56
3.4 Angst- en paniekstoornissen 57
3.5 (Myo)pericarditis 59
3.6 Maag- en slokdarmklachten 59
3.7 Het syndroom van Tietze/intercostale pijn 59
3.8 Differentiële diagnostiek bij vrouwen met acute, hevige pijn op de borst en/of kortademigheid 60
Referenties 61

4 GENDERVERSCHILLEN BIJ HARTFALEN 63

4.1 Inleiding 63
4.2 Genderverschillen in etiologie en pathofysiologie 63
4.3 Genderverschillen in de diagnostiek 65
4.4 Medicamenteuze behandeling 67
4.5 Behandeling met biventriculair pacen/ICD 69
4.6 Genderverschillen in prognose 69
Referenties 70

5 GENDERSPECIFIEKE ASPECTEN VAN HARTRITMESTOORNISSEN 73

5.1 Inleiding 73
5.2 Genderverschillen in basis-elektrofysiologie en ECG 73
5.3 Invloed van gender op supraventriculaire tachycardieën 75
5.4 Atrioventriculaire re-entry tachycardie door een abnormale AV-verbinding 75
5.5 Atriale tachycardie en inappropriate sinustachycardie 77
5.6 Genderverschillen in atriumfibrilleren 78
5.7 Invloed van gender op diverse oorzaken van ventriculaire aritmieën 81
5.8 Plotse hartdood 85
5.9 Genderverschillen in pacing en ICD-therapie 85
Referenties 86

6 CARDIOVASCULAIR RISICOMANAGEMENT BIJ VROUWEN 89

6.1 Inleiding 89
6.2 Belang van een betere 'awareness' 89
6.3 Genderverschillen in risicofactoren in de verschillende levensfasen 90
6.4 'Lifetime'-risico voor cardiovasculaire ziekten 92

6.5 Elf aandachtspunten voor de identificatie van vrouwen met een verhoogd cardiovasculair risico 94
6.6 Genderverschillen in (bij)werkingen van cardiovasculaire medicatie 98
6.7 Coaching voor een gezonde leefstijl 100
Referenties 100

7 HARTZIEKTEN BIJ OUDERE VROUWEN 105

7.1 Inleiding en probleemstelling 105
7.2 Hartklepafwijkingen op oudere leeftijd 107
7.3 Hypertensie bij vrouwen op oudere leeftijd 108
7.4 Multimorbiditeit bij oudere vrouwen 109
7.5 Polyfarmacie 109
7.6 Preventie en behandeling van cardiovasculaire aandoeningen op hoge leeftijd 110
Referenties 112

8 VROUWSPECIFIEKE ASPECTEN VAN VENEUZE TROMBO-EMBOLIE 113

8.1 Inleiding 113
8.2 Pathofysiologie van VTE 115
8.3 Diagnostiek van VTE 116
8.4 Behandeling van VTE 117
8.5 De anticonceptiepil en VTE 118
8.6 Hormoonsubstitutietherapie en VTE 122
8.7 Zwangerschap en VTE 122
8.8 Conclusies en aanbevelingen voor de praktijk 125
Referenties 127

9 HARTKLACHTEN IN DE ZWANGERSCHAP 129

9.1 Inleiding 129
9.2 Epidemiologie en pathofysiologie 130
9.3 Klachten en diagnostiek 132
9.4 Medicatie in de zwangerschap 135
9.5 Aanvullende behandeling 136
9.6 Partus 136
9.7 Hypertensieve zwangerschap voorspelt later risico op hart- en vaatziekten 137
Referenties 138

10 HORMONALE STATUS EN CARDIOVASCULAIR RISICO 141

10.1 Menopauze 141
10.2 Leeftijd bij de menopauze 142
10.3 Prematuur ovarieel falen 143

10.4 Polycysteus ovariumsyndroom 144
10.5 Postmenopauzale hormoontherapie 145
10.6 Management van hartklachten in de menopauze 145
Referenties 148

11 GYNAECOLOGISCHE BENADERING VAN PERIMENOPAUZALE KLACHTEN 153

11.1 Inleiding 153
11.2 Perimenopauzale veranderingen 154
11.3 Hormoontherapie en het risico op mammacarcinoom 157
11.4 Vroege menopauze 157
Referenties 158

12 VROUWSPECIFIEKE MOTIVERENDE COACHING VOOR DE EERSTE LIJN 159

12.1 Inleiding 159
12.2 Hoe gaat u als huisarts en/of praktijkondersteuner hiermee om? 160
Referenties 164

13 GENDERSPECIFIEKE ASPECTEN VAN HARTREVALIDATIE 165

13.1 Inleiding 165
13.2 Effectiviteit van hartrevalidatie 165
13.3 Genderspecifieke zorg binnen de hartrevalidatie 166
13.4 Beperkende factoren bij vrouwen voor deelname aan hartrevalidatie 167
13.5 Genderspecifieke aspecten van copingmechanismen 167
13.6 Uitkomsten van hartrevalidatie 168
13.7 Aanbevelingen 168
Referenties 169

Register 171

OVER DE REDACTIE

ANGELA MAAS
Cardioloog, Kenniscentrum Vrouwencardiologie, afdeling Cardiologie, Isala Klinieken, Zwolle

Angela Maas studeerde geneeskunde in Groningen. De opleiding cardiologie werd gevolgd in het Antonius Ziekenhuis te Nieuwegein, waar zij begin 1988 haar registratie behaalde. Aansluitend werkte zij in Arnhem en sinds medio 1992 maakt zij deel uit van de maatschap cardiologie in Zwolle. De afgelopen 17 jaar heeft zij zich gespecialiseerd in man-vrouwverschillen bij coronaire hartziekten en management van cardiale klachten in de menopauze. Sinds 2003 heeft zij als eerste cardioloog in Nederland specifieke vrouwenspreekuren in Kampen en Zwolle. In 2006 promoveerde zij op de klinische betekenis van arteriële calcificaties op mammogrammen. In maart 2010 ontving zij de Corrie Hermann Prijs van de Nederlandse vereniging voor vrouwelijke artsen (VNVA) voor haar inzet voor cardiovasculaire ziekten bij vrouwen en de positie van de vrouwelijke arts binnen de cardiologie. In november 2010 ontving zij de Libelle Award voor haar werk voor het Vrouwenhart. Zij is medeoprichtster van de werkgroep Gender van de Nederlandse Vereniging Voor Cardiologie (NVVC) en zij begeleidt diverse vrouwspecifieke onderzoekstrajecten binnen haar vakgebied. Zij maakt deel uit van een internationaal netwerk van deskundigen en is een veelgevraagd spreekster in binnen- en buitenland. Angela is getrouwd en heeft twee volwassen zoons.

TOINE LAGRO-JANSSEN
Huisarts, Vrouwenstudies Medische Wetenschappen, afdeling Eerstelijnsgeneeskunde, Universitair Medisch Centrum St Radboud, Nijmegen

Toine Lagro-Janssen is werkzaam als huisarts in een Universitair Gezondheidscentrum en hoogleraar Vrouwenstudies Medische Wetenschappen bij het UMC St Radboud, Nijmegen. Zij promoveerde in 1991 op urine-incontinentie bij vrouwen in de huisartspraktijk. In 1992 kreeg zij de Corrie Hermann Prijs voor haar wetenschappelijke verdiensten in het onderzoek naar vrouwspecifieke aandoeningen en haar inzet voor vrouwenemancipatie. Naast onderwijs aan studenten – in 2005 werd Toine gekozen tot Docent van het Jaar – is zij actief in het geven van nascholing aan huisartsen en het publieke debat over seksespecifieke geneeskunde en over de maatschappelijke positie van vrouwen. Zij is hoofd van het kenniscentrum 'seksespecifiek medisch onderwijs' bij haar vakgroep Vrouwenstudies Medische Wetenschappen (www.kenniscentrumSDMO.nl). In 2007 is zij geridderd tot officier van Oranje-Nassau en ontving zij de Universitaire Onderwijsprijs voor 'Seksespecifieke geneeskunde in het medisch curriculum', Radboud Universiteit. In 2009 kreeg zij de beoordeling van Principal Lecturer Plus. Zij is lid van de werkgroep Gender van de Nederlandse vereniging voor cardiologie. Toine is getrouwd en heeft een volwassen dochter en zoon.

REDACTIE EN AUTEURS

DR. CAREL BAKX
Huisarts, huisartsonderzoeker, afdeling Eerstelijnsgeneeskunde UMC St Radboud, Nijmegen

DRS. BERNADETTE VAN CASTEREN
Huisarts en kaderhuisarts Hart- en Vaatziekten, Venray

DRS. LIEVE VAN CASTEREN
Cardioloog-elektrofysioloog, Isala Klinieken, Zwolle

DRS. PAULINE DEKKER
Longarts, Rode Kruis Ziekenhuis, Beverwijk

DRS. PATRICK DIELISSEN
Huisarts-onderzoeker, afdeling Eerstelijnsgeneeskunde, UMC St Radboud, Nijmegen

DR. ARIF ELVAN
Cardioloog-elektrofysioloog, Isala Klinieken, Zwolle

DRS. MARION DE JONGE
Huisarts, Nijmegen

DRS. WANDA DE KANTER
Longarts, Rode Kruis Ziekenhuis, Beverwijk

DR. MIRIAM DE KLEIJN
Huisarts-epidemioloog, Vrouwenstudies Medische Wetenschappen, afdeling Eerstelijnsgeneeskunde, UMC St Radboud, Nijmegen

DR. ED DE KLUIVER
Arts, coördinator transmurale zorg, afdeling Cardiologie, Isala Klinieken, Zwolle

PROF. DR. TOINE LAGRO-JANSSEN
Huisarts, Vrouwenstudies Medische Wetenschappen, afdeling Eerstelijnsgeneeskunde, UMC St Radboud, Nijmegen

DR. ANGELA MAAS
Cardioloog, Kenniscentrum Vrouwencardiologie, afdeling Cardiologie, Isala Klinieken, Zwolle

DRS. MARJOLEIN VAN MESDAG
Huisarts, Eindhoven

PROF. DR. SASKIA MIDDELDORP
Internist-vasculair geneeskundige, afdeling Vasculaire Geneeskunde, Academisch Medisch Centrum Amsterdam

ANGELA NIEUWVELD, MANP
Hoofd Zorgteam Leef & Beweegcentrum, Isala Klinieken, Zwolle

DRS. AMBER OTTEN
Arts-onderzoeker Cardiologie, Isala Klinieken, Zwolle

DR. PAULINE OTTERVANGER
Gynaecoloog, HagaZiekenhuis, Den Haag

DR. ELS PIEPER
Cardioloog Congenitale Cardiologie, UMC Groningen

DR. FRANS RUTTEN
Huisarts, Julius Centrum voor Gezondheidswetenschappen en Eerstelijns Geneeskunde, UMC Utrecht

PROF. DR. IR. YVONNE VAN DER SCHOUW
Epidemioloog, Julius Centrum voor Gezondheidswetenschappen en Eerstelijns Geneeskunde, UMC Utrecht

DR. WILMA SMIT
Gynaecoloog, Gemini Ziekenhuis, Den Helder

DR. DORETH TEUNISSEN
Huisarts/senior onderzoeker, Vrouwenstudies Medische Wetenschappen, afdeling Eerstelijnsgeneeskunde, UMC St Radboud, Nijmegen

HENRI VAN DE WETERING, MANP
Nurse-Practitioner, afdeling Cardiologie, Isala Klinieken, Zwolle

VOORWOORD

Twintig jaar geleden verschenen in de *New England Journal of Medicine* twee artikelen waarin stond dat vrouwen met hartklachten minder goed onderzocht worden dan mannen met dezelfde klachten.[1,2] Bernadine Healy, toenmalig directeur van de National Institutes of Health, schreef er een spraakmakend editorial bij en benoemde het fenomeen als het 'Yentl syndrome': vrouwen moeten zich voor een gelijkwaardige behandeling binnen de gezondheidszorg gedragen als een man om even serieus genomen te worden.[3] In Nederland spreekt men over het 'Jacoba van Beieren-effect'.[4] In het voorjaar van 2011, twintig jaar later, schrijft Noel C. Bairey Merz, vooraanstaand onderzoekster binnen de vrouwencardiologie, dat het Yentl syndrome nog steeds 'alive and well' is.[5] Ondanks het voortschrijdende inzicht in de afgelopen decennia worden cardiovasculaire ziekten (CVZ) bij vrouwen nog steeds onderschat, terwijl zij mondiaal bij hen de belangrijkste doodsoorzaak vertegenwoordigen.[6] Sekseverschillen lopen als een rode draad door het hele palet van CVZ heen, zowel wat betreft de epidemiologie en de pathofysiologie als de traditionele risicofactoren voor atherosclerose en de pathofysiologie van hartfalen en van hartritmestoornissen. Daarnaast zijn er vrouwspecifieke risicofactoren, zoals een doorgemaakte hypertensie in de zwangerschap en de hormonale veranderingen in de menopauze, die een prognostische betekenis hebben voor het toekomstige cardiovasculaire risico bij vrouwen. De criteria zoals die in het verleden zijn opgesteld voor hartklachten zijn grotendeels afgeleid uit onderzoek dat in overwegend mannelijke cohorten is gedaan. Niet alleen de pathofysiologie, maar ook communicatiestijlen en psychosociale factoren tonen belangrijke verschillen tussen mannen en vrouwen, waar wij in de dagelijkse praktijk meer rekening mee zouden moeten houden. Vrouwen met hartklachten worden nog vaak als 'lastig' ervaren en dat heeft een negatieve impact op de kwaliteit van onderzoek en behandeling en uiteindelijk op hun prognose.[7,8]

In dit *Handboek Gynaecardiologie* willen wij een eerste aanzet geven voor een betere zorg voor vrouwen met hartklachten. Juist door de vele sekseverschillen die er zijn te benoemen en een plaats te geven in behandeling en beleid, denken wij de cardiologische zorg te verbeteren. Hierbij richten wij ons vooral op bewustwording en het aanbieden van veel kennis. De onderwerpen die aan de orde komen zijn zowel voor de eerste als voor de tweede lijn herkenbaar en relevant voor de dagelijkse praktijk. In de verplichte leerboeken van de medische studie wordt nog veel te weinig aandacht aan sekseverschillen besteed. Het maken van een genderverschil is voor de onderwijscurricula van medisch studenten een belangrijk voorbeeld van betere zorg.[9]

Zomer 2011   Angela Maas en Toine Lagro-Janssen

Referenties

1 Ayanian JZ, Epstein AM. Differences in the use of procedures between women and men hospitalized for coronary heart disease. N Engl J Med 1991; 325: 221-25.
2 Steingart RM, Packer M, Hamm P, Coglianese ME, Gersh B, Geltmam EM, et al. Sex differences in the management of coronary artery disease. N Engl J Med 1991; 325: 226-30.
3 Healy B. The Yentl syndrome. N Engl J Med 1991; 325: 274-6.
4 Erkelens DW. De derde emancipatie. Ned T Geneeskd 1992; 136: 1436-40.
5 Bairey Merz CN. The Yentl syndrome is alive and well. Eur Heart J 2011; 32: 1313-15.
6 www.GBD_report_2004update_full.pdf.
7 Stramba-Badiale M. Women and research on cardiovascular diseases in Europe: a report from the European Heart Health Strategy (EuroHeart) project. Eur Heart Journal 2010; 31: 1677-81.
8 Maas AHEM, Schouw YT van der, Regitz-Zagrosek V, Swahn E, Appelman YE, Pasterkamp G, et al. Red alert for women's heart: the urgent need for more research and knowledge on cardiovascular disease in women. Eur Heart J 2011; 32: 1362-68.
9 Dijkstra AF, Verdonk P, Lagro-Janssen A. Gender bias in medical textbooks: examples from coronary heart disease, depression, alcohol abuse and pharmacology. *Medical Education* 2008; 42: 1021-28.

HOOFDSTUK 1

GENDER, COMMUNICATIE EN COPING BIJ KLACHTEN VAN HET HART

TOINE LAGRO-JANSSEN

> U bent huisarts. Rita Verwey, een Creools-Surinaamse vrouw van 68 jaar die veertig jaar in Nederland woont, komt bij u op het spreekuur. Mevrouw Verwey heeft al langer last van haar maag en van druk op de borst, maar de klachten zijn erger geworden sinds haar man vorig jaar overleden is. Ze mist haar man heel erg, hij was haar beste maatje. Ook vindt ze het vreselijk dat ze alles zelf moet doen. Allerlei administratieve taken heeft ze moeten leren. Het koken, waaraan ze voorheen veel plezier beleefde, vindt ze niet meer leuk nu ze dat alleen voor zichzelf moet doen. Alleen als de familie komt, wil ze nog graag een feestmaal maken. Voor zichzelf maakt ze liever grote porties klaar die ze kan invriezen.
>
> Na de dood van haar man hebben haar zoon en dochter haar geholpen met de verkoop van het huis. Ze is verhuisd naar een ander deel van de stad, naar een appartement boven een winkelgalerij, twee straten bij een Surinaams ouderencomplex vandaan. In het ouderencentrum gaat ze af en toe een kaartje leggen. Gelukkig kent ze daar al een paar mensen en voelt ze zich er op haar gemak. Haar zoon en dochter wonen beiden met hun gezin redelijk in de buurt en komen regelmatig bij haar op bezoek. Maar de meeste tijd brengt ze thuis alleen door.
>
> Als u vraagt wanneer mevrouw Verwey last krijgt van haar maag en borst, vertelt ze dat de klachten beginnen als ze een paar straten gelopen heeft, bijvoorbeeld als ze naar het buurthuis gaat. In eerste instantie heeft ze nergens last van, maar na een paar minuten voelt ze een naar gevoel ergens in haar borst opkomen, voelt ze zich niet lekker worden, wordt ze duizelig en een beetje misselijk met een vol gevoel in de maag. Ook haar armen gaan pijn doen. Als ze stopt met wandelen om wat uit te rusten, trekken de klachten langzaam weer weg. Ze voelt zich ook vermoeider dan anders. Behalve dat ze last heeft van haar maag en borst, voelt mevrouw Verwey zich nerveus en neerslachtig. U vindt dat niet vreemd, want het overlijden van haar man heeft haar leven drastisch veranderd. Zelf wijt mevrouw Verwey haar klachten aan 'de zenuwen' en het alleen zijn.

CASUS 1.1

1.1 SEKSEVERSCHILLEN IN COMMUNICATIE

Inleiding

Mannen en vrouwen praten op verschillende manieren met elkaar. Aangenomen wordt dat dit komt omdat er verschillende manieren van omgaan binnen groepen bestaan met ook een ander gebruik van taal als communicatiemiddel. Sekseverschillen in taalgebruik worden tussen de 5 en 15 jaar aangeleerd in 'peergroups' waarin meisjes voornamelijk met meisjes en jongens voornamelijk met jongens omgaan.

Een belangrijk verschil hierbij is dat als er in een gesprek problemen aan de orde komen, mannen de neiging hebben om oplossingen aan te dragen door bijvoorbeeld advies te geven. Voor vrouwen is het praten over problemen gebruikelijker. Ze wisselen emotionele ervaringen gemakkelijker uit en zoeken steun bij elkaar. Er zijn verschillende theorieën over hoe mannelijkheid en vrouwelijkheid en mannelijk en vrouwelijk gedrag tot stand komen: de socialisatie tot man respectievelijk vrouw.[2] Het begrip socialisatie is het proces waardoor een individu lid van de maatschappij of een groep leert te worden en waarin bepaalde waarden, normen en gedragingen worden opgelegd en door het individu worden geïnternaliseerd.

Socialisatie m/v

Sekse duidt op het geheel van biologische, chromosomale en hormonale eigenschappen. Deze bepalen of iemand vrouw dan wel man is. Op grond van uiterlijke kenmerken wordt een baby direct na de geboorte ingedeeld bij het ene of het andere geslacht.

Gender is de term die wordt gebruikt voor de psychologische eigenschappen en gedragskenmerken die worden toegeschreven aan mannen en vrouwen.

Geslachts- of genderidentiteit is het fundamentele besef van een individu om man of vrouw te zijn, ofwel de mate waarin iemand zichzelf identificeert en accepteert als man of als vrouw.

De meeste kinderen zijn zich vóór het tweede levensjaar bewust van hun eigen sekse. Sekse- of genderrollen zijn de eigenschappen, opvattingen en gedragingen die in een samenleving of cultuur aan mannen en vrouwen worden voorgeschreven. Het gaat hierbij over regels en voorschriften – meestal ongeschreven – waarbij sekse een sterk sturende factor is. Sekserollen zijn tevens gebonden aan cultuur, religie, tijd en leeftijd. Zowel biologische verschillen als cognitieve en sociale factoren zijn van invloed op de ontwikkeling van de genderrol. In de groei naar volwassenheid moet ieder individu verschillende sociale rollen integreren tot een logisch samenhangend zelfbeeld. Kenmerken van de vrouwelijke sekserol hangen over het algemeen samen met een nadruk op interpersoonlijke relaties, gevoeligheid, zorgzaamheid en expressiviteit. Codes van mannelijkheid bestaan uit activiteit, doelgerichtheid, onafhankelijkheid en wedijver. Zulke seksecoderingen – boodschappen over of richtlijnen voor mannelijk en vrouwelijk gedrag – verschillen per levensfase. Vrouwen scoren veel hoger dan mannen op een belangrijke component van het begrippenpaar 'autonomie – gehechtheid', namelijk gevoeligheid voor anderen.[3] Zij zijn gevoeliger voor de emoties, behoeften, wensen en meningen van anderen en hebben een groter vermogen tot empathie en intimiteit. Mannen ontwikkelen meer een identiteit als een 'zijn in zichzelf'. Mannen zijn, zo wijst onderzoek uit, veel minder afhankelijk van omgevingsfactoren en twijfelen minder aan zichzelf dan vrouwen. Als er problemen zijn, zoeken zij de oorzaak veeleer in externe, buiten de eigen invloedssfeer gelegen factoren (externalisatie), terwijl vrouwen eerder geneigd zijn de schuld bij zichzelf te zoeken (internalisatie).

Mannen en vrouwen verschillen in hun communicatie ook in de spreekkamer. Mannelijke en vrouwelijke patiënten presenteren hun pijnklachten verschillend aan de arts. De meeste mannelijke patiënten communiceren in termen van oplossingen, vaak voordat de emotionele situatie in kaart is gebracht. Zij zijn zakelijker en beperken zich tot het beantwoorden van vragen. Om meer aan de weet te komen moet de arts de mannelijke patiënt vragen stellen. Mannen zullen vervolgens die vraag opvatten als een vraag om informatie en verslag uitbrengen.[4,5]

Bij vrouwen is dat anders. Vrouwelijke patiënten willen niet alleen een oplossing, ze willen ook gehoord worden. Ze willen het probleem met iemand delen. Vrouwen vatten een vraag op als een uitnodiging om het gesprek te beginnen of voort te zetten. Vrouwelijke patiënten rapporteren niet, zij verhalen.[6] Zij plaatsen de pijn in samenhang met bepaalde gebeurtenissen in hun leven. Ze richten zich meer op de persoon met wie ze spreken en verwachten dat ook van de ander. Vrouwelijke patiënten hebben in het consult dan ook een grotere inbreng dan mannen: ze vertellen meer, stellen meer vragen en zijn ook eerder geneigd om klachten vanuit een psychosociale invalshoek te verklaren.[7] Mannen zijn in het medisch consult meer oplossingsgericht en vrouwen meer procesgericht. Je zou kunnen zeggen dat vrouwen een relationele verhouding met hun lichaam hebben en mannen het lichaam meer als een instrument beschouwen. In het eerste geval wil je meepraten en overleggen, in het tweede geval laat je de deskundige het repareren.

In het algemeen vindt men het openlijk uiten van pijn acceptabeler bij vrouwen dan bij mannen. Mannen zijn daarbij meer afkeurend wat pijnuitingen betreft ten aanzien van hun eigen sekse.[8] Blijkbaar dicteren sociale normen een zeker stoïcisme bij mannen en staan die normen meer expressie toe bij vrouwen.

Cultuur m/v
Ook zijn er culturele verschillen. Zo zijn uitingen van pijn en verdriet in mediterrane landen veel gebruikelijker, Japanners vinden het uiten van pijn minder acceptabel dan Amerikanen, wat overeenkomt met de theorie dat mannelijkheid en vrouwelijkheid onderhevig zijn aan culturele genderstereotyperingen.[9] Er zijn ook culturele

verschillen in communicatie. Voor een goed begrip en een juiste interpretatie van klachten is kennis hiervan van belang. Bij de communicatie met allochtone patiënten kunnen problemen spelen op taal- en cultuurgebied.

Taalproblemen spelen vooral bij de eerste generatie allochtonen en bij nieuwkomers.[10] De oudere groep vrouwen van de eerste generatie spreekt slecht Nederlands. Bij aandoeningen als hart- en vaatziekten waarbij leefstijl belangrijk is, regelmatige controles vereist zijn en meestal medicijnen gebruikt worden, zijn uitleg en goede instructie erg belangrijk. Dit vereist wederzijds een heldere communicatie. Bij problemen is het gebruik van een tolk noodzakelijk. Vaak komt een familielid mee. Voor kleine en eenvoudige zaken is dat prima, voor ingewikkelde en soms gevoelige problematiek is het verstandig om een tolk in te schakelen.[11]

Naast taalproblemen kunnen cultuurverschillen in de communicatie tussen arts en patiënt een rol spelen.

Onder cultuur verstaan we, naar Pinto, 'het evoluerend geheel van normen, waarden en opvattingen, die van generatie op generatie worden doorgegeven en die onbewust richtinggevend zijn voor de kijk op de wereld en gedrag'.[12] Die cultuurverschillen en dus verschillen in opvattingen over ziekte en gezondheid zijn ook bij de latere generaties allochtone patiënten en hun arts van belang.[10]

Niet-westerse allochtone patiënten komen uit een cultuur die zich kenmerkt door een groepsbelang, de wij-cultuur, waarbij het onderhouden van de onderlinge relatie belangrijk is, ook in het contact tussen arts en patiënt.[13] Allochtone patiënten vinden het belangrijk dat de arts belangstelling heeft en aandacht schenkt aan hun culturele achtergrond.

Wat de groep denkt over bepaalde leefregels en hoe deze bijvoorbeeld in de dagelijkse eetcultuur ingepast kunnen worden, zijn belangrijke onderwerpen om met allochtone vrouwen te bespreken. De autoriteit van de arts is meestal groot. Een bevestigend antwoord kan uit beleefdheid worden gegeven, vragen om verheldering durven niet te worden gesteld en soms worden vanwege bestaande taboes antwoorden op vragen ontweken. Aandoeningen aan het hart komen door de toename van allochtone oudere vrouwen steeds vaker voor, zeker ook gezien de prevalentie van diabetes mellitus, overgewicht, hypertensie en de lagere sociaal economische status.[14]

Omgaan met problemen m/v
Bij problemen zijn mannen meer dan vrouwen geneigd om hun problemen te ontkennen, om er niet mee bezig te zijn of om zelf een oplossing te bedenken. Vrouwen plaatsen juist het probleem centraal in hun leven en gaan op zoek naar sociale steun: ze praten er met vriendinnen over, zoeken steun in religie, alternatieve genezers en medicatie. En ze vragen een consult bij de dokter. Waarschijnlijk zijn sekseverschillen in het ervaren en presenteren van gezondheidsklachten aangeleerd, waarbij jongens geleerd wordt om lichamelijke klachten en pijn te negeren, en meisjes om hiervoor aandacht te mogen vragen.

Bij problemen zoeken mannen vaker afleiding in werk, sport en alcohol. De erkenning dat er sprake is van angst en somberheid kan door mannen als falen worden opgevat.[2,5]

Voor vrouwen geldt dat zij mede hun identiteit ontlenen aan hun zorgfuncties als goede moeder en echtgenote. Voor hen is het vragen van zorg van intimi soms moeilijk. Hierbij speelt het idee tekort te schieten ten opzichte van anderen een belangrijke rol.

Vrouwen vragen vaker steun bij hun kinderen, terwijl mannen veel vaker, ook emotioneel op hun vrouw leunen.[14]

De genderverschillen in communicatie worden bij klachten van pijn op de borst versterkt omdat bij vrouwen vaker sprake is van tevens bestaande angst- en paniekstoornissen zoals hyperventilatie en depressieve klachten. Het versterkt de ernst van de pijn en verstoort tegelijkertijd een eenduidige interpretatie van de klacht, omdat er door de aanwezige psychiatrische comorbiditeit diffuus in het lichaam meerdere klachten optreden.

Vrouwen zijn tweemaal zo vaak depressief als mannen, een verschil dat in de vroege adolescentie ontstaat en in alle culturen en landen wordt gevonden.[15,16]

Vrouwen hebben ook tweemaal vaker angststoornissen, in het bijzonder paniekstoornissen en agorafobie.[16] Net als bij de depressie lijken de sekseverschillen gelijk in verschillende landen en culturen. Dezelfde hogere prevalentie onder vrouwen geldt voor posttraumatische stressstoornissen, onder andere als gevolg van seksueel misbruik en familiaal geweld. Psychiatrische comorbiditeit en psychosociale omstandigheden als het ontbreken van sociale steun zijn, net als biomedische factoren, reële risicofactoren voor het ontstaan van hart- en vaatziekten.[17] Voor vrouwen is sociale steun en aanmoediging van groot belang voor hun herstel.[18]

De manier waarop klachten worden gepresenteerd heeft invloed op het diagnostisch proces. Internisten diagnosticeerden bij 56% de juiste diagnose angina pectoris indien de vrouwen met opzet op een zakelijke manier hun klachten presenteerden, terwijl dit slechts in 14% gebeurde bij een meer theatrale en angstige presentatie.[19]

Als het gaat om een psychosociale diagnose wordt in de huisartspraktijk bij vrouwen ook eerder overgediagnosticeerd en bij mannen juist eerder ondergediagnosticeerd.[20] Vrouwen lopen dus een groter risico dat hun klachten ten onrechte psychosociaal worden geduid. Bij klachten van het hart speelt dat des te meer, omdat veel vrouwen zich niet bewust zijn van een bestaand risico op hart- en vaatziekten.[21] Ze denken vooral aan borstkanker als de grootste bedreiging van hun gezondheid.[21] Ze herkennen de klachten van ischemisch hartlijden slecht.[22] Maar ook onder huisartsen en cardiologen worden de risico's op hart- en vaatziekten bij vrouwen onderschat.[23,24] Dat is niet verwonderlijk, als men bedenkt dat medische leerboeken en onderwijsmateriaal geen aandacht aan man-vrouwverschillen en vrouwspecifieke presentaties besteden.[25]

De arts m/v
Er is lang gedacht dat hart- en vaatziekten mannenziekten zijn, omdat vrouwen beschermd zouden zijn door oestrogenen. Bovendien is het klinische beeld bij vrouwen vaak minder duidelijk, waardoor artsen niet alert genoeg zijn om klachten als ischemische klachten te interpreteren. Ook vrouwen zelf denken bij pijn op de borst niet zo snel aan een hartinfarct of angina pectoris, waardoor er een delay ontstaat. Ook mevrouw Verwey (casus 1.1) denkt dat de klachten komen van de zenuwen. Hulpverleners en vrouwen zelf duiden pijn op de borst vaker als niet passend bij coronair lijden. Het relatieve risico op dodelijk hartlijden bij diabetes bijvoorbeeld ligt bij vrouwen 50% hoger dan bij mannen, een cijfer dat men verklaart door te wijzen op een ongelijke behandeling van mannen en vrouwen met diabetes, ten nadele van vrouwen.

Omdat anno 2010 ook in Nederland cardiologen in hoofdzaak mannen zijn, is de vraag interessant of vrouwelijke cardiologen anders (lees: beter) handelen dan mannen. Dat is in de VS niet zo. Daar krijgen vrouwen minder vaak dan mannen hartkatheterisaties aangeboden bij gelijke indicaties, onafhankelijk van het geslacht van de cardioloog.[26] In een recente studie onder huisartsen in Groot-Brittannië en de VS werd door middel van videovignetten de invloed onderzocht van enerzijds de leeftijd en het geslacht van de patiënt en anderzijds het geslacht van de huisarts op het stellen van de diagnose coronarialijden.[27] Vergeleken met hun mannelijke collega's besteedden vrouwelijke huisartsen meer aandacht aan de anamnese en aan de manier waarop patiënten, vooral vrouwelijke, hun klacht uitten. Ook betrokken vrouwelijke artsen meer dan hun mannelijke collega's de leeftijd van de patiënt bij het stellen van de diagnose coronarialijden, maar zij deden dit alleen bij mannen. Vrouwelijke en mannelijke huisartsen misten de diagnose echter even vaak bij vrouwen als bij mannen, terwijl de videovignetten van de patiënten voor beide geslachten sterke aanwijzingen gaven voor deze aandoening.[27]

Een recente Duitse studie onder patiënten met hartfalen toonde echter aan dat vrouwelijke cardiologen geen verschil maakten in de behandeling van mannelijke en vrouwelijke patiënten volgens de standaard, terwijl mannelijke cardiologen vrouwelijke patiënten meer substandard care gaven.[28]

Bewustwording van de eigen attitude is onderdeel van een hulpverlening die rekening houdt met verschillen tussen mannen en vrouwen. De eigen attitude, de wijze waarop de arts als persoon verweven is met het professioneel handelen, speelt in de benadering van patiënten ook een rol. Zeker als het gaat om indringende zaken zoals pijn op de borst.

Voor mannelijke artsen speelt het risico dat zij soms te weinig rekening houden met de zorgende attitude van vrouwen, hun ambivalenties en conflicten hierin en hun grote behoefte om gehoord te worden. Mannelijke artsen grijpen soms te snel naar oplossingen. Voor vrouwelijke hulpverleners is de valkuil dat zij te weinig grenzen stellen. Dit alles heeft gevolgen voor de communicatie met de patiënt.[29] Vrouwelijke artsen geven meer informatie en vragen meer, waardoor patiënten meer deelnemen aan de medische dialoog. Zij gaan ook meer in op de psychosociale omstandigheden van de patiënt, geven vaker aandacht aan emoties en gevoelens, creëren een positievere toonzetting, faciliteren een gelijkwaardige samenwerking met de patiënt en bevorderen een grotere participatie van de patiënt bij medische beslissingen.[30] Tot slot, vrouwelijke artsen bezigen een patiëntgerichte communicatiestijl, die uitnodigt tot wederkerigheid en die een betrokken en gelijkwaardige arts-patiëntrelatie reflecteert.

1.2 CONCLUSIE

Sekse- en genderverschillen in communicatie en in het omgaan met klachten zijn van belang bij hart- en vaatziekten omdat ze het diagnostisch proces beïnvloeden. Sekseverschillen in aanwezige comorbiditeit als angststoornissen en depressieve klachten bemoeilijken bij de presentatie eveneens het correct diagnosticeren van hartlijden. Bovendien denken zowel artsen als vrouwen zelf bij klachten niet zo snel aan een ischemische oorzaak. Steun ervaren en aanmoediging zijn voor vrouwen belangrijke empathische kenmerken van een goede communicatie. Als men zich bewust is van deze verschillen en er rekening mee houdt in het medisch handelen, kan de zorg voor vrouwen met hart- en vaatziekten sterk verbeterd worden.

Referenties
1 Meeuwesen L. Communicatieverschillen tussen mannen en vrouwen in de ggz. In: Knoppert-van der Klein EAM, Kölling P, Vliet IM van, Sleeboom-van Raay CJ, red. *Behandelingsstrategieën bij vrouwen in de psychiatrie*. Houten/Diegem: Bohn Stafleu van Loghum, 2001.
2 Lagro-Janssen T, Verdonk P. Seksespecifieke huisartsgeneeskunde. Maarssen: *Elsevier Gezondheidszorg*, 2007.
3 Bekker MH, Assen M van. A short form of the Autonomy Scale: properties of the Autonomy-Connectedness Scale (acs-30). J Pers Assess 2006; 86: 51-60.
4 Fillingim RB. Sex, gender and pain: women and men really are different. Current Rev Pain 2000; 4: 24-30.
5 Mansfield AK, Addis ME, Mahalik JR. Why won't he go to the doctor? The psychology of men's help seeking. Int J Mens Health 2003; 2: 93-110.
6 Wodak R. Women relate, men report: sex differences in language behaviour in a therapeutic group. J Pragmatics 1981; 5: 261-85.
7 Roter DL, Geller G, Bernhardt BA, Larson SM, Doksum T. Effects of obstetrician gender on communication and patient satisfaction. Obstet Gynecol 1999; 93: 635-41.
8 Lagro-Janssen ALM. Sekse- en genderverschillen in pijn en pijnbeleving. In: *Pijn en vrouwen*. PijnInfo. Houten: Bohn Stafleu van Loghum, 2009; 33-41.
9 Hobara M. Beliefs about appropriate pain behavior: cross-cultural and sex differences between Japanese and European Americans. Eur J Pain 2005; 9: 389-93.
10 Harmsen J. When cultures meet in general practice: improvement in intercultural communication evaluated. Rotterdam: Erasmus University, 2003.

11 Meeuwesen L, Harmsen H, Sbiti A, red. Als je niet begrijpt wat ik bedoel. Tolken in de gezondheidszorg. *Good Practices 2011, nr 16.* mikado kenniscentrum interculturele zorg, 2011.
12 Pinto D. *Interculturele communicatie;* 2e dr. Houtem/Diegem: Bohn Stafleu van Loghum, 1994.
13 Harmsen JAM, Peters CPJH. Dokteren in de stad. Maarssen: *Elsevier Gezondheidszorg,* 2009.
14 Kristofferzon HL, Lofmark R, Carlsson M. Myocardial infarction: gender differences in coping and social support. *J Adv Nurs* 2003; 44: 360-74.
15 Linden MW van der, Westert GP, Bakker DH de, Schellevis FG. Klachten en aandoeningen in de bevolking en in de huisartspraktijk. In: *Tweede Nationale studie naar ziekten en verrichtingen in de huisartspraktijk.* Utrecht: Nivel, 2004.
16 Bijl RV, Zessen G van, Ravelli A. Psychiatrische morbiditeit onder volwassenen in Nederland: Het nemesis-onderzoek II. Prevalentie van psychiatrische stoornissen. *Ned Tijdschr Geneeskd* 1997; 50: 2453-60.
17 Rozanski A, Blumenthal JA, Davidson KW, Saag PG, Kubzansky L. The epidemiology, pathophysiology and management of psychosocial risk factors in cardiac practice. *J Am Coll Cardiol* 2005; 45: 637-51.
18 Orth-Gomér K, Schneidermann N, Wang HX, Walldin C, Blom M, Jernberg T. Stress reduction prolongs life in women with coronary disease. The Stockholm women's intervention trial for coronary heart disease (switchd). *Circ Cardiovasc Qual Outcomes* 2009; 2: 25-32.
19 Birdwell BG, Herbers JE, Kroenke K. Evaluating chest pain. The patient's presentation style alters the physician's diagnostic approach. *Archives Intern Med* 1993; 153: 1991-95.
20 Bensing JM, Beerendonck Ph. Psychosociale problemen in de huisartspraktijk: weten is meten. *Maandbl Geest Gezondheidsz* 1990; 45: 595-618.
21 Mosca L, Ferris A, Fabunmi R, Robertson RM. Tracking women's awareness of heart disease: an American Heart Association national study. *Circulation* 2004; 109: 573-79.
22 Mosca L, Mochari-Greenberger H, Dolor RJ, Newby Lk, Robb KJ. Twelve-year follow-up of American women's awareness of cardiovascular disease risk and barriers to heart health. *Circ Cardiovasc Qual Outcomes* 2010; 3: 120-27.
23 Mosca L, Linfante AH, Benjamin EJ, Berra K, Hayes SN, Walsh BW, et al. National study of physician awareness and adherence to cardiovascular disease prevention guidelines. *Circulation* 2005; 111: 449-510.
24 Chiaramonte GR, Friend R. Medical students' and residents' gender bias in the diagnosis, treatment, and interpretation of coronary heart disease symptoms. *Health Psychology* 2006; 25: 255-66.
25 Dijkstra AF, Verdonk P, Lagro-Janssen ALM. Gender bias in medical textbooks: examples from coronary heart disease, depression, alcohol abuse and pharmacology. *Med Educ* 2008; 42: 1021-28.
26 Rathore SS, Chen J, Wang Y, et al. Sex differences in cardiac catheterization: the role of physician gender. *jama* 2001; 286: 2849-56.
27 Adams A, Buckingham CD, Lindenmeyer A, et al. The influence of patient and doctor gender on diagnosing coronary heart disease. *Social Health Illn* 2008; 30: 1-18.
28 Baumhäkel M, Müller U, Böhm M. Influence of gender of physicians and patients on guideline-recommended treatment of chronic heart failure in a cross-sectional study. *Eur J Heart Fail* 2009; 11: 299-303.
29 Lagro-Janssen ALM. De geneeskunde is niet genderneutraal: invloed van de sekse van de dokter op de medische zorg. *Ned Tijdschr Geneeskd* 2008; 152: 1141-5.
30 Roter DL, Hall JA, Aoki YA. Physician gender effects in medical communication: a meta-analytic review. *JAMA* 2002; 288; 756-64.

HOOFDSTUK 2

GENDERVERSCHILLEN BIJ CORONAIRE HARTZIEKTEN

ANGELA MAAS EN TOINE LAGRO-JANSSEN

2.1 INLEIDING

De afgelopen decennia is de acute sterfte aan cardiovasculaire ziekten (CVZ) meer gedaald bij mannen dan bij vrouwen. Door de toename in prevalentie van CVZ in de bevolking is er een verschuiving opgetreden naar een groter aantal chronische patiënten met cardiovasculaire aandoeningen. De jaarlijkse sterfte aan CVZ in Nederland is momenteel hoger bij vrouwen dan bij mannen.[1] Omdat zij gemiddeld ouder worden heeft dit een grote impact op de kwaliteit van leven bij vrouwen op hoge leeftijd. Hoewel zij minder vaak een acuut myocardinfarct krijgen, worden vrouwen vaker getroffen door een ischemisch CVA dan mannen (figuur 2.1 en 2.2).[2]

Cardiovasculaire gebeurtenissen ontstaan gemiddeld 7-10 jaar later bij vrouwen omdat zij relatief beschermd zijn door hun hormonale status in de vruchtbare levensfase, maar eenmaal boven de 70 jaar komen CVZ bij hen meer voor. Vrouwen maken dus een inhaalslag op middelbare leeftijd. De afgelopen decennia is het aantal CVA's in deze levensfase zelfs verdubbeld, terwijl met een gezonde leefstijl en tijdige behandeling van de risicofactoren meer dan twee derde van de CVA's te voorkomen is.[3] Ten aanzien van zowel primaire als secundaire preventie worden vrouwen nog vaak onderbehandeld.[3,4] In de jaren na de menopauze wordt het cardiovasculaire risicoprofiel ongunstiger, met een sterkere stijging van de bloeddruk en de cholesterolwaarden ten opzichte van mannen. Veel vrouwen nemen in deze leeftijdsfase toe in gewicht en ontwikkelen diabetes, die bij hen een hogere cardiovasculaire sterfte kent dan bij mannen.[5] De peri- en postmenopauzale levensfase zijn dus belangrijk voor het nemen van adequate preventieve maatregelen. Al in de Framingham-studie is aangetoond dat de aanwezige risicofactoren bij vrouwen op de leeftijd van 50 jaar een goede voorspeller zijn van het latere risico op cardiovasculaire sterfte.[6] In figuur 2.3 wordt de explosieve toename van CVZ bij vrouwen na het 65e jaar weergegeven.

GENDERVERSCHILLEN BIJ CORONAIRE HARTZIEKTEN

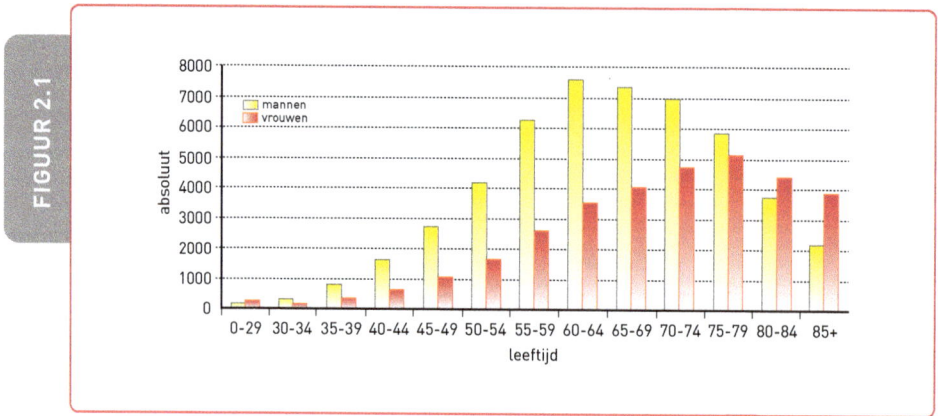

Absolute incidentie van coronaire hartziekten naar leeftijd en geslacht in Nederland in 2007 (bron: *Nationaal Kompas Volksgezondheid*, RIVM).

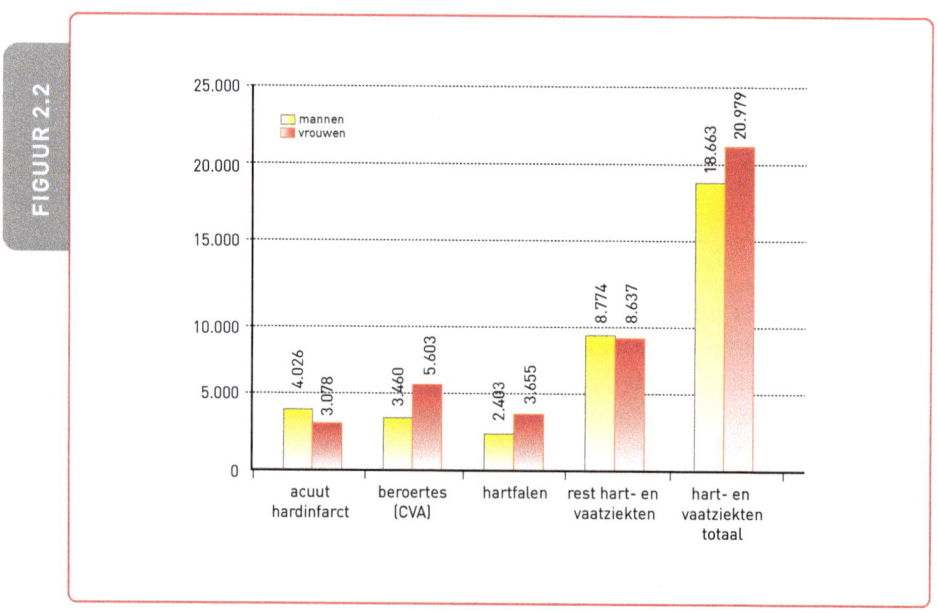

Sterfteoorzaken bij vrouwen en mannen in Nederland (bron: CBS 2009).

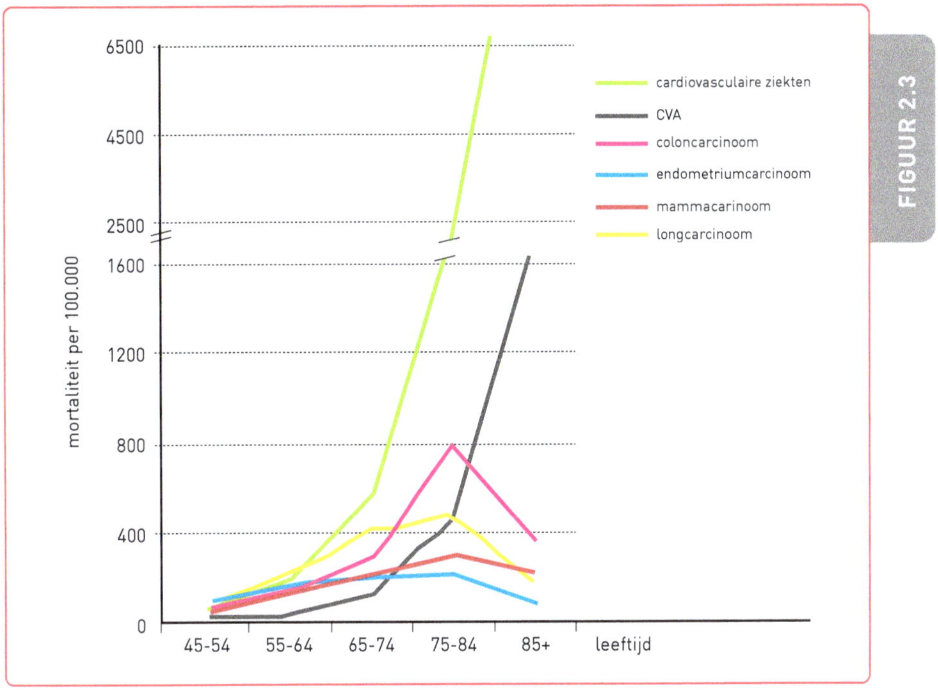

FIGUUR 2.3

Mortaliteit vrouwen en leeftijd.

2.2 MAN-VROUWVERSCHILLEN IN DE PATHOFYSIOLOGIE VAN ATHEROSCLEROSE

Atherosclerose is een geleidelijke progressieve ziekte van de vaatwand, waarbij inflammatie en trombose een belangrijke rol spelen. Inflammatoire ziekten, zoals reumatoïde artritis (RA) en systemische lupus erythematodes (SLE) komen meer voor bij vrouwen dan bij mannen en zijn bij hen ook sterker geassocieerd met de ontwikkeling van atherosclerose. Serumwaarden van het high-sensitivity C-reactive protein (hs-CRP) en van cytokinen zoals het interleukine-6, worden in de postmenopauzale jaren hoger. Volgens sommigen kunnen deze biomarkers een toegevoegde waarde hebben in de cardiovasculaire screening bij vrouwen.[7] De samenstelling van atherosclerotische plaques verandert in de jaren na de menopauze, waarbij de mate van atheroomvorming en kalkafzetting toeneemt. Op jongere leeftijd (< 65 jaar) hebben vrouwen bij een acuut myocardinfarct relatief vaker plaque-erosies dan het klassieke patroon van plaquerupturen met trombusvorming. In de chronische setting kunnen deze erosieve plaques een distale embolisatie van micro-emboliëen veroorzaken,

Atherosclerose in coronairarterie: A negatieve remodeling: klassiek patroon van obstructieve coronairsclerose (stenose), B 'outward' remodeling: diffuse, niet-obstructieve coronairsclerose.

waardoor een disfunctie van het microvasculaire vaatbed ontstaat met begeleidende klachten van angina pectoris. De progressie naar meer uitgebreide atherosclerotische plaques verloopt bij vrouwen op middelbare leeftijd trager dan bij mannen, waarbij zij vaker een diffuus en wandstandig patroon van atherosclerose hebben, zonder dat er significante stenosen aanwezig zijn ('outward remodeling') (figuur 2.4).[8-10] Deze diffuse atherosclerose draagt bij aan het 'atypische' klachtenpatroon bij vrouwen.

De combinatie van een niet-obstructieve atherosclerose met een endotheeldisfunctie in de epicardiale- en microvasculaire coronairarteriën komt bij vrouwen op middelbare leeftijd relatief vaak voor. Het betreft vrouwen die regelmatig worden opgenomen met klachten van pijn op de borst en herhaalde hartkatheterisaties ondergaan, zonder dat er obstructieve afwijkingen gevonden worden waarvoor een interventie mogelijk is. Ten onrechte wordt er vaak geconcludeerd dat er 'niets aan de hand' is, maar onze huidige diagnostiek met coronairangiografie is geschikter voor het vaststellen van stenosen dan van functionele afwijkingen.

Na het 65e jaar verandert het patroon van atherosclerose bij vrouwen naar een meer obstructief patroon ('negatieve remodeling') en worden de man-vrouwverschillen kleiner. In alle leeftijdsfasen hebben vrouwen gemiddeld minder ernstige stenosen in het coronaire vaatbed dan mannen met een geringere afzetting van kalk in de aanwezige plaques. De prognose van sterk verkalkte plaques is bij mannen slechter dan bij vrouwen, terwijl omgekeerd de prognose van niet-obstructieve plaquevorming en soft plaques (zonder kalk) bij vrouwen slechter lijkt te zijn.[11,12]

2.3 GENDERVERSCHILLEN IN TRADITIONELE CARDIOVASCULAIRE RISICOFACTOREN

Er zijn duidelijke accentverschillen tussen de beide seksen in de zwaarte die toegekend moet worden aan de traditionele risicofactoren. Daarnaast is het belangrijk om de risicofactoren te zien in het licht van de levensfase waarin zij aanwezig zijn. Bij vrouwen geldt dit bij uitstek voor het onderscheid tussen de pre- en postmenopauzale levensfase. Onder de 55 jaar is roken een relatief grotere risicofactor voor een myocardinfarct bij vrouwen dan bij mannen, maar dit verschil wordt kleiner op oudere leeftijd.[13] Roken versterkt onder andere het proces van inflammatie, activeert het stollingssysteem en bevordert de oxidatie van LDL-cholesterol. Het veroorzaakt bij premenopauzale vrouwen tevens een downregulatie van de aanwezige oestrogeenreceptoren in de vaatwand, die onder fysiologische omstandigheden door binding met oestrogeen een vaatverwijdend effect hebben. Zo ontstaat een endotheeldisfunctie, waarmee het proces van atherosclerose in gang gezet wordt. Er zijn aanwijzingen dat vrouwen die veel roken een paar jaar eerder in de menopauze komen. De combinatie roken en het gebruik van de anticonceptiepil is vooral schadelijk omdat er een synergie ontstaat tussen een geïnduceerde endotheeldisfunctie én activatie van het stollingssysteem (zie verder hoofdstuk 8). Op jonge leeftijd (< 50 jaar) komt *hypertensie* meer voor bij mannen, maar na het 55e jaar stijgt de systolische bloeddruk relatief meer bij vrouwen (zie figuur 2.5).

Na de menopauze wordt de plasmarenineactiviteit hoger, neemt de gevoeligheid voor zout toe en wordt de sympathicusactiviteit groter. Tegen het 60e jaar heeft ongeveer de helft van de vrouwen al een klinisch manifeste hypertensie, gedefinieerd als een bloeddruk > 140/90 mmHg.[14] Hypertensie is bij vrouwen sterker dan bij mannen geassocieerd met CVA's, linkerventrikelhypertrofie en diastolisch hartfalen. Vrouwen met hypertensie krijgen op oudere leeftijd stijvere bloedvaten en kleine, stugge en verdikte hartspieren. Deze structurele afwijkingen kunnen zich in de kliniek vertalen naar dyspnoeklachten, paroxismale supraventriculaire ritmestoornissen (zoals atriumfibrilleren en paroxismale SVT'tjes), angina pectoris door subendocardiale ischemie, chronische linksdecompensatie en een acute decompensatio cordis (asthma cardiale). Maar ook een licht verhoogde bloeddruk lijkt bij vrouwen tot meer endotheeldisfunctie en cardiovasculaire complicaties te leiden dan bij mannen.[15] De levensfase waarin hypertensie aanwezig is met de eventueel aanwezige secundaire klachten, is belangrijk voor de keuze van de best passende medicatie op dat moment (zie hoofdstuk 3 en 6). In de nieuwe Multidisciplinaire-richtlijn *Cardiovasculair risicomanagement* (2011) is de keuze van medicatie ook meer op het individu en de klinische verschijnselen toegespitst.

Het *lipidenspectrum* verandert sterker met de leeftijd bij vrouwen dan bij mannen. Premenopauzale vrouwen hebben lagere waarden van het totaal cholesterol en LDL-cholesterol dan hun mannelijke leeftijdgenoten, maar boven de 65 jaar is het juist omgekeerd (zie figuur 2.6). Door de hormonale veranderingen in de menopauze

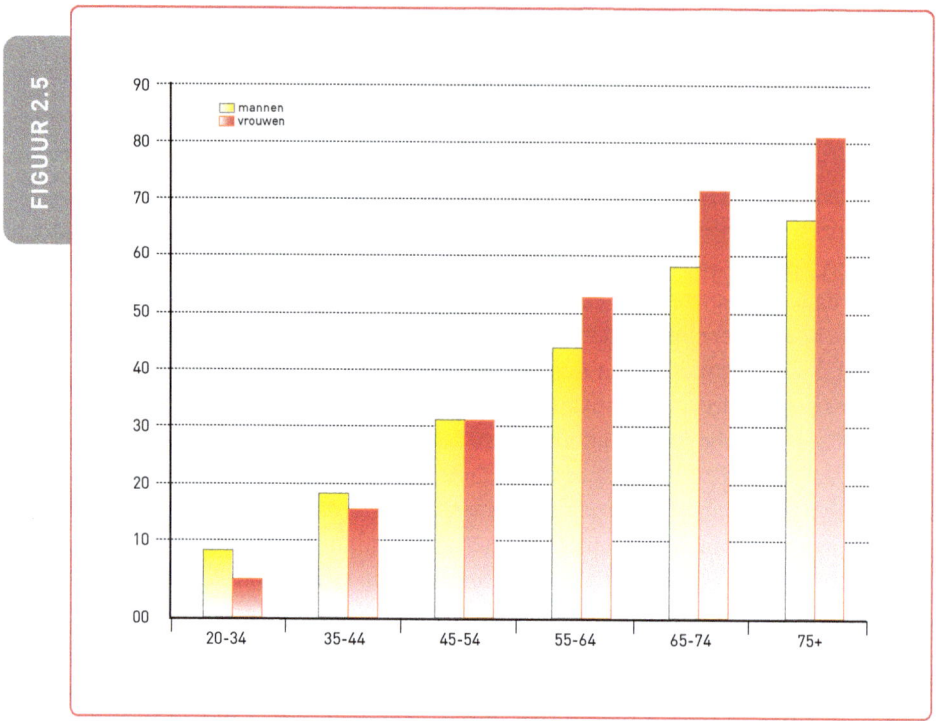

Beloop bloeddruk naar geslacht en leeftijd (bron: NHANES III).

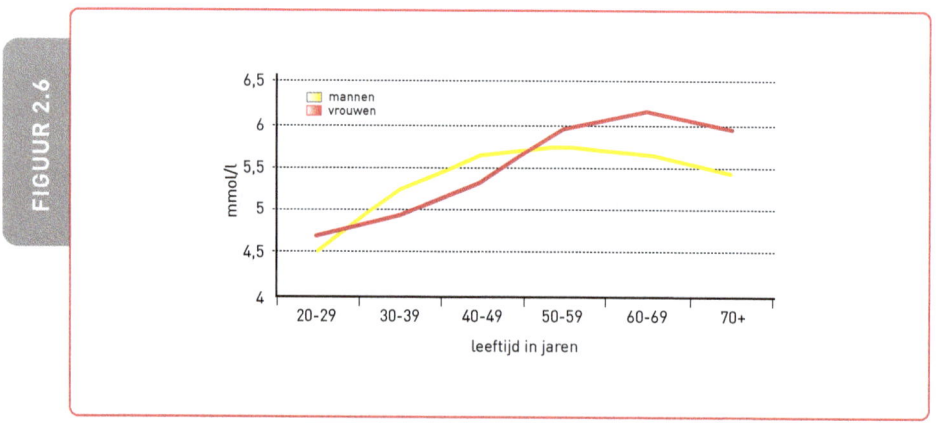

Veranderingen van het totaal cholesterol naar leeftijd/geslacht (bron: Doetinchem-cohort en REGENBOOG-project), RIVM 1998-2001).

worden het totaal cholesterol en het LDL-cholesterol gemiddeld 10-14% hoger tussen het vijftigste en zestigste jaar.[16] Een verlaagd HDL-cholesterol is bij vrouwen een sterkere risicofactor dan bij mannen en de hoogte hiervan wordt niet of nauwelijks beïnvloed door de menopauze. Ook de waarden van de triglyceriden lijken bij vrouwen sterker geassocieerd te zijn met een verhoogd CVZ-risico dan bij mannen. Zowel het HDL als de waarden van triglyceriden zijn belangrijke onderdelen van het metabool syndroom. De dynamische veranderingen van het lipidenspectrum met de leeftijd en de menopauzale status zijn een belangrijk aandachtspunt in de preventie bij vrouwen (zie hoofdstuk 6).

In de perimenopauze nemen veel vrouwen toe in gewicht en verandert de vetverdeling van een gynoïd naar een meer androïd patroon. Centrale obesitas, met een toename in het viscerale vet, leidt bij vrouwen vaak tot het *metabool syndroom*, waarvan het relatieve risico op insulineresistentie, dyslipidemie en hypertensie belangrijker is dan bij mannen.[17] Indien zij daar ook nog verhoogde inflammatoire markers bij hebben zoals het hs-CRP is het cardiovasculaire risico te vergelijken met dat van *diabetes mellitus*. In een meta-analyse van 37 prospectieve cohortstudies is berekend dat het CVZ-sterfte-risico bij vrouwen met diabetes ruim anderhalf tot tweemaal zo hoog is als bij mannen met diabetes.[5] Hiervoor is een aantal oorzaken verantwoordelijk, zoals een grotere combinatie van risicofactoren met een meer diffuse atherosclerose in de coronair-vaten en disfunctie in het microvasculaire vaatbed. Waarschijnlijk speelt een minder strakke regulering van de diabetes bij vrouwen hierin ook een belangrijke rol. Juist bij vrouwen is diabetes een onafhankelijke risicofactor voor het ontstaan van hartfalen.[18] Het relatieve leeftijdsvoordeel van vrouwen ten opzichte van mannen voor het risico op CVZ is verdwenen indien zij diabetes hebben.

2.4 VROUW SPECIFIEKE RISICOFACTOREN

Circulerende oestrogenen hebben een regulerend effect op diverse metabole factoren, zoals lipiden, markers van inflammatie en het stollingssysteem. Daarnaast hebben zij een direct vaatverwijdend effect via de α- en β-receptoren in de vaatwand.[19] Premenopauzale vrouwen met *hormonale disfunctie* en een oestrogeendeficiëntie hebben een verhoogd risico op atherosclerose.[20,21] Het *polycysteus ovariumsyndroom* (PCOS) komt voor bij 8-10% van de jonge vrouwen en is een belangrijke oorzaak van infertiliteit. Vrouwen met het PCOS hebben een verhoogd risico op het ontwikkelen van het metabool syndroom en type 2 diabetes. Het is nog steeds niet duidelijk of het PCOS als een onafhankelijke cardiovasculaire risicofactor beschouwd mag worden.[21] De leeftijd van de *menopauze* toont een fysiologische variatie tussen vrouwen onderling. Tot dusver zijn er alleen aanwijzingen dat een vroege menopauze (< 40 jaar) beschouwd mag worden als een CVZ-risicofactor (zie ook hoofdstuk 10).[22]

Vrouwen met een doorgemaakte *hypertensieve complicatie* in een zwangerschap hebben een viermaal zo hoog risico op het ontwikkelen van hypertensie en een tweemaal zo hoog risico op het ontwikkelen van CVZ.[23] Dat geldt bij uitstek voor vrouwen na een doorgemaakte pre-eclampsie of HELLP-syndroom, dat voorkomt bij 1-3% van de zwangerschappen in Nederland. Maar ook vrouwen met een (mildere) hypertensie in het beloop van hun zwangerschap hebben een verhoogd risico om op latere leeftijd hypertensie te ontwikkelen.[24] Meestal betreft het de eerste zwangerschap, maar soms ook opeenvolgende zwangerschappen. Naarmate de ernst van de hypertensieve zwangerschapsproblemen groter is, openbaart de hypertensie zich eerder. Veel CVZ-risicofactoren worden al in de eerste jaren na een doorgemaakte hypertensieve zwangerschap zichtbaar.[25]

Een verminderde glucosetolerantie in de zwangerschap en manifeste *zwangerschapsdiabetes* zijn eveneens risicofactoren voor de ontwikkeling van diabetes en het metabool syndroom bij vrouwen op relatief jonge leeftijd.[26] Een door hypertensie of diabetes gecompliceerde zwangerschap is dus te beschouwen als een 'stresstest' voor CVZ in de toekomst.[27] De obstetrische anamnese behoort daarom een belangrijk onderdeel te zijn van het cardiovasculaire risicomanagement bij vrouwen.

2.5 PSYCHOSOCIALE FACTOREN

Psychosociale factoren, zoals het omgaan met stress, depressies en angststoornissen, zijn bij vrouwen meer geassocieerd met een verhoogd cardiovasculair risico dan bij mannen.[28] In de dagelijkse cardiologische praktijk zijn er echter geen richtlijnen geformuleerd om hiermee om te gaan en wordt deze problematiek sterk onderschat. Angst en stress zijn ook belangrijke factoren in de beleving van precordiale klachten en ritmestoornissen bij vrouwen. Onduidelijke medische verklaringen voor niet-cardiaal geduide klachten van pijn op de borst hebben bovendien een sterk averechts effect op de kwaliteit van leven en veroorzaken vaak gevoelens van onzekerheid en het idee niet serieus genomen te worden.[29,30] Vrouwen die een goede psychosociale begeleiding krijgen bij revalidatie na een cardiale gebeurtenis hebben een betere prognose.[31] Een van de belemmeringen hiervoor bij oudere vrouwen is het ontbreken van een rijbewijs en dus vervoer. Daarnaast hebben vrouwen gemiddeld een lagere sociaal economische status die een gezonde leefstijl in de weg staat. Een uitgesproken cardiovasculaire reactie op stress is een acute takotsubo-cardiomyopathie, ofwel een 'viskruik-infarct', dat negenmaal zo vaak voorkomt bij vrouwen op oudere leeftijd als bij mannen (zie verder paragraaf 2.10).

2.6 EVALUATIE KLACHTEN VAN ANGINA PECTORIS BIJ VROUWEN

Zowel vrouwelijke patiënten als hun behandelende artsen denken vaak dat klachten die niet aan het traditionele 'mannelijke' patroon voldoen, niet van het hart afkomstig zijn. Vrouwen presenteren zich meer en vaker met klachten van pijn op de borst, maar deze zijn minder 'typisch' van aard dan ons altijd geleerd is. Vrouwen leggen meer emotie in hun klachten en refereren aan gebeurtenissen en 'stress' (zie hoofdstuk 1). Dit kan de arts gemakkelijk op een dwaalspoor brengen omdat de klachten niet in een bekend kader te plaatsen zijn. Dit leidt in de praktijk enerzijds tot een onderdiagnostiek van pijn op de borst door ischemie in de coronairarteriën (= angina pectoris), anderzijds tot een overdiagnostiek van precordiale klachten, die veelal een andere oorzaak hebben.[32,33] Vrouwen hebben vaker dan mannen klachten van angina pectoris terwijl zij minder ernstige obstructieve afwijkingen hebben aan de coronairarteriën.[34] Dit geldt ook voor vrouwen met een sterk verhoogd risicoprofiel zoals diabetes mellitus.[35] Angina pectoris kan mede veroorzaakt worden door functionele coronairafwijkingen, zoals spasme en een endotheeldisfunctie in het epicardiale of microvasculaire coronaire vaatbed, zonder dat er zichtbare vernauwingen aanwezig zijn.[8-10] Deze klachten kunnen langdurig aanhouden (uren) en zijn soms wel, maar vaak ook niet gerelateerd aan emoties of fysieke inspanning. De aanduiding *typische of atypische angina pectoris* blijkt bij vrouwen < 55 jaar een onbetrouwbaar signaal te zijn voor de aanwezigheid van obstructief coronarialijden.[8,36] Naarmate vrouwen ouder worden (> 60 jaar) en het risico op obstructieve coronairafwijkingen toeneemt, worden angineuze klachten meer volgens het klassieke patroon gepresenteerd (substernale pijn met radiatie naar de linkerarm en de hals, geprovoceerd door emotie of inspanning, met herstel na 10 minuten rust of het gebruik van nitraten). Vrouwen hebben bij ischemie vaker dan mannen sensaties van 'benauwdheid', 'luchttekort' en 'moeheid' in de borststreek dan een beklemmend gevoel op de borst. Zie casus 2.1 van mevrouw De Vries, 68 jaar, die drie jaar lang onbegrepen klachten van benauwdheid had voordat haar klachten herkend werden als angina pectoris. De afwezigheid van pijn op de borst sluit ischemie dus nooit uit! Op oudere leeftijd (> 75 jaar) en bij patiënten (m/v) met diabetes mellitus verandert de pijnbeleving en worden klachten die zijn veroorzaakt door ischemie, eerder ervaren als luchttekort of benauwdheid dan als pijn op de borst. Ook klachten van vermoeidheid komen veel voor (zie casus 2.1). Omdat bij ouderen doorgaans uitgebreidere coronairafwijkingen aanwezig zijn, met een grotere clustering van risicofactoren, kunnen tekenen van hartfalen een belangrijker rol spelen in de klinische presentatie van coronairinsufficiëntie. Ook hartritmestoornissen zoals (paroxismaal) atriumfibrilleren of paroxismale (supra-)ventriculaire ritmestoornissen kunnen een uiting zijn van onderliggende ischemie.

> **CASUS 2.1**
>
> **Patiënte van 68 jaar met niet-begrepen angineuze klachten**
>
> Mevrouw De Vries heeft sinds drie jaar geleidelijk toenemende klachten van kortademigheid, vooral bij inspanning. Haar conditie is daarbij langzaam achteruitgegaan. Naast klachten van kortademigheid heeft ze vaak ook een zwaar gevoel op de borst en in beide armen. Dit kan ook in rust optreden. Zij is voor deze klachten naar de longarts gestuurd, maar die kon geen afwijkingen vinden.
>
> De familieanamnese is sterk belast voor CVZ, twee broers zijn voor het 50e jaar cardiaal overleden, moeder heeft na haar 60e jaar een CVA gehad. Vader had op oudere leeftijd hartklachten van onbekende aard. De voorgeschiedenis vermeldt een ernstige hypertensie in de eerste zwangerschap. Zij heeft nooit gerookt en is sinds een paar jaar bekend met een hogere bloeddruk. Zij wijt dit zelf aan spanningen.
>
> **Lichamelijk onderzoek.** Bij lichamelijk onderzoek is het gewicht 65 kg, lengte 1,64 cm, bloeddruk rechts 180/80 mmHg en links 160/75 mmHg. Over het precordium wordt een zacht functioneel ejectiegeruisje gehoord.
>
> **Lab.** Bij laboratoriumonderzoek is het lipidenspectrum sterk ongunstig met een totaal cholesterol van 8,4 mmol/l, HDL-C 1,7 mmol/l en LDL-C 6,1 mmol/l, TG 1,4, T-chol/HDL-ratio 4,9.
>
> **ECG.** Het ECG toont een sinusritme 72/min met lichte repolarisatiestoornissen inferolateraal, die kunnen passen bij hypertensie en/of ischemie.
>
> **Echocardiogram.** Via de huisarts is anderhalf jaar geleden een poliklinische echocardiogram gemaakt waarop een normale LV-functie werd gezien. Bij de fietsergometrie was patiënte matig belastbaar tot 110 watt, maximale HF tot 130/min, met klachten van kortademigheid. De bloeddruk is 180/80 mmHg aan het begin van de test en loopt vrijwel niet op tijdens inspanning, er zijn geen ST-T-veranderingen te zien. De test wordt in het ziekenhuis beoordeeld als 'dubieus' (2008).

Bij vrouwen met verdenking op angina pectoris moeten de klachten altijd worden beoordeeld in relatie tot hun leeftijdsfase en het aanwezige risicoprofiel. Het alleen classificeren van de klachten naar typisch of atypisch is niet voldoende. Een vrouw van 40 jaar bijvoorbeeld met 'typische' inspanningsgebonden pijn op de borst heeft een lage verdenking op obstructieve coronairafwijkingen (<< 1% kans) als zij niet rookt, geen diabetes, hypertensie of een ernstige dyslipidemie heeft en de familieanamnese niet zwaar belast is voor CVZ. Een zware rookster van 36 jaar moet echter altijd nader onderzocht worden op eventuele ischemie als zij intermitterende en terugkerende klachten van 'benauwdheid' heeft (dd longembolie). Naast roken is op jonge leeftijd (< 55 jaar) een belaste familieanamnese de belangrijkste determinant bij de eerste inschatting van het risico bij vrouwen. Daarbij moet niet alleen gevraagd worden naar CVZ in de familie, maar ook naar veel familiair voorkomende risico-

VERVOLG CASUS 2.1

Beloop. Anderhalf jaar na de fietsergometrie en echocardiogram bezoekt patiënte de polikliniek cardiologie met nog steeds dezelfde klachten. Er wordt een nucleaire scan afgesproken in combinatie met een coronaire kalkscore (CAC) (SPECT-CT). De uitslag luidt dat er geen duidelijke perfusiedefecten zijn, maar patiënte heeft wel een bovengemiddelde CAC-score van 412 (80e percentiel voor de leeftijd). Er wordt kalk gezien in alle drie de vaatgebieden. De LV-functie is normaal. Gezien de afwezigheid van ischemie besluit de arts op de poli tot een initieel afwachtend beleid. Patiënte krijgt medicatie voor de bloeddruk en het cholesterol. Twee maanden later komt zij ten einde raad voor een second opinion terug op het spreekuur. Zij voelt zich in haar klachten niet goed begrepen en wil duidelijkheid.

Er wordt een CAG afgesproken, waarbij blijkt dat zij een ernstig drietakslijden heeft. Zij ondergaat binnen twee weken een coronaire bypassoperatie (CABG). Daarna zijn haar sinds drie jaar bestaande klachten helemaal over.

Deze casus heeft twee valkuilen:

- **Eerste lijn:** deels typische, deel atypische klachten, niet geïnterpreteerd als zijnde ischemisch. Echter wel hoog cardiovasculair risicoprofiel!
- **Tweede lijn:** fietsergometrie niet goed geïnterpreteerd (advies had in 2008 een electieve verwijzing naar cardioloog moeten zijn). Perfusiescans kunnen echter normaal zijn bij een ernstig drietakslijden, door een 'gebalanceerde' ischemie vanuit zowel het rechter als het linker coronairsysteem. De combinatie van een hoge CAC-score bij een verhoogd cardiovasculair risicoprofiel én klachten is een harde indicatie voor een CAG. Dat had eerder afgesproken moeten worden.

---

factoren. In tabel 2.1 staat een checklist voor de beoordeling van de anamnese bij vrouwen met een verdenking op angina pectoris. Differentieel diagnostisch is een belangrijke oorzaak van 'atypische' pijn op de borst bij vrouwen op middelbare leeftijd een zich ontwikkelende hypertensie (zie hoofdstuk 3). Pieken in de bloeddruk verhogen de wandspanning in de coronairarteriën en in het myocard, wat zich kan vertalen naar klachten van een strak en benauwd gevoel in de borststreek, vaak in rust. Bij vrouwen met linkerventrikelhypertrofie kan de verhoogde wandspanning een intermitterende subendocardiale ischemie veroorzaken met dynamische repolarisatiestoornissen op het ECG. Hypertrofie geeft ook compressie van de kleine intramurale vaten in het myocard, waardoor de bloedstroom minder wordt en angineuze klachten kunnen ontstaan. Daarnaast kan een verhoogde bloeddruk een disfunctie geven van het microvasculaire coronaire vaatbed met wisselende klachten

TABEL 2.1 – AANDACHTSPUNTEN IN DE EVALUATIE VAN HET RISICO OP CORONAIRE HARTZIEKTEN BIJ VROUWEN MET PIJN OP DE BORST

patroon van de klachten, typisch versus atypisch
- < 55 jaar is (veel) roken een zwaarder argument dan het typisch of atypisch zijn van de klachten
- > 75 jaar en bij diabetes vaak atypische klachten (benauwd, moe) bij ischemie
- overgewicht/slechte conditie/hypertensie zijn belangrijke oorzaken van kortademigheid en benauwdheid op de borst, waarbij ischemie wel/niet een rol kan spelen

risicofactoren/aandachtspunten
- obstetrische voorgeschiedenis: hypertensie/pre-eclampsie/HELLP/diabetes
- gynaecologische voorgeschiedenis (POF, PCOS, uterusextirpatie, adnexen?)
- leeftijd menopauze (< 40 jaar risicofactor), veel overgangsklachten?
- familieanamnese CVZ (eerstegraads vrouw < 65 jaar, man < 55 jaar)
- risicofactoren in familie
- roken ja/nee (vooral < 55 jaar belangrijk)
- gewicht/lengte/BMI/taille
- diabetes: hoe lang? Insulineafhankelijk?
- hypertensie (symptomatisch?)
- nuchter lipidenspectrum (pre- of postmenopauzale waarden?)
- screenen TSH bij vermoeidheid en onverwacht hoge lipiden
- bewegen/sporten? Hoe is de belastbaarheid?
- depressie/angst/ongerustheid
- medicatiegebruik

van pijn/druk op de borst in rust. Het geven van nitraten bij hypertensie geeft een vaatverwijding waardoor de bloeddruk daalt en de klachten vaak verdwijnen. Er hoeft dan (nog) geen sprake te zijn van stenosen in de epicardiale coronairarteriën.

2.7 GENDERVERSCHILLEN IN MANIFESTATIE EN BELEID BIJ HET ACUUT CORONAIR SYNDROOM

Omdat een acuut myocardinfarct zich op verschillende manieren kan presenteren spreekt men van een bepaald type 'acuut coronair syndroom' (ACS). Het onderscheid is belangrijk omdat er bij de verschillende manifestatievormen van het ACS een verschillend beleid gevoerd wordt en omdat er ook sekseverschillen zijn. Bij een ST-elevatie-myocardinfarct (STEMI) is er sprake van een volledige occlusie van een coronairarterie door een plaatjesrijke trombus met spasme in de vaatwand door het vrijkomen van vasoactieve stoffen. In geval van een niet-ST-elevatie-myocardinfarct (non-STEMI) is de aangedane coronairarterie nog gedeeltelijk doorgankelijk en is er in de kliniek meer tijd om de patiënt eerst medicamenteus te stabiliseren en daarna het verdere beleid te bepalen. Bij een instabiele angina pectoris (UAP-ACS) gaan intermitterende klachten van pijn op de borst gepaard met (wisselende) tekenen van ischemie op het ECG en positieve of negatieve biomarkers zoals het troponine-T.[37] De diagnostiek van de verschillende vormen van ACS is gebaseerd op de aanwezigheid van angina pectoris, ECG-afwijkingen en de aanwezigheid van cardiale biomarkers voor necrose. Bij een STEMI-ACS is het beleid er bij zowel mannen als vrouwen primair op gericht om de perfusie van de betrokken coronairarterie zo snel mogelijk te herstellen, bij voorkeur via een percutane coronaire interventie (PCI), binnen 90 minuten na aanvang van de klachten. Bij een non-STEMI of een instabiele angina pectoris met laag risico lijken vrouwen een betere prognose hebben als er eerst een stabiliserend medicamenteus beleid gevoerd wordt en pas later een interventie.[38] Dit leidt tevens tot minder procedure gerelateerde complicaties in de beginfase van de behandeling, zoals bloedingen. Bloedingscomplicaties na een PCI komen bij vrouwen vaker voor. Bij vrouwen met een verhoogd tromboserisico wordt het gebruik van drug-eluting stents afgeraden omdat daarbij het risico op een acute stenttrombose groter is dan bij gewone stents. Ook vrouwen die op jonge leeftijd een ACS hebben gehad en nog een kinderwens hebben kunnen beter geen drug-eluting stents krijgen.

2.8 'GENDER PARADOX' BIJ HET ACUUT CORONAIR SYNDROOM (ACS)

In veel van de grote ACS-studies die het afgelopen jaren gepubliceerd zijn, komen een aantal belangrijke man-vrouwverschillen naar voren (zie tabel 2.2). Vrouwen met een ACS zijn gemiddeld ouder, met een grotere combinatie van traditionele risicofactoren, zoals hypertensie, hypercholesterolemie en diabetes mellitus.[39] Zij hebben minder uitgebreide obstructieve coronairafwijkingen met vaker tekenen van hartfalen en een langer delay voor presentatie in het ziekenhuis.[40] De hogere sterfte bij vrouwen met een ACS ten opzichte van mannen is in het verleden altijd toegeschreven aan een hogere comorbiditeit en een onderdiagnostiek en onderbehandeling van vrouwen in zowel de eerste als de tweede lijn. Door verbeterde niet-invasieve en invasieve beeldvormende technieken is de afgelopen jaren duidelijk geworden dat er bij jongere vrouwen met een ACS sprake is van een zogenoemde 'gender-paradox': op jongere leeftijd (< 65 jaar) hebben zij minder uitgebreide coronairafwijkingen bij het ACS dan hun mannelijke leeftijdgenoten, terwijl de 1-jaars mortaliteit bijna tweemaal zo hoog is.[8,10] Meerdere factoren dragen bij aan deze discrepantie, waaronder de eerder beschreven genderverschillen in atherosclerose en trombose, een grotere vasoreactiviteit (spasme) en een endotheeldisfunctie van het (microvasculaire) coronaire vaatbed. Het is nog onduidelijk in hoeverre de endogene oestrogeenspiegels, die op jongere leeftijd de

TABEL 2.2 – GENDERVERSCHILLEN IN KARAKTERISTIEKEN BIJ ACUUT CORONAIR SYNDROOM/INSTABIELE AP

	vrouwen (ten opzichte van mannen)
leeftijd (gemiddeld)	7-10 jaar ouder
hypertensie	vaker*
diabetes	vaker*
dyslipidemie	vaker*
roken	< 55 jr. hoger relatief risico bij vrouwen
familieanamnese	≤ 50 jr. hoger relatief risico bij vrouwen
episode angineuze klachten	vaker*
delayklachten- ziekenhuisopname	groter*
ECG-afwijkingen	minder ST-elevaties STEMI, meer ST-T-depressies
troponines	lager
coronairstenosen	minder*
begeleidend hartfalen	vaker*
30-dagen mortaliteit	hoger* < 65 jaar
1-jaars mortaliteit	hoger* < 65 jaar

*P < 0,001 ten opzichte van mannen

Data ontleend aan ref. 39, Mega JL. et al. *Circulation* 2010+ 121: 1809-17 en Lawesson SS, et al. *Heart* 2010; 96: 453-59.

aanwezige oestrogeenreceptoren in de coronairarteriën en in het myocardweefsel kunnen activeren, hierin een rol spelen. Vrouwen met een vroege menopauze hebben meer angineuze restklachten na een doorgemaakt ACS, ongeacht hun co-morbiditeit.[41]

2.9 GENDERVERSCHILLEN IN PRESENTATIE BIJ HET ACUUT CORONAIR SYNDROOM

Van oudsher is de diagnostiek van een ACS gebaseerd op onderzoek dat gedaan is in overwegend mannelijke cohorten. De manier waarop vrouwen hun klachten presenteren is vaak omslachtiger en met meer emotie geladen dan bij mannen, wat in hun nadeel kan werken bij de diagnostiek. Mannen hebben eerder een ACS als eerste uiting van coronarialijden, terwijl vrouwen langer prodromen hebben in de vorm van angineuze klachten en vaak een extreme, onbegrepen vermoeidheid in de weken tot maanden die daaraan voorafgaan.[42,43] Belangrijke determinanten voor het missen van de diagnose ACS op de eerste (hart)hulp (EHH) in het ziekenhuis zijn:

- vrouwen < 55 jaar;
- de afwezigheid van pijn op de borst;
- een normaal of nauwelijks afwijkend ECG;
- een allochtone (etnische) afkomst.[44,45]

Omdat roken voor vrouwen < 55 jaar een ruim tweemaal zo sterke risicofactor is voor een ACS dan voor mannen op deze leeftijd, is de rookanamnese een van de belangrijkste aandachtspunten in de evaluatie van acute pijn op de borst.[13] Dus altijd eerst vragen: 'Rookt u wel of rookt u niet?'[46] Ook een verhoogd familierisico is bij vrouwen met een ACS op jonge leeftijd significant vaker aanwezig. Pijn op de borst is het belangrijkste symptoom bij een ACS bij beide seksen, maar dit is bij gemiddeld 37% van de vrouwen en 27% van de mannen niet aanwezig.[47] Vooral op oudere leeftijd (> 75 jaar) en bij patiënten met diabetes staat pijn op de borst minder op de voorgrond en worden vaker klachten van kortademigheid en/of vermoeidheid aangegeven.[48] Een ACS kan op oudere leeftijd zelfs als een 'griepje' verlopen. Vrouwen hebben veel vaker dan mannen begeleidende klachten van pijn in de bovenbuik, hals, kaken, nek, rug, oksels, in één of beide armen/schouders en zij rapporteren meer vasovegetatieve klachten zoals misselijkheid, braken en klachten van kortademigheid of pijn in de bovenbuik. Het zijn vooral deze infarct geassocieerde klachten die bij vrouwen kunnen domineren en de aandacht kunnen afleiden van de primaire cardiale oorzaak van de symptomen.

Vaak herkennen vrouwen zelf hun klachten niet als een hartinfarct, waardoor ze te laat een arts waarschuwen. Dit is een van de belangrijkste oorzaken waarom vrouwen met een ACS een langer tijdsdelay hebben voor presentatie in het ziekenhuis (zie casus 2.2).[40]

In tabel 2.3 worden de belangrijkste klachten bij het ACS weergegeven met de accentverschillen tussen mannen en vrouwen. Het volledige spectrum aan klachten die kunnen voorkomen bij een ACS zijn zowel bij mannen als vrouwen niet in afgebakende kaders te vangen, er is altijd enige overlap. Het is daarom essentieel om bij iedere verdenking op een ACS een snelle inventarisatie te maken van de aanwezige cardiovasculaire risicofactoren. Een ACS bij een vrouw onder de 50 jaar die niet rookt en geen andere risicofactoren heeft is uiterst onwaarschijnlijk (dd longembolie!). Gaat het echter om een patiënte met diabetes mellitus, dan kan het 'klassieke' patroon van pijn op de borst zelfs geheel ontbreken (zie casus 2.2 en 2.3).

TABEL 2.3 – ACCENTVERSCHILLEN IN KLACHTEN BIJ HET ACUUT CORONAIR SYNDROOM (ACS)

klacht	vrouwen	mannen
drukkend en snoerend gevoel op de borst, knijpend gevoel boven in de borst/keel, linker of beide bovenarmen	+	+++
pijn vooral achter in de rug, de linkerkaakhoek, oksels, nek, schouders, bovenbuik	+++	+
kortademig	+++	+
"griep"-achtige klachten, misselijkheid, braken, koude zweet	+++	++
transpireren, misselijk	++	+++
vermoeidheid, zwakte	+++	+
angst, onbehagen	+++	+
geen eetlust	++	+
onbegrepen vermoeidheid weken voorafgaand aan ACS	+++	+

2.10 TAKOTSUBO-CARDIOMYOPATHIE ('VISKRUIK-INFARCT' OF 'BROKEN-HEART SYNDROME')

De laatste jaren wordt steeds vaker melding gemaakt van een ACS dat kan optreden bij vooral oudere postmenopauzale vrouwen (> 60 jaar) na een heftige emotionele gebeurtenis. Dit zogenoemde 'viskruik-infarct' (takotsubo-cardiomyopathie, 'apical ballooning syndrome' of 'broken-heart syndrome') lijkt in presentatie sprekend op een ACS (inclusief ST-T-elevatie op het ECG), maar bij CAG blijkt er geen sprake te zijn van een coronaire occlusie, maar worden er regionale wandbewegingsstoornissen gezien, vooral ter hoogte van de voorwand en de apex.[49] In 1991 is dit syndroom voor het eerst beschreven en de laatste jaren wordt het steeds vaker herkend. De prevalentie wordt geschat op 2-3% van alle ACS, in 90% bij vrouwen.[50] In de meeste gevallen is een hevige emotionele gebeurtenis het uitlokkende moment waarbij een plotse verhoging in de sympathicusactiviteit een belangrijke factor lijkt te zijn. In de acute fase kan er sprake zijn van een ernstig hartfalen, maar de prognose is meestal goed met een herstel van de LV-functie binnen enkele weken tot maanden.

Mevrouw Jansen, 46 jaar, met een 'gemist' ACS

CASUS 2.2

Patiënte wordt naar de spoedopvang van de internist gestuurd met klachten van misselijkheid, braken, diarree en een ontregelde diabetes mellitus type 2. De klachten zijn twee dagen daarvoor begonnen met pijn in de keel en een lichte temperatuurverhoging van 38°C. Geen hoofdpijn of spierpijnen gehad, ook geen klachten van pijn op de borst, de buik of klachten van kortademigheid.

Anamnese. In de familie komen hart- en vaatziekten aan M-zijde regelmatig voor, M had ook diabetes en heeft rond haar 64e jaar een CABG ondergaan. Andere risicofactoren: diabetes mellitus type 2 sinds 6 jaar, insulineafhankelijk en een gestoord lipidenspectrum waarvoor geen medicatie (T chol 8,0 mmol/l, HDL-C 1,1 mmol/l, LDL-C 4,7 mmol/l, chol/HDL ratio 7,5). Zij rookt 10-15 sigaretten per dag.

Lichamelijk onderzoek. Bij lichamelijk onderzoek maakt patiënte een niet-zieke indruk, geen dyspnoe in rust. Temp 37,7°C, bloeddruk 170/95 mmHg bdz, pols 88/min RA. Bij auscultatie aan hart en longen geen bijzonderheden. Abdomen is niet drukpijnlijk, normale peristaltiek.

Lab. Bij laboratoriumonderzoek is het glucose 13,5 mmol/l, elektrolyten en nierfunctie normaal, GGT 328 (verhoogd), ASAT 228 (verhoogd), ALAT 90 (verhoogd), LDH 398 (verhoogd), CRP 2, amylase en bilirubine normaal. Op de X-thorax geen bijzonderheden.

Beloop. Patiënte wordt onder verdenking van virale gastro-enteritis met hyperglykemische ontregeling van de diabetes mellitus opgenomen bij de internist. Na twee dagen wordt een routinematig ECG gemaakt op de afdeling, waarop het beeld wordt gezien van een semi recent doorgemaakt inferolateraal myocardinfarct. Bij auscultatie heeft patiënte een niet eerder gehoorde systolische souffle over het precordium. Zij wordt overgeplaatst naar de afdeling cardiologie. Op het echocardiogram is er een duidelijk onderwandlitteken te zien met een matige MI. Daarnaast is er enige pericardeffusie zichtbaar, geduid als een Dresslersyndroom. Bij CAG is er een gerekanaliseerde RCA zonder significante reststenose, waarvoor conservatief beleid. Op een SPECT-scan zijn ook geen tekenen van reversibele ischemie aanwezig. Patiënte maakt het na instelling op de gebruikelijke medicatie poliklinisch goed.

Leerpunten van deze casus:
- Niet herkend ACS zowel door patiënte zelf, de eerste lijn en de internist: 'atypische' presentatie ACS bij jonge patiënte met diabetes mellitus (+ roken, familiebelasting en dyslipidemie).
- Er had direct bij opname op de interne een ECG gemaakt moeten worden, mede ook i.v.m. de vastgestelde laboratoriumafwijkingen.

> **CASUS 2.3**
>
> ### Vermoeidheidsklachten bij DM en diffuse niet-obstructieve atherosclerose
>
> **Anamnese.** Mevrouw Braakman is 66 jaar en heeft sinds haar derde jaar type 1 DM, waarvoor zij een insulinepomp heeft. Zij is eigenlijk al jaren moe met 's morgens vaak het gevoel dat ze geen energie heeft om op te staan. Overdag gaat ze regelmatig even naar bed. Geen klachten van pijn of benauwdheid op de borst. In eigen tempo kan zij aardig wandelen en fietsen, maar de conditie kan van dag tot dag wisselend zijn. Zij heeft nooit gerookt. Zij heeft diabetische neuropathie, glaucoom, chronische knieklachten en een lichte hypothyreoïdie, waarvoor suppletie. Geen familiebelasting voor CVZ. Als medicatie heeft zij een insulinepomp, Thyrax en een ACE-remmer.
> **Lichamelijk onderzoek.** Bij onderzoek een BMI van 28, RR 145/70 mmHg, normale cortonen, met een graad 2/6 ejectiegeruisje over de aortaklep, geen voortgeleiding over de carotiden. Over de longen geen bijzonderheden, perifere pulsaties intact.
> **ECG.** SR 75/min, normale as, geen uitval, normale repolarisatie. Niet-pathologisch.
> **Lab.** T cholesterol 6,3 mmol/l, HDL-cholesterol 2,1 mmol/l (LDL-C en TG ontbreken), creat 59 mmol/l, HbA1c 6,6%.
> **Fietsergometrie.** Matige belastbaarheid tot 100 watt, met forse vermoeidheidsklachten en een significante ST-T-depressie inferoanterolateraal. Geen pijn op de borst. Positieve test bij matige belastbaarheid.
> **Echocardiogram.** Goede LV en RV contractiliteit, lichte sclerotische veranderingen aan de aortaklep, bij een verder goede klepfunctie. Iets kalk in de annulus posterior M-klep, zonder MI.
> **Beloop.** 66-jarige patiënte met sinds haar derde jaar een insulineafhankelijke DM en vermoeidheidsklachten met tekenen van ischemie bij matige belastbaarheid. Zij wordt aangemeld voor een CAG, waarbij een zeer diffuse atherosclerose wordt gezien, zonder stenosen die toegankelijk zijn voor een interventie. Dit wordt ook met FFR (meting van de fractional flowreserve bij CAG) bevestigd. Het beleid is vooralsnog conservatief met toevoeging van een statine, nitraat, Ascal en een bètablokker.

2.11 MICROVASCULAIRE ANGINA PECTORIS (CARDIAAL SYNDROOM X)

Terwijl het verband tussen angina pectoris en obstructieve coronairafwijkingen (stenosen) voor de hand ligt, is de relatie tussen ischemie en een disfunctie van het microvasculaire vaatbed ingewikkelder en nog niet geheel opgehelderd. Microvasculaire angina pectoris komt vaker voor bij vrouwen dan bij mannen en het kan (maar hoeft niet) gepaard gaan met afwijkingen aan de epicardiale vaten en het myocardweefsel (zie figuur 2.7) en tekenen van ischemie.[51-54]

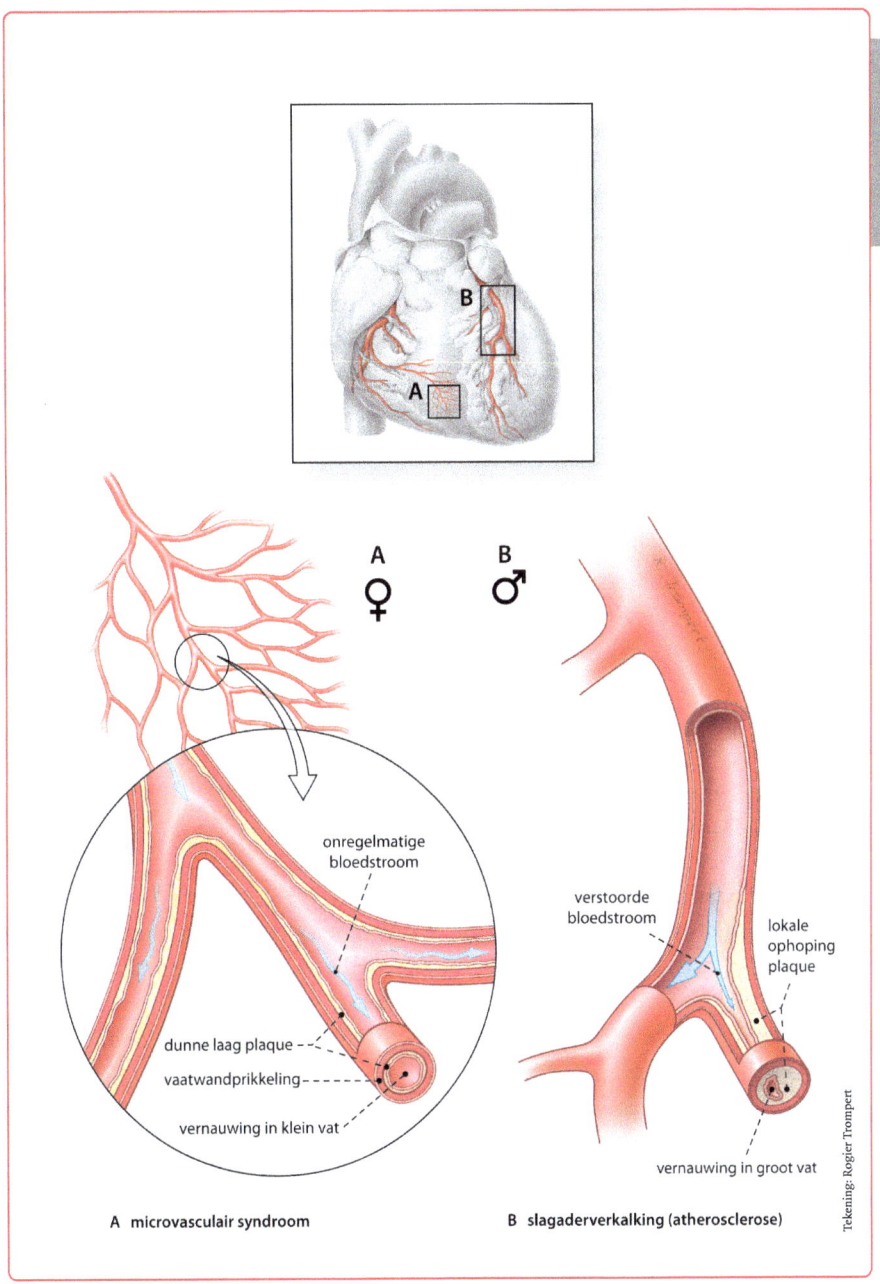

Schematische weergave van microvasculaire angina pectoris zoals deze veel voorkomt bij vrouwen (A): endotheeldisfunctie in het microvasculaire vaatbed door inflammatoire factoren, oxidatieve stress, oestrogeendeficiëntie, insulineresistentie, risicofactoren, perifere embolisatie etc. B. toont het klassieke patroon van obstructieve coronairsclerose.

Inmiddels zijn er tal van factoren bekend die kunnen bijdragen aan een disfunctie in het microvasculaire vaatbed, zoals een distale embolisatie vanuit aanwezige atherosclerotische (erosieve) plaques, chronische inflammatie en spasme door een disfunctie van de gladde spiercellen in de vaatwand. Ook risicofactoren zoals roken, diabetes (insulineresistentie), hypertensie en dyslipidemieën kunnen aanleiding geven tot een endotheeldisfunctie van het microvasculaire coronaire vaatbed zonder dat er sprake is van obstructieve coronairsclerose. Bij jonge vrouwen (< 50 jaar) met oestrogeendeficiëntie en componenten van het metabool syndroom is aangetoond dat deze vorm van endotheeldisfunctie een belangrijke oorzaak is van zeurende en 'atypische' angineuze klachten.[55] Een ander aspect dat een rol kan spelen bij vrouwen met dit syndroom is een gestoorde of verhoogde pijnperceptie.[56] Voor de diagnostiek is het allereerst belangrijk om obstructieve afwijkingen aan de epicardiale vaten uit te sluiten. Niet-invasieve beeldvorming met fietstests, nucleaire scans en stressecho's kunnen ischemie aantonen (zie casus 4.1). Beeldvorming met perfusie-MRI-scans is voor de diagnostiek een belangrijke nieuwe ontwikkeling.[57]

Een goede behandeling van de klachten met anti angineuze medicatie en aanpak van de risicofactoren is belangrijk, omdat microvasculaire angina pectoris aanleiding geeft tot herhaalde ziekenhuisopnames en hartkatheterisaties en op de lange duur leidt tot obstructieve atherosclerose. De pathofysiologische mechanismen hiervan zijn voor een belangrijk deel nog onduidelijk.[9]

2.12 GENDERVERSCHILLEN IN DE NIET-INVASIEVE DIAGNOSTIEK VAN CORONAIRE HARTZIEKTEN

Er zijn geen genderspecifieke richtlijnen voor het beoordelen van ECG's, wel hebben vrouwen een gemiddelde hogere hartfrequentie in rust en een langere QT-tijd. Aspecifieke ECG-afwijkingen in rust en een kleinere diameter van de coronairarteriën dragen bij aan een lagere sensitiviteit en specificiteit van niet-invasief onderzoek bij vrouwen.[33, 58-60] Een belangrijke oorzaak van aspecifieke repolarisatiestoornissen op het ECG is een verhoogde bloeddruk, die door een verhoogde wandspanning het ST-T-segment kan beïnvloeden. Vaak normaliseert het ST-T-segment als er bij een te hoge bloeddruk nitraten worden gegeven en de bloeddruk daalt. Bij bijna 40.000 postmenopauzale vrouwen is aangetoond dat repolarisatiestoornissen op het ECG belangrijke voorspellers zijn van CHZ.[61] De sensitiviteit en specificiteit van *fietstests* voor het vinden van obstructieve coronairafwijkingen (≥ 50% stenosen) is lager bij vrouwen (60-70%) dan bij mannen (80%).[62] In een recent groot multicenteronderzoek werd geconcludeerd dat de verouderde predictiemodellen de aanwezigheid van obstructieve coronairafwijkingen vooral bij vrouwen tussen de 30 en 70 jaar lijken te overschatten.[63] Dat is in overeenstemming met de veel lagere prevalentie van obstructieve afwijkingen bij vrouwen dan bij mannen in deze leeftijdsfase en het feit dat

CASUS 2.4

Vrouw 58 jaar met microvasculaire angina pectoris

Mevrouw Van der Spek is 58 jaar en heeft de afgelopen jaren tweemaal een hartkatheterisatie gehad, waarbij 'niets bijzonders' is gevonden. Zij komt voor een second opinion omdat zij nog steeds terugkerende klachten heeft van pijn op de borst, bijvoorbeeld bij 10 minuten in rustig tempo fietsen. Ook bij stress krijgt zij regelmatig druk op de borst. Haar moeder is met 61 jaar cardiaal overleden (geen rookster). In de thuissituatie is het vaak onrustig in verband met een dochter met psychische problemen.

Voorgeschiedenis. Nierinfectie op 3-jarige leeftijd, HELLP-syndroom eerste zwangerschap, tweemaal curettage, cholecystectomie, uterusextirpatie op 40-jarige leeftijd (adnexen in situ).
Risicofactoren. > 30 jaar geleden gestopt met roken, hypercholesterolemie (zie labwaarden), hypertensie, belaste familieanamnese (moeder).
Medicatie. Amitryptiline 10 mg, irbesartan 300 mg, oxazepam zn, metoprolol ret 50 mg.
Onderzoek. Gewicht 65 kg, lengte 1,70 m, RR 150/85 mmHg (met medicatie), zacht ejectiegeruisje precordium, bdz over de carotiden een souffle te horen, links luider dan rechts. Over de longen normaal ademgeruis, perifere pulsaties intact.
ECG. SR 81/min, licht wisselende ST-T-depressie anterolateraal.
Lab. T cholesterol 8,0 mmol/l, TG 4,4 mmol/l, HDL-C 1,2 mmol/l, LDL-C 4,8 mmol/l, chol/HDL-C ratio 7,0. Overig lab. geen bijzonderheden.
Fietsergometrie. Slecht belastbaar tot 80 watt, gestopt i.v.m. klachten van pijn op de borst. Submaximale test, geen ECG-veranderingen.
SPECT-CT. CAC-score = 0, normale ejectiefractie, geen perfusiedefecten. Negatief.
Beloop. Patiënte met persisterende angineuze klachten bij een verhoogd cardiovasculair risicoprofiel en slechte belastbaarheid met provoceerbare klachten bij de fietsproef. Tweemaal CAG in de afgelopen jaren zonder afwijkingen aan de epicardiale vaten en een negatieve perfusiescan en CAC-score. Er zijn wel subklinische tekenen van atherosclerose (carotiden). Gezien de persisterende en provoceerbare AP-klachten heeft zij vermoedelijk een microvasculaire angina pectoris. De medicatie wordt uitgebreid met een statine, nitraat en amlodipine, waarmee haar bloeddruk normaliseert en de klachten geleidelijk afnemen. Daarnaast wordt zij aangemoedigd om meer te gaan bewegen.

de meeste myocardinfarcten bij vrouwen pas na het 70[e] jaar optreden. Naast ECG veranderingen is de inspanningscapaciteit een belangrijk aspect in de beoordeling van fietstests. Een slechte belastbaarheid bij zowel symptomatische als asymptomatische vrouwen blijkt een belangrijke voorspeller te zijn van de 5-jaars mortaliteit. Hoewel vrouwen vaker een zogenoemde 'fout-positieve' fietstest hebben, is een adequate negatieve fietsergometrie zinvol om obstructieve coronairafwijkingen uit te sluiten bij verdenking op angina pectoris.[64] Op oudere leeftijd (> 75 jaar), als het risico op stenosen groter is, zijn vrouwen door tal van oorzaken vaak niet meer in staat om een fietsergometrie goed uit te voeren. Bij premenopauzale vrouwen daarentegen kunnen endogene oestrogeenspiegels ECG-veranderingen induceren die lijken op ischemie. Deze ST-T-veranderingen kunnen zelfs variatie vertonen met de cyclus. Een fietsergometrie bij jonge premenopauzale vrouwen kan zodoende leiden tot onrust en verwarring, zeker als de indicatie onduidelijk is. Ook hypertensie kan ST-T-veranderingen induceren bij een fietstest, vooral als er sprake is van linkerventrikelhypertrofie. In tabel 2.4 staan de belangrijkste factoren vermeld, die de betrouwbaarheid van niet-invasieve diagnostiek bij vrouwen kunnen beïnvloeden met in tabel 2.5 de kans op het hebben van obstructieve coronairafwijkingen naar leeftijd en aard van de klachten. Tabel 2.6 is een leidraad voor de indicatie fietsergometrie bij verdenking op angina pectoris.

Bij vrouwen met een intermediair verhoogd cardiovasculair risico en een afwijkend ECG in rust (zoals een linkerbundeltakblok), is het beter de diagnostiek direct uit te breiden naar een *stress-echo* of een *nucleaire scan* (SPECT). Ook deze beeldvormende

TABEL 2.4 – FACTOREN DIE DE BETROUWBAARHEID VAN NIET-INVASIEVE DIAGNOSTIEK BIJ VROUWEN KUNNEN BEÏNVLOEDEN

• minder obstructieve coronairafwijkingen, minder verkalkte plaques
• kleinere diameter coronairarteriën
• klachten door disfunctie microvasculaire vaatbed zonder obstructieve afwijkingen
• niet-ischemische klachten van pijn op de borst (bv. door hypertensie)
• aspecifieker, minder voorspelbaar klachtenpatroon
• lagere inspanningscapaciteit, m.n. op oudere leeftijd
• fout-positieve fietstests premenopauzale vrouwen (door oestrogeenstatus)
• fout-positieve fietstests door hypertensie en tekenen van LVH
• artefacten door overprojectie mammae (m.n. nucleaire scans)

TABEL 2.5 – KANS OP OBSTRUCTIEVE CORONAIRAFWIJKINGEN BIJ VROUWEN VANAF 50 JAAR NAAR LEEFTIJD EN AARD VAN DE KLACHTEN (GUIDELINES AHA/ACC)

leeftijd	typische/suspecte AP-klachten	atypische/mogelijke AP	niet-angineuze pijn op de borst
50-59	intermediair	intermediair	laag
60-69	hoog	intermediair	intermediair
≥ 70	hoog	intermediair	intermediair

TABEL 2.6 – ALGORITME BIJ VERDENKING OP ANGINA PECTORIS BIJ VROUWEN IN DE EERSTE LIJN

aanwezigheid typische/atypische klachten en bijbehorend risicoprofiel	beleid
indien alle onderstaande factoren aanwezig zijn:	laag risico
• normaal lipidenspectrum (onbehandeld)	geen indicatie fietsergometrie
• bloeddruk 120/80 mmHg (onbehandeld)	
• nuchter glucose < 6,5 mmol/L	
• BMI < 25 kg/m²	
• niet roken	
• gezonde leefstijl eten/bewegen	
• leeftijd < 45 jaar	
aanwezigheid van ≥ 2 risicofactoren:	intermediar risico
• roken	eerste lijn fietsergometrie
• bloeddruk: SBP ≥ 120 mmHg of DBP ≥ 80 mmHg, of medicatiegebruik	
• afwijkend lipidenspectrum T-chol/HDL-ratio > 4 of med.	
• obesitas: BMI ≥ 30 kg/m²	
• ongezond eten/weinig bewegen	
• metabool syndroom	
• familie: eerstegraads CVD event bij man < 55 jr en/of vrouw < 65 jr	
• bekend met subklinische atherosclerose (CAC, IMT, etc.)	
• systemische aandoening (RA, SLE, fibromyalgie)	
• status na hypertensieve zwangerschap, of zwangerschapsdiabetes	
• leeftijd ≥ 45 jaar	
aanwezigheid ≥ 1 risicofactor:	hoog risico
• klinisch manifest coronarialijden	electieve verwijzing cardioloog
• status na CVA	
• perifeer vaatlijden	
• aorta-aneurysma	
• progressieve nierfunctiestoornissen (GFR< 30)	
• diabetes mellitus	
• 10-jaars CVD-risico ≥ 10%	

Ontleend aan: Douglas PS, et al. N Engl J Med 1996; Mieres JH, et al. Circulation 2005; Mosca L, et al. Circulation 2011 technieken hebben een lagere sensitiviteit bij vrouwen dan bij mannen en de indicatiestelling loopt doorgaans via de tweede lijn. Een screenende echocardiogram is wel vaak mogelijk via de eerste lijn. Deze kan zeer nuttig zijn bij symptomatische vrouwen met klachten van kortademigheid, ter uitsluiting van kleppathologie, voor de evaluatie van de LV-functie en ter beoordeling van linkerventrikelhypertrofie bij bestaande hypertensie.

Een nieuwe ontwikkeling is het bepalen van de *coronaire arteriële calcium-score met CT* (CAC-score).[65-67] Hierbij wordt een kalkscore berekend en vergeleken met de referentiewaarden voor geslacht en leeftijd. Vrouwen hebben in alle leeftijdsfasen een lagere CAC-score dan mannen, terwijl patiënten (m/v) met diabetes en rokers een gemiddeld hogere kalkscore hebben. Het bepalen van de CAC-score is vooral zinvol bij de risicoscreening van patiënten met een intermediair verhoogd risico. Vooralsnog zijn er geen onderzoeken die hebben aangetoond dat preventieve behandeling op grond van een verhoogde CAC-score leidt tot een afname van cardiovasculaire mortaliteit en morbiditeit. De progressie van de CAC-score blijkt echter wel een voorspeller te zijn van toekomstige cardiale gebeurtenissen.[68] Een duidelijke beperking van herhaalde CAC-scores met CT is de cumulatieve stralingsbelasting met het risico op (borst)kanker. Bij patiënten met bekend coronarialijden heeft het meten van de CAC-score weinig toegevoegde waarde en is het zinvoller om bij recidiefklachten over te gaan tot ischemiedetectie met een fietsergometrie of een nucleaire scan.

Een nieuwe en belangrijke ontwikkeling voor ischemiedetectie, juist bij vrouwen, zijn *perfusiescans met MRI*. Hierbij kan ook een disfunctie in het microvasculaire vaatbed worden aangetoond, die bij een CAG niet zichtbaar is.[57] Dit kan als leidraad dienen voor de verdere behandeling van vrouwen met microvasculaire angina pectoris. Met niet-invasieve beeldvorming met *coronaire computed tomografie-angiografie (CCTA)* is het mogelijk om coronaire plaques beter te identificeren, ook als er geen kalk in aanwezig is.[69] Vrouwen hebben vaker niet-obstructieve soft plaques (zonder kalk) dan mannen, waarbij de prognose op termijn minder gunstig is.[12,70]

2.13 GENDERVERSCHILLEN IN INVASIEVE DIAGNOSTIEK VAN ISCHEMISCHE HARTZIEKTEN

Coronairangiografie (CAG) is de 'gouden standaard' voor het vaststellen van obstructieve afwijkingen aan de coronairarteriën. In het verleden werd meestal de arteria femoralis in de lies als toegangsroute gekozen, de laatste jaren steeds vaker de arteria radialis. Dat heeft als grote voordeel dat de patiënt na afloop geen bedrust hoeft te houden. Daarnaast zijn er minder complicaties zoals bloedingen in de lies, die meer voorkomen bij vrouwen vooral na gebruik van uitgebreide combinaties van bloedverdunnende medicatie bij een PCI. Vrouwen hebben gemiddeld minder ernstige obstructieve afwijkingen aan de coronairarteriën, maar zij hebben een intrinsiek smaller vaatkaliber, met een diffuser patroon van atherosclerose waardoor de coronairarteriën nog smaller kunnen lijken.[71] Als er geen stenosen aanwezig zijn, wil dat nog niet zeggen dat er geen atherosclerose aanwezig is. Uit studies gedaan met intra-coronaire echo (IVUS) is bekend dat intracoronaire plaquevorming in de epicardiale vaten bij vrouwen met angineuze klachten al voor het 40e jaar kunnen voorkomen, voordat stenosen zichtbaar zijn bij een CAG. Bij twijfel over de ernst van aanwezige stenosen kan met een *vasculaire flow-meting* (FFR) worden vastgesteld of er een indicatie is voor een PCI. Bij vrouwen met microvasculaire angina pectoris kan met invasief onderzoek een endotheeldisfunctie worden aangetoond, maar dit is relatief tijdrovend, niet zonder risico en voorbehouden aan interventiecentra.

2.14 GENDERVERSCHILLEN IN MEDICAMENTEUZE BEHANDELING VAN ISCHEMISCHE HARTZIEKTEN

Voor een uitgebreide toelichting op de behandeling van angina pectoris verwijzen wij naar de NHG-standaard M43.[72] Na ontslag na een ACS of een coronaire interventie blijken de targets voor adequate behandeling van de bloeddruk, LDL-cholesterol en HbA1c minder goed te worden gehaald bij vrouwen dan bij mannen.[4] Vrouwen krijgen minder vaak evidence-based medicatie voorgeschreven in het ziekenhuis en stoppen thuis eerder met medicatie als zij niet goed uitgelegd hebben gekregen waarom zij deze moeten gebruiken.[73] Ook hebben zij vaker dan mannen bijwerkingen van medicatie zoals nitraten, bètablokkers en statines.[74] Dit heeft ook te maken met communicatie vanuit de kliniek: vrouwen willen goede argumenten horen waarom ze een medicijn moeten gaan gebruiken; daarom kost uitleg hierover meer tijd en geduld. Motiveren helpt in ieder geval! Voor het nemen van allerlei vitamines (B, C, E etc.) zijn de drempels bij vrouwen vaak lager, maar het preventieve nut hiervan voor CVZ is niet bewezen en het gebruik hiervan wordt afgeraden in de nieuwste richtlijnen preventie bij vrouwen.[75]

Bij klachten van pijn op de borst krijgen vrouwen vaak als eerste advies een lage dosering aspirine voorgeschreven, ook zonder dat de diagnose duidelijk is. Het is echter bewezen dat primaire preventie met aspirine niet beschermt tegen een ACS bij vrouwen onder de 65 jaar.[75,76] Het is wel geïndiceerd als er gedocumenteerd coronarialijden aanwezig is en na coronaire interventies. Het voorschrijven van Ascal is niet onschuldig, omdat het vaak aanleiding geeft tot maagklachten en tot moeilijk te stelpen bloedingen, o.a. bloedneuzen. Van de nieuwere plaatjesaggregatieremmers, zoals clopidogrel en prasugrel (z.g. thienopyridines) zijn tot dusver geen genderverschillen beschreven.

Vrouwen die bètablokkers niet verdragen hebben vaak wel een goede reactie op de calciumantagonist diltiazem, die een selectieve vasodilatatie geeft op het niveau van de coronairarteriën en ook effectief is bij microvasculaire angina pectoris. Andere calciumantagonisten, zoals amlodipine en nifedipine zijn ook effectief maar hebben meer bijwerkingen, zoals dikke enkels. In een lage dosering of retardvorm worden ze meestal beter verdragen.

Bij vrouwen die vaak terugkerende angineuze klachten hebben is een goede behandeling van de bloeddruk en de aanwezige risicofactoren een eerste vereiste om de klachten zoveel mogelijk te stabiliseren en de prognose op termijn te verbeteren.[77]

KERNPUNTEN
- CVZ beginnen 7-10 jaar later bij vrouwen dan bij mannen.
- Roken en een belaste familieanamnese zijn de belangrijkste risicofactoren voor een ACS bij vrouwen < 55 jaar.
- Vrouwen hebben vaker klachten van pijn op de borst bij minder ernstige obstructieve afwijkingen aan de coronairarteriën.
- Het onderscheid typische/atypische klachten voor de diagnostiek van coronairinsufficiëntie is het meest betrouwbaar bij vrouwen tussen de 55-75 jaar.
- Bij een ACS hebben vrouwen minder vaak pijn op de borst, maar meer vasovegetatieve klachten dan mannen.
- Vrouwen < 65 jaar hebben een hogere sterfte aan een ACS dan mannen, terwijl zij minder uitgebreide coronairafwijkingen hebben.
- De diagnostische bijdrage van de fietstest is het grootst bij klachten en een intermediair verhoogd risico op obstructieve coronairafwijkingen.
- Bij persisterende angineuze klachten zonder obstructieve afwijkingen is een goede behandeling van de klachten en de risicofactoren belangrijk.

Referenties
1 www.gbd_report_2004update_full.pdf.
2 www.cbs.nl.
3 Endres M, Heuschmann PU, Laufs U, Hakim AM. Primary prevention of stroke: blood pressure, lipids and heart failure. Eur Heart J 2011; 32: 545-52.
4 Dallongevillle J, De Bacquer D, Heidrich J, De Backer G, Prugger C, Kotseva K, Montaye M, Amouyel P; EUROASPIRE Study Group. Gender differences in the implementation of cardiovascular prevention measures after an acute coronary event. Heart 2010; 96: 1744-49.
5 Huxley R, Barzi F, Woodward M. Excess risk of fatal coronary heart disease associated with diabetes in men and women: meta-analysis of 37 prospective cohort studies. BMJ 2006; 332:73-78.
6 Lloyd-Jones DM, Leip EP, Larson MG, D'Agostino RB, Beiser A, Wilson PWF, et al. Predicion of life-time risk for cardiovascular disease by risk factor burden at 50 years of age. Circulation 2006; 113: 791-98.
7 Ridker PM, Buring JE, Rifai N, Cook NR. Development and validation of improved algorithms for the assessment of global cardiovascular risk in women. The Reynolds Risk Score. JAMA 2007; 297: 611-19.

8 Shaw LJ, Bugiardini R, Bairey Merz CN. Women and ischemic heart disease. Evolving knowledge. J Am Coll Cardiol 2009; 54: 1561-75.
9 Vaccarino V, Badimon L, Corti R, Wit C de, Dorobantu M, Hall A, et al. Ischaemic heart disease in women: are there sex differences in pathofysiology and risk factors? Cardiovasc Res 2011; 90: 9-17.
10 Maas AHEM, Schouw YT van der, Regitz-Zagrosek V, Swahn E, Appelman YE, Pasterkamp G, et al. Red alert for women's heart: the urgent need for more research and knowledge on cardiovascular disease in women. Eur Heart J 2011; 32: 1362-68
11 Raggi P, Gongora MC, Gopal A, Callister TQ, Budoff M, Shaw LJ. Coronary artery calcium to predict all-cause mortality in elderly men and women. J Am Coll Cardiol 2008; 52: 17-23.
12 Shaw LJ, Min JK, Narula J, Lin F, Bairey-Merz CN, Callister TQ, Berman DS. Sex differences in mortality associated with computed tomographic angiographic measurements of obstructive and non-obstructive coronary artery disease. An exploratory analysis. Circ Cardiovasc Imaging 2010; 3: 473-81.
13 Prescott E, Hippe M, Schnohr P, Hein HO, Vestbo J. Smoking and risk of myocardial infarction in women and men: longitudinal population study. BMJ 1998; 316: 1043-47.
14 Roger VL, Go AS, Lloyd-Jones DM, Adams RJ, Berry JD, Brown TM, et al. Heart disease and stroke statistics – 2011 update: a report from the American Heart Association. Circulation 2011; 123: e18-e209.
15 Vasan RS, Larson MG, Leip EP, Evans JC, O'Donnell CJ, Kannel WB, Levy D. Impact of high-normal blood pressure on the risk of cardiovascular disease. N Engl J Med 2001; 345: 1291-97.
16 Abbey M, Owen A, Suzakawa M, Roach P, Nestel PJ. Effects of menopause and hormone replacement therapy on plasma lipids, lipoproteins and LDL-receptor activity. Maturitas 1999; 33: 259-69.
17 Regitz-Zagrosek V, Lehmkuhl E, Mahmoodzadeh S. Gender aspects of the role of the metabolic syndrome as a risk factor for cardiovascular disease. Gend Med 2007; 4 (suppl): S162-77.
18 De Simone G, Devereux RB, Chinali M, Lee ET, Galloway JM, Barac A, Panza JA, Howard BV. Diabetes and incident heart failure in hypertensive and normotensive participants of the Strong Heart Study. J Hypertens 2010; 28: 353-60.
19 Mendelsohn ME, Karas RH. The protective effects of estrogen on the cardiovascular system. N Engl J Med 1999; 340: 1801-11.
20 Bairey Merz CN, Johnson BD, Sharaf BL et al. Hypoestrogenemia of hypothalamic origin and coronary artery disease in premenopausal women: a report from the NHLBI-sponsored WISE study. J Am Coll Cardiol 2003; 41: 413-19.
21 Shaw LJ, Bairey Merz CN, Azziz R, Stanczyk FZ, Sopko G, Braunstein GD, et al. Postmenopausal women with a history of irregular menses and elevated androgen measurements at high risk for worsening cardiovascular event-free survival: results from the National Institutes of Health-NHLBI sponsored Women's Ischemia Syndrome Evaluation. J Clin Endocrinol Metab 2008; 93: 1276-84.
22 Ossewaarde ME, Bots ML, Verbeek AL, Peeters PH, Graaf Y van der, Grobbee DE, Schouw YT van der. Age at menopause, cause-specific mortality and total life expectancy. Epidemiology 2005; 16: 556-62.
23 Bellamy L, Casas JP, Hingorani AD, Williams DJ. Preeclampsia and risk of cardiovascular disease and cancer later in life: systematic review and meta-analysis. BMJ 2007; 335: 974-83.
24 Steegers EAP, Dadelszen P von, Duvekot JJ, Pijnenborg R. Pre-eclampsia. Lancet 2010; 376: 631-44.
25 Magnussen EB, Vatten LJ, Smith GD, Romundstad PR. Hypertensive disorders in pregnancy and subsequently measured cardiovascular risk factors. Obstet Gynaecol 2009; 114: 961-70.
26 Retnakaran R, Ying Q, Zinman B, Sermer M, Hanley A, Conelly P. Glucose intolerance in pregnancy and postpartum risk of metabolic syndrome in young women. J Clin Endocrinol Metab 2010; 95: 670-77.

27 Drost JT, Maas AH, Eyck J van, Schouw YT van der. Preeclampsia as a female-specific risk factor for chronic hypertension. *Maturitas* 2010; 67: 321-26.

28 Low CA, Thurston RC, Matthews KA. Psychosocial factors in the development of heart disease in women: Current Research and Future Directions. *Psychosom Med* 2010; 72: 842-54.

29 Robertson N, Javed N, Samani NJ, Khunti K. Psychological morbidity and illness appraisals of patients with cardiac and non-cardiac chest pain attending a rapid access chest pain clinic: a longitudinal cohort study. *Heart* 2008; 94: e12.

30 Rosengren A. Psychology in chest pain. *Heart* 2008; 94: 266-67.

31 Orth-Gomér K, Schneiderman N, Wang HX, Walldin C, Blom M, Jernberg T. Stress reduction prolongs life in women with coronary disease. The Stockholm women's intervention trial for coronary heart disease (SWITCHD). *Circ Cardiovasc Qual Outcomes* 2009; 2: 25-32.

32 Daly CA, Clemens F, Sendon JLL, Tavazzi L, Boersma E, Danchin N, et al. Gender differences in the management and clinical outcome in stable angina. *Circulation* 2006; 113: 490-98.

33 Wenger NK, Shaw LJ, Vaccarino V. Coronary heart disease in women: update 2008. *Clinical Pharmacol & Therapeutics* 2008; 83: 37-51.

34 Hemingway H, Langenberg C, Damant J, Frost C, Pyörälä K, Barrett-Connor E. Prevalence of angina in women versus men. A systematic review and meta-analysis of international variations across 31 countries. *Circulation* 2008; 117: 1526-36.

35 Tamis-Holland JE, Lu J, Bittner V, Magee MF,Lopes N, Dale S. Adler DS, et al. Sex, clinical symptoms, and angiographic findings in patients with diabetes mellitus and coronary artery disease (from the Bypass Angioplasty Revascularization Investigation [BARI] 2 Diabetes Trial). *Am J Cardiol* 2011; 107: 980-85.

36 Pepine CJ, Balaban RS, Bonow RO, Diamond GA, Johnson BD, Johnson PA, et al. Women's ischemic syndrome evaluation. Diagnosis of stable ischemia and ischemic heart disease. *Circulation* 2004; 109: e44-e46.

37 Wall E van der, Werf F van de, Zijlstra F, red. *Cardiologie*; 2e dr. Houten: Bohn Stafleu van Loghum, 2008.

38 Donoghue MO, Boden W, Braunwald E, Cannon CP, Clayton TC, Winter RJ de, et al. Early invasive versus conservative treatment strategies in women and men with unstable angina and non-ST myocardial infarction. *JAMA* 2008; 300: 71-80.

39 Hochman JS, Tamis JE, Thompson TD, Weaver WD, White HD, Werf F van de, et al. Sex, clinical presentation, and outcome in patients with acute coronary syndromes. *N Engl J Med* 1999; 341: 226-32.

40 Diercks DB,Owen KP, Kontos MC, Blomkalns A, Chen AY, Miller C, Wiviott S, Peterson ED. Gender differences in time to presentation for myocardial infarction before and after a nationalwomen's cardiovascular awareness campaign: a temporal analysis from the Can Rapid Risk Stratification of Unstable Angina Patients Suppress ADverse Outcomes with Early Implementation (CRUSADE) and the National Cardiovascular Data Registry Acute Coronary Treatment and Intervention Outcomes Network-Get with the Guidelines (NCDR ACTION Registry-GWTG). *Am Heart J* 2010; 160: 80-87.

41 Parashar S, Reid KJ, Spertus JA, Shaw LJ, Vaccarino V. Early menopause predicts angina after myocardial infarction. *Menopause* 2010; 17: 938-45.

42 Kannel WB, Feinleib M: Natural history of angina pectoris in the Framingham study. Prognosis and survival. *Am J Cardiol* 1972; 29: 154-63.

43 McSweeney JC, Cody M, O'Sullivan P, Elberson K, Moser DK, Garvin BJ. Women's early warning symptoms of acute myocardial infarction. *Circulation* 2003; 108: 2619-23.

44 Lee TH, Rouan GW, Weisberg MC, et al. Clinical characteristics and natural history of patients with acute myocardial infarction sent home from the ER. *Am J Cardiol* 1987; 60: 219-24.

45 Pope JH, Aufderheide TP, Ruthazer R, Woolard RH, Feldman JA, Beshansky JR, et al. Missed diagnoses of acute cardiac ischemia in the emergency department. N Engl J Med 2000; 342: 1163-70.
46 Maas AH, Boer MJ de. Interpretatie klachten van pijn op de borst bij vrouwen. Hartbulletin 2010; 41: 44-46.
47 Canto JG, Goldberg RJ, Hand MM, Bonow RO, Sopko G, Pepine CJ, Long T. Symptom presentation of women with acute coronary syndromes: myth vs reality. Arch Intern Med 2007; 167: 2405-13.
48 Milner KA, Funk M, Richards S, et al. Gender and age differences in chief complaints of acute myocardial infarction (Worcester Heart Attack Study). Am J Cardiol 2004; 93: 606-8.
49 Jongman JK, van Tol CA, Nienhuis MB, Debrauwere J, San WJ, Elvan A. Takotsubo cardiomyopathy; reversible cardiomyopathy induced by stress. Ned Tijdschr Geneeskd 2009; 153: B363.
50 Previtali M, Repetto A, Camporotondo R, Citro R, Faggiano P, Bovelli D, et al. Clinical characteristics and outcome of left ventricular ballooning syndrome in a European population. Am J Cardiol 2011; 107: 120-25.
51 Bugiardini R, Bairey Merz CN. Angina with 'normal' coronary arteries: a changing philosophy. JAMA 2005; 293: 477-84.
52 Camici PG, Crea F. Coronary microvascular dysfunction. N Engl J Med 2007; 356: 830-40.
53 Melikian N, De Bruyne B, Fearon WF, MacCarthy PA. The pathophysiology and clinical course of the normal coronary angina syndrome. Progr Cardiovasc Dis 2008; 50: 294-310.
54 Lanza GA, Crea F. Primary coronary microvascular dysfunction. Clinical presentation, pathophysiology, and management. Circulation 2010; 121: 2317-25.
55 Banks K, Puttagunta D, Murphy S, Lo M, McGuire DK, de Lemos JA et al. Clinical characteristics, vascular function and inflammation in women with angina in the abscence of coronary atherosclerosis. J Am Coll Cardiol Img 2011; 4: 65-73.
56 Phan A, Shufelt C, Bairey Merz CN. Persistent chest pain and no obstructive coronary artery disease. JAMA 2009; 301: 1468-74.
57 Doyle M, Weinberg N, Pohost GM, Bairey Merz CN, Shaw LJ, Sopko G, et al. Prognostic value of global MR myocardial perfusion imaging in women with suspected myocardial ischemia and no obstructive coronary disease. Results from the NHBL-sponsored WISE (Women's Ischemic Syndrome Evaluation) Study. J Am Coll Cardiol Img 2010; 3: 1030-36.
58 Mieres JH, Shaw LJ, Arai A, Budoff MJ, Flamm SD, Hundley WG, et al. Role of non-invasive testing in the clinical evaluation of women with suspected coronary artery disease: consensus statement. Circulation 2005: 111: 682-96.
59 Shaw LJ, Bairey Merz CN, Pepine CJ, Reis SE, Bittner V, Kelsey SF, et al. Insights from the NHLBI-sponsored Women's Ischemia Syndrome Evaluation (WISE) Study. Part 1: gender differences in traditional and novel risk factors, symptom evaluation and gender-optimized diagnostic strategies. J Am Coll Cardiol 2006; 47: 4S-20S.
60 Kohli P, Gulati M. Exercise testing in women. Going back to the basics. Circulation 2010; 122: 2570-80.
61 Rautaharju PM, Kooperberg C, Larson JC, LaCroix A. Electrocardiographic abnormalities that predict coronary heart disease events and mortality in postmenopausal women. The Women's Health Initiative. Circulation 2006; 113: 473-80.
62 Diamond GA, Forrester JS. Analysis of probability as an aid in the clinical diagnosis of coronary-artery disease. N Engl J Med 1979; 300: 1350-58.
63 Genders TSS, Steyerberg EW, Alkadhi H, Leschka S, Desbiolles L, Nieman K, et al. A clinical prediction rule for the diagnosis of coronary artery disease: validation, updating, and extension. Eur Heart J 2011; 32: 1316-30.
64 Maas AHEM, Appelman YEA. Gender differences in coronary heart disease. Neth Heart J 2010; 18: 598-603.

65 Achenbach S, Raggi P. Imaging of coronary atherosclerosis by computed tomography. Eur Heart J 2010; 31: 1442-48.
66 Bax JJ, Schuijff JD, Wall EE van der. Niet-invasieve beeldvorming voor detectie van coronairlijden. Ned Tijdschr Geneeskd 2007; 151: 799-804.
67 Bemmel BM van, Maas AHEM, Ottervanger JP. Toegevoegde waarde van de coronaire calciumscore bij de bepaling van cardiovasculair risico. Hartbulletin 2009; 40: 112-16.
68 Budoff MJ, Hokanson JE, Nasir K, Shaw LJ, Kinney GL, Chow D, et al. Progression of coronary artery calcium predicts all-cause mortality. J Am Coll Cardiol Img 2010; 3: 1229-36.
69 Litwin SE, Priester TC. Diagnosing coronary artery disease in women. Obstet Gynaecol 2010; 115: 156-69.
70 Ahmadi N, Nabavi V, Hajsadeghi F, Flores F, French WJ, Mao SS, Shavelle D, Ebrahimi R, Budoff M. Mortality incidence of patients with non-obstructive coronary artery disease diagnosed by computed tomography angiography. Am J Cardiol 2011; 107: 10-16.
71 Jacobs AK. Coronary intervention in 2009. Are women no different than men? Circ Cardiovasc Intervent 2009; 2: 69-78.
72 NHG-standaard Angina pectoris. M43.
73 Baroletti S, Dell'Orfano H. Medication adherence in cardiovascular disease. Circulation 2010; 121: 1455-58.
74 Oertelt-Prigione S, Regitz-Zagrosek V. Gender Aspects in cardiovascular pharmacology. J Cardiovasc Trans Res 2009; 2: 258-66.
75 Mosca L, Benjamin EJ, Berra K, Bezanson JL, Dolor RJ, Lloyd-Jones DM, et al. Effectiveness-based guidelines for the prevention of cardiovascular disease in women, 2011 update. A guideline from the American Heart Association. Circulation 2011; 123: 1243-62.
76 Ridker PM, Cook NR, Lee IM, Gordon D, Gaziano JM, Manson JE, Hennekens CH, Buring JE. A randomized trial of low-dose aspirin in the primary prevention of cardiovascular disease in women. N Engl J Med 2005; 352: 1293-304.
77 Gulati M, Cooper-DeHoff RM, McClure C, Johnson D, Shaw LJ, Handberg EM, et al. Adverse cardiovascular outcomes in women with nonobstructive coronary artery disease. A report from the Women's Ischemia Syndrome Evaluation Study and the St James Women take Heart Project. Arch Intern Med 2009; 169: 843-50.

HOOFDSTUK 3

DIFFERENTIËLE DIAGNOSTIEK BIJ KLACHTEN VAN PIJN OP DE BORST EN DYSPNOE BIJ VROUWEN

ANGELA MAAS EN MIRIAM DE KLEIJN

3.1 INLEIDING

Vrouwen hebben in alle leeftijdsfasen vaker en meer klachten van pijn op de borst dan mannen, ook als er geen ischemie aan ten grondslag ligt.[1] De pijnbeleving en de waarde die aan klachten van pijn op de borst toegekend moet worden, tonen duidelijke verschillen tussen de beide seksen. Angst, paniekklachten en ongerustheid spelen een grotere rol bij vrouwen en kunnen de intensiteit van de klachten verergeren.[2,3] Het is mede daarom belangrijk om bij vrouwen met pijn op de borst zonder een ischemische oorzaak door te zoeken naar de best passende verklaring voor de klachten om de prognose en therapeutische opties met de patiënt te kunnen bespreken. Helaas lukt het niet altijd om voor alle klachten een sluitende verklaring te vinden. Met onze huidige diagnostische mogelijkheden kunnen wij wel belangrijke onderliggende pathologie uitsluiten. Vaak lopen verschillende oorzaken van klachten door elkaar heen, zoals bijvoorbeeld klachten van dyspnoe bij een combinatie van overgewicht en hypertensie én maagklachten door een hernia diaphragmatica bij chronisch gebruik van multipele medicatie. Achtereenvolgens bespreken wij een aantal belangrijke en veel voorkomende niet-ischemische oorzaken van precordiale klachten bij vrouwen en de differentiële diagnostiek van acute hevige pijn op de borst en/of kortademigheid.

3.2 HYPERTENSIE

Met de leeftijd neemt de elasticiteit van de bloedvaten af en stijgt geleidelijk de bloeddruk. Onder de 50 jaar komt hypertensie (RR > 140/90 mmHg) meer voor bij mannen dan bij vrouwen. Na het 55e jaar stijgt de systolische bloeddruk echter meer bij vrouwen en tegen het 60e jaar heeft bijna de helft van hen hypertensie (zie figuur 2.5). Dit geldt zeker voor vrouwen bij wie hypertensie veel in de familie voorkomt en voor vrouwen die een hypertensieve zwangerschap hebben doorgemaakt.[4] Vrouwen met een doorgemaakte pre-eclampsie of HELLP-syndroom hebben eerder hypertensie dan vrouwen met hypertensie aan het eind van een zwangerschap. Op oudere leeftijd en door de hormonale veranderingen in de menopauze neemt de sympathicusactiviteit toe en worden de reninespiegels hoger. Naast de fysiologische bloeddrukstijging doet de menopauze er dus nog een schepje bovenop.[5-8] Een hoge bloeddruk kan geruisloos binnensluipen, maar ook een grote diversiteit aan klachten geven, zeker bij vrouwen in de leeftijd tussen de 45 en 60 jaar. Pijn op de borst, vaak zeurend (of krampend) aanwezig in rust, met een wisseling in intensiteit komt veel voor bij vrouwen met een te hoge bloeddruk: 'Alsof de bh te strak zit' en 'een trekkend/strak gevoel op de borst in rust, soms doortrekkend naar de rug en kaken, met een zwaar gevoel in de linkerarm' zijn veel gehoorde klachten. Bij de een zal het accent meer liggen op de intermitterende/zeurende precordiale klachten, bij de ander meer op klachten die passen bij pieken in de bloeddruk, zoals een plotse hoofdpijn en vermoeidheid. Nachtelijke hartkloppingen, niet op de linkerzij kunnen liggen (verhoogde wandspanning) en vochtretentie ('opgeblazen gevoel, strakke vingers, dikke voeten') worden door vrouwen met een te hoge bloeddruk vaak gemeld. Een gevoel van kortademigheid en vermoeidheid bij inspanning en een gebrek aan energie zijn ook veel gehoorde klachten (zie casus 3.1). Als de uitgangswaarde van de bloeddruk te hoog is, is er weinig ruimte over voor de fysiologische bloeddrukstijging bij inspanning. In tabel 3.1 zijn veel gerapporteerde klachten bij vrouwen met een symptomatische hypertensie weergegeven. Naast veroudering is overgewicht een belangrijke factor in het ontstaan van hypertensie. Vrouwen met overgewicht hebben vaak een slechte conditie met klachten van kortademigheid bij inspanning, die zich ook kan vertalen naar een benauwd/drukkend gevoel in de borststreek (met/zonder radiatie). In een recent onderzoek bij 1480 vrouwen tussen de 30 en 65 jaar met angineuze klachten, zonder tekenen van

TABEL 3.1 – KLACHTEN DIE KUNNEN VOORKOMEN BIJ VROUWEN MET HYPERTENSIE

• vermoeidheid, futloosheid, gebrek aan energie
• opvliegers, nachtzweten
• hartkloppingen, m.n. in rust en 's nachts in bed
• onrust vanbinnen, alsof het hart eruit wil
• strak/zwaar gevoel of pijn op de borst en zwaar/moe gevoel linkerarm
• 'bh zit te strak', trekkend gevoel over de borststreek
• benauwdheid, kortademigheid
• achteruitgang conditie, niet goed kunnen traplopen/sporten
• moeite met op linkerzij liggen
• hoofdpijn, concentratiestoornissen, duizeligheid
• strakke vingers, ringen passen niet meer
• opgeblazen gevoel, dikke enkels

> **CASUS 3.1**
>
> ### Vrouw van 56 jaar met een symptomatische hypertensie
>
> Mevrouw Been is 56 jaar en komt voor een second opinion bij de cardioloog. Er is recent een hartkatheterisatie gedaan voor haar klachten, maar daar is niets uitgekomen en zij is met haar klachten blijven zitten. Sinds een paar jaar heeft zij een intermitterende, wisselende pijn laag over de borst, alsof de bh te strak zit. Zij heeft er meerdere malen per week last van, meestal onverwachts en in rust. De pijn kan er een halfuur zitten, maar ook wel eens een hele avond doorzeuren. 's Nachts wordt zij vaak wakker met transpireren, hartkloppingen en een gevoel van luchttekort. Ze moet er dan ook even uit. Zij heeft nog regelmatig opvliegers, LM 2 jaar geleden. Bij navragen heeft zij ook het gevoel wat meer vocht vast te houden. Voor de klachten van pijn op de borst is door de huisarts 50 mg metoprolol gestart.
>
> **Voorgeschiedenis.** Hypertensie in haar eerste zwangerschap, waarvoor 2 maanden bedrust, ribresectie, curettage, meniscus-OK RE.
> **Familie.** M hypertensie en DM, 3 van de 4 zussen hebben hypertensie. P met 69 jaar plots overleden aan ACS.
> **Lichamelijk onderzoek.** Bij onderzoek is de BMI 26, tensie 150/90 mmHg bdz, bij auscultatie een zacht ejectiegeruisje over het precordium, over de longen geen bijzonderheden.
> **ECG.** SR 67/min, normale as en geleiding, borderline repolarisatie inferolateraal.
> **Echocardiogram.** Lichte septale hypertrofie bij hypertensie, verder geen bijzonderheden.
> **Lab.** Normaal, inclusief TSH.
> **Bespreking.** Patiënte heeft een wisselend patroon van precordiale klachten, waarvoor bij een recente CAG geen duidelijke verklaring is gevonden. Zij heeft een zwaar belaste familieanamnese voor hypertensie en heeft in haar eerste zwangerschap al laten zien dat zij daar ook aanleg voor heeft. Het echocardiogram toont een lichte septale hypertrofie, die bij hypertensie veel voorkomt. Met de metoprolol is de bloeddruk suboptimaal gereguleerd. Er wordt een angiotensine-II-antagonist bijgegeven, waarna de bloeddruk normaliseert naar 135/80 mmHg en de klachten geleidelijk aan verdwijnen. Patiënte geeft bij een volgend polibezoek aan dat het lijkt alsof zij een 'nieuw elan' heeft gekregen en zij voelt zich duidelijk fitter. De druk op de borst die ze vaak had is ook verdwenen.

subklinische atherosclerose, was de bevinding dat er een duidelijke associatie was tussen de klachten van pijn op de borst en het aantal componenten van het metabool syndroom, zoals obesitas en hypertensie.[9]

Op oudere leeftijd ontstaat bij vrouwen met lang bestaande hypertensie vaker een linkerventrikelhypertrofie met tekenen van diastolisch hartfalen dan bij mannen. Dit kan aanleiding geven tot klachten van kortademigheid en benauwdheid op de borst. Deze 'hypertensive heart disease' is een belangrijke oorzaak van een asthma cardiale bij vrouwen op oudere leeftijd. Een symptomatische hypertensie wordt in de dagelijkse praktijk vaak toegeschreven aan 'stress', een 'burn-out' of 'de overgang'. Er is echter een duidelijke overlap in klachten die kunnen voorkomen bij hypertensie en de grote diversiteit aan klachten die passen bij de hormonale veranderingen in de menopauze. Dagelijks presenteren zich op de eerste harthulp vrouwen met pijn op de borst door een te hoge bloeddruk.

Hypertensie kan op het ECG aanleiding geven tot passagère ST-T-veranderingen door een verhoogde wandspanning, al of niet met subendocardiale ischemie en/of een microvasculaire endotheeldisfunctie, die vaak goed reageert op nitraten. Deze veroorzaken een vaatverwijding en verminderen de LV-wandspanning, waardoor de bloeddruk zakt en de klachten van druk op de borst geleidelijk aan verdwijnen. Daar kan uiteraard ischemie van de epicardiale vaten bij betrokken zijn, maar indien dit kan worden uitgesloten met laboratoriumonderzoek en aanvullend functieonderzoek zoals een fietsergometrie, echocardiogram, SPECT cardiale CT of een CAG, kan een symptomatische hypertensie een goede verklaring zijn voor veelvoorkomende 'atypische' klachten van pijn op de borst bij vrouwen. Behandeling van de bloeddruk met bijvoorbeeld een angiotensine-II-antagonist is effectief gebleken in het behandelen van deze klachten.[10] Voor de keuze van het meest geschikte antihypertensivum zijn de aanwezige klachten een belangrijke leidraad: vrouwen met een adrenerggestuurde hypertensie, te herkennen aan een relatief snelle pols, doen het meestal goed op een bètablokker. Bij een rustige pols en klachten van vochtretentie is het beter te kiezen voor een diureticum, een ACE-remmer of angiotensine-II-antagonist. Op oudere leeftijd, als de 'vascular stiffness' meer uitgesproken is, hebben calciumantagonisten een gunstig additief effect op het verlagen van de bloeddruk.

3.3 RITMESTOORNISSEN

Supraventriculaire en ventriculaire extrasystolen kunnen ervaren worden als een 'pijnlijk' gevoel op de borst en treden vooral 's nachts en in rust op, waardoor ze beangstigend kunnen zijn. Extrasystolen kunnen geluxeerd worden door een trage polsfrequentie, bijvoorbeeld bij gebruik van bètablokkers. Het is een onschuldig fenomeen, waarvoor geruststelling en uitleg het beste helpt. Verder ophogen van de bètablokkers maakt het meestal erger.

Supraventriculaire tachycardieën (SVT's), zoals AV nodale re-entry tachycardieën (AVNRT), komen tweemaal zo vaak voor bij vrouwen, terwijl atriumfibrilleren (AF) meer voorkomt bij mannen.[11,12] Door de langere leeftijdsverwachting hebben vrouwen in absolute zin echter vaker AF met een groter intrinsiek risico op trombo-emboliëen ten opzichte van mannen.[13] Vrouwen met paroxismale (P) SVT's hebben echter minder vaak structureel achterliggende cardiale afwijkingen. Veel SVT's worden bij vrouwen niet opgemerkt en kunnen gepaard gaan met angst, paniek en een onrustig en 'drukkend' gevoel in de borststreek en een akelig gevoel in de keel.[14] Soms worden ook 'trillingen vanbinnen' gerapporteerd. De klachten komen meestal onverwachts in rust en vaak 's nachts, maar kunnen ook geluxeerd worden door inspanning (casus 3.2). Terwijl vrouwen met PSVT's vaak het gevoel hebben dat het hart 'er ineens mee op kan houden' wordt er bij de behandelende artsen nogal eens gedacht aan een psychogene oorzaak. Dit versterkt de ongerustheid, waardoor de aanvalsfrequentie verder kan toenemen. Vrouwen vertellen zelf ook dat ritmestoornissen erger worden als zij zich er bezorgd over maken. Stress heeft dus een negatief effect op de beleving en frequentie van deze klachten, maar is meestal niet de primaire oorzaak.

Bij jonge vrouwen in de vruchtbare levensfase komen PSVT's meer voor in de premenstruele fase van de cyclus. Op jonge leeftijd worden PSVT'tjes met klachten van benauwdheid op de borst regelmatig aan 'hyperventilatie' toegeschreven.[14,15] Paroxismale SVT's worden vaak gevolgd door een episode van polyurie ten gevolge van de productie van natriuretische peptides door een verhoogde wandspanning in de atria tijdens de ritmestoornis.[16] Regelmatig bonzen en zichtbaar kloppen in de nek kunnen ook passen bij een dergelijke tachycardie. De prevalentie van (P)AF neemt bij beide seksen toe met de leeftijd en dit komt vaak voor in relatie met hypertensie. Een plotse episode van AF (of een atriale flutter) kan leiden tot een klinische presentatie van pijn en benauwdheid op de borst, waarbij verhoogde waarden van de troponinen kunnen voorkomen. Als een aanval uren duurt is deze met een ECG makkelijk vast te stellen, maar vaak duurt het maar enkele minuten en kan het maanden, zo niet jaren duren voordat de diagnose wordt gesteld. Bij alle patiënten met paroxismale ritmestoornissen is het daarom verstandig om de klachten nader te analyseren met laboratoriumonderzoek voor de schildklier, een holter (evt. telemetrie, eventrecorder of een subcutane detectie chip) en structurele afwijkingen met een echocardiogram uit te sluiten. Als een paroxismale SVT/AF gepaard gaat met een (acute) links- of rechtsdecompensatie is onderliggend structureel hartlijden zeer waarschijnlijk.

3.4 ANGST- EN PANIEKSTOORNISSEN

Angst- en paniekstoornissen komen tweemaal zo vaak voor bij vrouwen als bij mannen en gaan vaak gepaard met klachten van pijn op de borst en hartritmestoornissen, zoals hartkloppingen en hartoverslagen.[2,3] Bij ruim een derde van deze patiënten spelen depressieve klachten ook een belangrijke rol. Cardiologen blijken slecht in staat om paniekstoornissen te herkennen en zijn er niet in geschoold om hiermee om te gaan.[17] Dit leidt vaak tot persisteren van de klachten met herhaalde polibezoeken en cardiale overdiagnostiek. Hartkloppingen bij paniekstoornissen berusten meestal op een (intermitterende) sinustachycardie en niet op PSVT's.[18] Indien klachten gepaard gaan met duizeligheid en bijna-syncope moet altijd aan een serieuze ritmestoornis gedacht

> **CASUS 3.2**
>
> ### Vrouw van 43 jaar met pijn op de borst
>
> Patiënte heeft al een aantal jaren klachten van een onrustig hartritme, met daarbij begeleidende klachten van pijn op de borst. Zij voelt het ook wel eens 'fladderen' en dan is de borst ook pijnlijk. De laatste tijd wordt zij er regelmatig wakker van en zij slaapt daardoor slechter. Met hardlopen kan het enorm bonzen en pijn doen op de borst, daarom durft zij dat niet meer. Zij heeft van de huisarts Ascal en nitro zo nodig gekregen, maar dit helpt niet veel tegen de klachten. De bloeddruk is altijd goed geweest, geen zwangerschappen doorgemaakt. Zij rookt niet, de familie van M is belast voor hart- en vaatziekten. M heeft ook een ritmestoornis.
>
> **Onderzoek.** Normaal gewicht, BMI 23, bloeddruk 130/80 mmHg, auscultatie aan hart en longen normaal.
> **ECG.** SR 74/min, normale geleidingstijden en repolarisatie.
> **Lab.** Normaal, inclusief TSH.
> **Echocardiogram.** Geen structurele afwijkingen.
> **Fietsergo.** Goed belastbaar tot 150 W 3 min. MHF 177/min. Bij maximale inspanning ontstaat een AVNRT, die na een paar minuten rust verdwijnt. Tijdens de tachycardie heeft patiënt de voor haar bekende klachten van pijn op de borst.
> **Beloop.** Patiënt heeft een laag cardiovasculair risicoprofiel voor de leeftijd met klachten van pijn op de borst, die veroorzaakt worden door een AVNRT, die ook bij inspanning is op te wekken. De Ascal en nitraten worden gestaakt omdat er geen verdenking is op coronarialijden. Zij wordt ingesteld op metoprolol 50 mg, maar dit helpt onvoldoende. Na ophogen van de dosering naar 100 mg blijven de ritmestoornissen weg en zijn deze niet meer opwekbaar bij fietsergometrie. Voor deze ritmestoornis komt zij in aanmerking voor een ablatie, maar zelf geeft zij er de voorkeur aan om dit pas te doen bij een recidieftachycardie in de toekomst.

worden, bijvoorbeeld in het kader van een WPW-syndroom, ventriculaire ritmestoornissen of een brady tachycardiesyndroom. Bij een onbegrepen sinustachycardie in rust (HF> 100/min) behoren mogelijke achterliggende oorzaken, zoals een anemie, schildklierdisfunctie, hartfalen en een infectie eerst uitgesloten te worden. Veel patiënten met een acute pijn op de borst of dyspnoe gaan hyperventileren, als adequate aanpassing op een voor het lichaam bedreigende situatie. Een hyperventilatie kan ook door alleen stress of angst worden veroorzaakt, vooral op jongere leeftijd. Als de cardioloog geen oorzaak vindt voor de klachten op zijn/haar vakgebied kan de patiënt het beste terugverwezen worden naar de huisarts met de vraagstelling of er sprake is van een angst- en/of paniekstoornis.

3.5 (MYO)PERICARDITIS

Een (acute) pericarditis is een regelmatig voorkomende oorzaak van pijn op de borst.[19] Vrouwen hebben vaker dan mannen auto-immuunziekten zoals reumatoïde artritis (RA) en systemische lupus erythematodes (SLE), waarbij een pericarditis bij 25-40% van de patiënten kan voorkomen. Het klinische beeld van een scherpe, houdings-afhankelijke pijn die verergert bij doorzuchten, met ECG afwijkingen en wel/geen pericardwrijven lijkt niet te verschillen tussen de beide seksen. De differentiële diagnostiek met een acuut coronair syndroom (ACS) kan lastig zijn. Een myopericarditis kan zich presenteren als een ACS; meestal betreft dit (relatief jonge) mannen met een laag cardiovasculair risicoprofiel.[20] Een hemorragische pericarditis kan bij vrouwen voorkomen in het kader van een gemetastaseerd mammacarcinoom. De belangrijkste klinische symptomen hiervan zijn (ernstige) kortademigheid in rust, tachycardie en gestuwde halsvenen.

3.6 MAAG- EN SLOKDARMKLACHTEN

Refluxklachten zijn een veelvoorkomende oorzaak van een zeurende, soms branderige pijn retrosternaal, waarbij er geen opvallende genderverschillen aanwezig lijken te zijn. Polyfarmacie, chronisch gebruik van Ascal en overgewicht bevorderen de klachten. Er kan radiatie zijn naar de nek en armen met soms een goede reactie op nitraten. Slokdarmspasmen, reflux en (boven)buikklachten kunnen ook voorkomen in samenhang met ischemie en een ACS, daarom is soms een ECG of aanvullende ischemiedetectie nodig om het onderscheid te maken. Er is mogelijk een verband tussen chronische inflammatie door een infectie met *Helicobacter pylori* en vasculaire endotheeldisfunctie, zoals bij microvasculaire angina pectoris het geval is.[21]

3.7 HET SYNDROOM VAN TIETZE/INTERCOSTALE PIJN

Het syndroom van Tietze komt zeer zelden voor in de dagelijkse cardiologische praktijk.[19] Regelmatig worden onbegrepen klachten van pijn op de borst bij vrouwen ten onrechte aan dit syndroom toegeschreven. In de eerste lijn wordt deze perichondritis ter hoogte van het sternum ook slechts zelden gezien. In sommige gevallen kan een rode, pijnlijke zwelling van het kraakbeen aanwezig zijn. Drukpijn naast het sternum komt in de praktijk echter veel voor. Deze pijn in een van de costosternale gewrichten treedt vooral op na overbelasting, is zeurend van karakter en reageert goed op gebruikelijke pijnstilling. Dit is meestal na een aantal weken weer over.

3.8 DIFFERENTIËLE DIAGNOSTIEK BIJ VROUWEN MET ACUTE, HEVIGE PIJN OP DE BORST EN/OF KORTADEMIGHEID

Bij plotselinge hevige klachten van pijn op de borst (met/zonder dyspnoe) moet allereerst een ACS worden uitgesloten, ook bij jonge vrouwen. Onder de leeftijd van 55 jaar is roken een relatief zwaardere risicofactor bij vrouwen dan bij mannen en is de 'rookanamnese' cruciaal voor de diagnostiek. Dit geldt ook voor de verdenking op acute longembolieën (zie hoofdstuk 8).[22] Zorgelijk daarbij is dat jonge vrouwen de afgelopen decennia meer zijn gaan roken.[23] In de zwangerschap is een ACS zeldzaam, maar omdat vrouwen op steeds oudere leeftijd kinderen krijgen komt het vaker voor dan vroeger. Ook een acute coronairdissectie kan voorkomen aan het eind van een zwangerschap of rond de bevalling.[24]

In tabel 3.2 staan de belangrijkste aandachtspunten weergegeven voor de differentiële diagnostiek van acute pijn op de borst en kortademigheid bij vrouwen. Een acute longembolie en aortadissectie kunnen zeer lastige diagnoses zijn en gaan soms gepaard met een (onbegrepen) collaps. Een aortadissectie bij vrouwen onder de 50 jaar is zeldzaam en vooral geassocieerd met een gegeneraliseerde bindweefselaandoening, zoals bij de ziekte van Ehlers-Danlos of het Marfansyndroom. In zeer zeldzame

TABEL 3.2 – DIFFERENTIËLE DIAGNOSTIEK BIJ ACUTE HEVIGE PIJN OP DE BORST/DYSPNOE BIJ VROUWEN

klacht	risicofactoren	differentiële diagnostiek
acute pijn op de borst en/of acute dyspnoe	*leeftijd ≤ 55 jaar* roken (+ anticonceptiepil) familiaire belasting *leeftijd > 55 jaar* roken diabetes mellitus hypertensie hypercholesterolemie obesitas familiaire belasting	• acuut coronair syndroom • longembolie • diastolisch hartfalen • paroxismaal AF • ischemie met systolisch hartfalen • ernstige aortastenose • mitralisklepinsufficiëntie • aortadissectie • longembolie
acute dyspnoe en thoracale klachten	roken	• exacerbatie COPD/astma
acute dyspnoe	mammacarcinoom	• hemorragische pericarditis
acute pijn op de borst/rug met dyspnoe	zwangerschap bindweefselaandoening	• aortadissectie • coronairdissectie

gevallen kan een aortadissectie voorkomen rond een bevalling. Een pneumothorax komt ruim tweemaal zo vaak voor bij (jonge) mannen als bij vrouwen. Bij een acute linksdecompensatie bij vrouwen op oudere leeftijd zijn een ACS, hartklepafwijkingen en (diastolisch) hartfalen bij een hypertrofische linkerventrikel of systolisch hartfalen de belangrijkste oorzaken. Acuut hartfalen in het kader van een ACS impliceert meestal dat er sprake is van meertaks coronarialijden en/of een LV-disfunctie. Een exacerbatie van COPD kan eveneens gepaard gaan met thoracale pijnklachten en dyspnoe, veelal gecombineerd met een bovensteluchtweginfectie of pneumonie. Op oudere leeftijd kan dit samengaan met een decompensatio cordis en lopen cardiale en pulmonale klachten door elkaar heen. Een aanvullend echocardiogram, na laboratoriumonderzoek en een thoraxfoto, kan dit inzichtelijk maken.

KERNPUNTEN
- Een zeurende, onbegrepen en 'atypische' pijn op de borst kan passen bij een zich ontwikkelende hypertensie.
- Paroxismale ritmestoornissen kunnen gepaard gaan met pijn op de borst.
- Differentiële diagnose van acute, hevige dyspnoe bij rokende vrouw < 55 jaar: ACS of longembolie.

Referenties
1. Hemingway H, Langenberg C, Damant J, Frost C, Pyörälä K, Barrett-Connor E. Prevalence of angina in women versus men. A systematic review and meta-analysis of international variations across 31 countries. *Circulation* 2008; 117: 1526-36.
2. Kuijpers PMJC, Honig A, Griez EJL, Braat SHJG, Wellens HJJ. Paniekstoornis bij patiënten met pijn op de borst en palpitaties: een onvoldoende onderkend verband. *Ned Tijdschr Geneeskd* 2000; 144: 732-36.
3. Rozanski A, Blumenthal JA, Davidson KW, Saab PG, Kubzansky L. The epidemiology, pathophysiology and management of psychosocial risk factors in cardiac practice. *J Am Coll Cardiol* 2005; 45: 637-51.
4. Drost JT, Maas AH, Eyck J van, Schouw YT van der. Preeclampsia as a female-specific risk factor for chronic hypertension. *Maturitas* 2010; 67:321-26.
5. Staessen JA, Heijden-Spel JJ van der, Safar ME, et al. Menopause and the characteristics of the large arteries in a population study. *J Hum Hypertens* 2001; 15: 511-18.
6. Maas AH, Franke HR. Women's health in menopause with a focus on hypertension. *Neth Heart J* 2009; 17: 69-73.
7. Reckelhoff JF, Fortepiani LA. Novel mechanisms responsible for postmenopausal hypertension. *Hypertension* 2004; 43: 918-23.
8. Pechère-Bertschi A, Burnier M. Female sex hormones, salt, and blood pressure regulation. *Am J Hypertens* 2004: 17: 994-1001.

9 Banks K, Puttagunta D, Murphy S, Lo M, McGuire DK, Lemos JA de, et al. Clinical characteristics, vascular function and inflammation in women with angina in the absence of coronary atherosclerosis. J Am Coll Cardiol Img 2011; 4: 65-73.
10 Ikeda H, Inoue T, Uemura S, et al. Effects of candesartan for middle-aged and elderly women with hypertension and menopausal-like symptoms. Hypertens Res 2006; 29: 1007-12.
11 Rivero A, Curtis AB. Sex differences in arrhythmias. Curr Opin Cardiol 2010; 25: 8-15.
12 Ghani A. Maas AHEM, Delnoy PPHM, Ramdat Misier AR, Ottervanger JP, Elvan A. Sex-based differences in cardiac arrhythmias, ICD utilization and cardiac resynchronization therapy. Neth Heart J 2011; 19: 35-40.
13 Fang MC, Singer DE, Chang Y, Hylek EM, Henault LE, Jensvold NG, Go AS. Gender differences in the risk of ischemic stroke and peripheral embolism in atrial fibrillation: the AnTicoagulation and Risk factors In Atrial fibrillation (atria) study. Circulation 2005; 112: 1687-91.
14 Lessmeier TJ, Gamperling D, Johnson-Liddon V, et al. Unrecognized paroxysmal supraventricular tachycardia. Potential for misdiagnosis of panic disorder. Arch Intern Med 1997; 157: 537-43.
15 Deneke T, Mügge A, Müller P, Groot JR de. Therapeutic implications of gender differences in supraventricular cardiac arrhythmias: lessons of life cannot be learned in a day. Expert Rev Cardiovasc Ther 2009; 7; 879-82.
16 Thavendiranathan P, Bagai A, Khoo C, Dorian P, Choudhry NK. Does this patient with palpitations have a cardiac arrhythmia? JAMA 2009; 302: 2135-43.
17 Nederlandse Hartstichting. Het stressmechanisme: the missing link. Als pdf te downloaden op www.hartstichting.nl/hartvoormensen.
18 Abbott AV. Diagnostic approach to palpitations. Am Fam Physician 2005; 743: 743-50.
19 In: Wall E van der, Werf F van de, Zijlstra F, red. Cardiologie; 2e dr. Houten: Bohn Stafleu van Loghum, 2008.
20 Gu YL, Svilaas T, Horst ICC van der, Zijlstra F. Conditions mimicking acute ST-segment elevation myocardial infarction in patients referred for primary percutaneous coronary intervention. Neth Heart J 2008; 16: 325-31.
21 Rasmi Y, Raeisi S. Possible role of helicobacter pylori infection via microvascular dysfunction in cardiac syndrome X. Cardiol J 2009; 16: 585-87.
22 Prescott E, Hippe M, Schnohr P, Hein HO, Vestbo J. Smoking and risk of myocardial infarction in women and men: longitudinal population study. BMJ 1998; 316: 1043-47.
23 Kotseva K, Wood D, De Backer G, De Bacquer D, Pyörälä K, Keil U, for the euroaspire Study Group. Cardiovascular prevention guidelines in daily practice: a comparison of euroaspire I, II and III surveys in eight European countries. Lancet 2009; 373: 929-40.
24 Rasoul S, Ottervanger JP, Maas AH, Hoorntje JC. Dissectie van de kransslagader bij jongvolwassenen. Ned Tijdschr Geneeskd 2010; 154: A2140.

HOOFDSTUK 4

GENDERVERSCHILLEN BIJ HARTFALEN

ANGELA MAAS, ARIF ELVAN EN FRANS RUTTEN

4.1 INLEIDING

Jaarlijks overlijden in Nederland meer vrouwen dan mannen aan hartfalen (zie figuur 2.2). De prevalentie van hartfalen wordt geschat op 1-3% in de Europese populatie en het percentage neemt sterk toe na het 65e jaar. Bij 70-80-jarigen wordt de prevalentie geschat op 10-20%.[1,2] Ongeveer de helft van alle patiënten met hartfalen zijn vrouwen en gezien hun langere levensverwachting dan mannen is het aannemelijk dat het aantal oudere vrouwen met hartfalen verder zal toenemen. Vrouwen hebben overwegend hartfalen op basis van een diastolische disfunctie (met behouden ejectiefractie), terwijl mannen vaker hartfalen hebben door een systolische disfunctie (met verlaagde ejectiefractie). De sterfte aan hartfalen is de afgelopen twintig jaar vooral gedaald bij mannen, maar niet bij vrouwen.[3] Dit heeft niet alleen te maken met belangrijke sekseverschillen in de etiologie van hartfalen, maar ook met onderdiagnostiek en onderbehandeling van vrouwen.[4,5] In de belangrijkste gerandomiseerde studies naar geneesmiddelen bij hartfalen van de afgelopen twee decennia waren zij sterk ondervertegenwoordigd: gemiddeld maakten zij slechts 25% van de onderzoekspopulaties uit. Dit is belangrijk omdat er naast de verschillen in etiologie en pathofysiologie ook genderverschillen zijn in reactie en bijwerkingen van medicatie.[6] In de meest recente richtlijnen voor de behandeling van hartfalen van de European Society of Cardiology worden deze verschillen echter niet of nauwelijks genoemd.[2]

4.2 GENDERVERSCHILLEN IN ETIOLOGIE EN PATHOFYSIOLOGIE

De belangrijkste oorzaken van diastolisch hartfalen bij vrouwen zijn hypertensie en diabetes, maar een aortaklepstenose komt ook relatief vaak voor.[5] Mannen maken vaker een myocardinfarct door, wat de belangrijkste oorzaak is van systolisch hartfalen, ook bij vrouwen. Chronische hypertensie leidt door continue drukbelasting van de linkerventrikel op termijn tot hypertrofie, waardoor het diastolisch hartfalen kan ontstaan. Er is dan sprake van een 'behouden linkerventrikelfunctie', gedefinieerd als een linkerventrikel-ejectiefractie (LVEF) ≥ 45%. Het hartfalen wordt daarbij vooral veroorzaakt door een gestoorde relaxatie van de verdikte hartspier.[7,8] Ook obesitas en diabetes mellitus zijn bij vrouwen, meer dan bij mannen, te beschouwen als een onafhankelijke risicofactor voor hartfalen en leiden ook verhoudingsgewijs meer tot 'diastolisch' dan tot 'systolisch' hartfalen. Diabetes mellitus bij vrouwen verhoogt het risico op hartfalen met ongeveer een factor 3, terwijl het bij mannen een relatief kleine risicoverhoging geeft.[10] De aanwezigheid van meerdere componenten van het metabool syndroom (obesitas, verhoogde systolische en diastolische bloeddruk, toegenomen insulineresistentie, verlaagd HDL-cholesterol, verhoogd triglyceride) is eveneens geassocieerd met een hoger risico op hartfalen. Linkerventrikel-'remodeling' ('aanpassing') bij chronisch hartfalen toont duidelijke verschillen tussen de beide seksen: chronische drukbelasting leidt bij vrouwen tot kleine verdikte hartspieren, bij mannen eerder tot fibrose en dilatatie.[11] De remodeling naar hypertrofie door chronische drukbelasting lijkt bij vrouwen dus gunstiger te verlopen dan bij mannen. Dit hangt mogelijk samen met de aanwezigheid van oestrogeenreceptoren in het myocardweefsel, die door binding van oestrogeen bij vrouwen een remmend effect hebben op de vorming van fibrose.[12,13] Hiertegenover staat dat bij vrouwen minder regressie van LVH naar normale linkerventrikelwanddiktes wordt bereikt met succesvolle behandeling van hypertensie, dan bij mannen.[14] Naast ischemische hartziekten is bij vrouwen een status na mammacarcinoom, met uitgebreide chemotherapie en adjuvante hormonale behandeling, een belangrijke oorzaak van systolisch hartfalen met verminderde LV-functie.[15,16] Subklinische LV-disfunctie bij gebruik van antracyclines (zoals doxorubicine en epirubicine) komt voor bij 10-50% van de vrouwen die deze therapie krijgen, waarbij de LV-ejectiefractie met gemiddeld 10% afneemt ten opzichte van de LV-ejectiefractie voor deze behandeling.[17] Ook na chemokuren met antracyclines voor andere maligniteiten komen bij vrouwen vaker chemisch geïnduceerde cardiomyopathieën voor dan bij gebruik van antracyclines bij mannen. Omdat klachten van vermoeidheid en kortademigheid frequent voorkomen als algemeen symptoom bij een maligniteit, wordt het (geleidelijk) ontwikkelen van een LV-disfunctie niet opgemerkt indien er niet systematisch en gericht naar wordt gekeken. Daarom is het altijd belangrijk om bij deze doelgroep patiënten een echocardiogram te laten maken of een LV-ejectiefractie te laten bepalen met een nucleaire scan – zeker als bovenstaande klachten onvoldoende geduid kunnen worden door de maligniteit of de behandeling daarvan en er klachten bijkomen van nachtelijke kortademigheid, enkeloedeem en nycturie.

Een bijzondere vorm van systolisch hartfalen bij vrouwen is een peripartumcardiomyopathie (PPCM). Deze aandoening kan zich manifesteren aan het einde van een zwangerschap tot 5 maanden na de bevalling. Zij komt voor bij ongeveer 1 op de 4000 zwangerschappen en vaker bij vrouwen in arme Afrikaanse landen.[5,18] Mogelijk is er bij PPCM sprake van een pre-existente genetische aanleg voor een dilaterende cardiomyopathie.[19] Het klinische beloop van een PPCM kan dramatisch zijn met ernstig hartfalen en zelfs overlijden van de moeder in het kraambed. Een (subklinische) cardiomyopathie kan ook veroorzaakt worden door een disfunctie van de schildklier en dit lijkt vaker bij vrouwen dan bij mannen voor te komen.[5,20] De pathofysiologische mechanismen die hierbij een rol spelen zijn echter nog onduidelijk.[21]

4.3 GENDERVERSCHILLEN IN DE DIAGNOSTIEK

Bij zowel systolisch als diastolisch hartfalen hebben vrouwen in het algemeen een grotere comorbiditeit, zoals een anemie en atriumfibrilleren. Klachten en symptomen van hartfalen kunnen bij vrouwen lastig te interpreteren zijn, zeker op oudere leeftijd en als er sprake is van ernstig overgewicht. Vermoeidheidsklachten en kortademigheid bij (lichte) inspanning worden vaak gemeld en deze klachten worden niet zelden toegeschreven aan psychosociale factoren. Omdat vrouwen vaker diastolisch hartfalen hebben, zijn er in de stabiele fase meestal geen klinische verschijnselen van overvulling (pulmonale crepitaties, verhoogde CVD, palpabele lever en dubbelzijdig enkeloedeem) en ontbreekt bij auscultatie van het hart de derde toon. Op de X-thorax worden veelal geen duidelijke tekenen van overvulling waargenomen (kerley-B-lijntjes, interstitieel vocht, pleuravocht).[22,23] Ook klachten gerelateerd aan overvulling, zoals orthopneu nachtelijke dyspnoe en nycturie (> 2× per nacht) komen vaker voor bij systolisch dan bij diastolisch hartfalen (zie tabel 4.1). Bij een acuut hartfalen op basis van een exacerbatie van diastolisch hartfalen zijn de bloeddrukwaarden gemiddeld veel hoger dan bij acuut hartfalen door een exacerbatie van systolisch hartfalen. Dat is gunstig voor de behandeling en prognose (zie casus 4.1). De diagnostiek van geleidelijk ontstaan diastolisch hartfalen, dus meer bij vrouwen dan bij mannen, is ook lastiger dan die van geleidelijk ontstaan systolisch hartfalen, omdat daarbij minder verhoogde serumwaarden van natriuretische peptiden zoals het NT-proBNP aanwezig zijn. Een echocardiogram is dan zeker nodig om de diagnose vast te stellen. Daarbij wordt aanbevolen om eerst de cardioloog in de diagnostiek te betrekken als de diagnose hartfalen nog niet eerder is gesteld.[24] In de dagelijkse praktijk zijn er geen klinisch relevante verschillen in NT-proBNP-waarden tussen mannen en vrouwen en worden uniforme afkapwaarden gehanteerd.[25] Bij echocardiografie is de diagnose diastolisch hartfalen gebaseerd op een combinatie van criteria, namelijk een LV-hypertrofie, wandbewegingsstoornissen, een gedilateerd linkeratrium en een veranderd flowpatroon met het dopplersignaal over de mitralisklep met tekenen van instroom vanuit de pulmonalisvene in het linkeratrium. Binnen de cardiologie staat nog ter discussie welke parameters het beste gehanteerd kunnen worden.[8,26]

CASUS 4.1

Vrouw met acute kortademigheid door diastolisch hartfalen

Een patiënte van 75 jaar wordt met spoed via de eerste harthulp opgenomen omdat zij sinds twee dagen snel kortademig is geworden; vannacht werd het heviger en nu zit zij rechtop in bed naar adem te happen. Zij moet ook hoesten en geeft gelig sputum op. Geen klachten van pijn op de borst gehad, wel koorts de laatste dagen. Zij rookt al jaren niet meer, familieanamnese onbekend. De afgelopen jaren was de conditie matig en zat ze veel thuis. De buurvrouw nam vaak de boodschappen mee.

Voorgeschiedenis. Obesitas, sinds 3 jaar bekend met diabetes mellitus en hypertensie.
Medicatie bij opname. Irbesartan/hydrochlorothiazide 300/25 mg, amlodipine 5 mg, lisinopril 5 mg, metoprolol succ. retard 2dd 50 mg, simvastatine 40 mg, metformine 3dd 850 mg, glimepiride 4 mg.
Onderzoek. Ernstige obesitas, 130 kg, lengte 1,64 m. BMI 48. Temp 37,9 °C. Dyspnoïsche en tachypnoïsche patiënte, rechtop zittend in bed. Pols 90/min, regulair, RR 190/100 mmHg. Saturatie met 5 liter zuurstof 98% (was eerder thuis 66%). CVD niet te beoordelen, auscultatie lastig, souffles niet goed te beoordelen, over de longen een fors expiratoir piepen. Geen duidelijk perifeer oedeem.
ECG. Sinusritme 79/min, intermediaire as, geen ST-T-deviatie.
X-thorax. Forse corfiguur met een redistrubutiebeeld. Geen infiltraten of pleuravocht.
Lab. Hb 8,0 mmol/l, leuko 13,3/l, natrium 134 mmol/l, kalium 3,7 mmol/l, ureum 5,7 mmol/l, creat 50 μmol/l, glucose 16,0 mmol/l, lipiden normaal, NT-proBNP 1120 pg/ml (verhoogd), LDH 216 U/l, CPK 184 U/l, HS-troponine 0,043 (positief). D-dimeer normaal.
Echocardiogram. Slecht opneembaar, niet gedilateerde sterk hypertrofische LV met een diastolische disfunctie. Aan hartkleppen geen duidelijke afwijkingen te zien, geen MI.
Bespreking. Patiënte met ernstige obesitas, hypertensie en diabetes mellitus wordt met spoed opgenomen met acuut diastolisch hartfalen bij een uitgesproken hypertrofische LV en een gesuperponeerde bovensteluchtweginfectie. Een ACS en longembolie konden worden uitgesloten. Zij werd behandeld met diuretica intraveneus en een antibioticakuur. Tijdens opname ontstaat passagère atriumfibrilleren, waarvoor de bètablokker wordt opgehoogd en (tijdelijk) digoxine en acenocoumarol worden gestart. De verdere mobilisatie was moeizaam door de obesitas en slechte conditie.

TABEL 4.1 – AANDACHTSPUNTEN BIJ HARTFALEN BIJ VROUWEN

etiologie	
	• hypertensie, obesitas, diabetes, aortastenose (overwegend diastolisch hartfalen)
	• ischemische hartziekten, mitralisklepinsufficiëntie (systolisch hartfalen)
	• (subklinisch) na chemo/adjuvans mammacarcinoom (systolisch hartfalen)
	• hypothyreoïdie (systolisch hartfalen)
	• peripartum cardiomyopathie (systolisch hartfalen)
diagnostiek	
	diastolisch hartfalen
	• kortademigheid bij inspanning
	• (licht) verhoogde waarden NT-proBNP
	• LVH op ECG, vergroot LA en abnormale flow parameters over M-klep (echo)
	systolisch hartfalen
	• kortademigheid in rust/inspanning
	• orthopneu, crepitaties, oedemen, verhoogde CVD, vergrote lever, ascites
	• duidelijk verhoogde waarden NT-proBNP
	• overvulling op X-thorax
	• verminderde LV-functie (echo), verlaagde ejectiefractie (scan)
behandeling	
	• leefstijl (gewichtsreductie, zoutbeperking, onderhouden conditie)
	• goede behandeling hypertensie en diabetes
	• begeleiding/motivatie therapietrouw
	• medicatieadvies, zie NHG-richtlijnen hartfalen[22]
	• ontstollen bij hartfalen met ejectiefractie < 30%
	• ontstollen bij diastolisch hartfalen met paroxismaal AF

4.4 MEDICAMENTEUZE BEHANDELING

Omdat hartfalen meerdere oorzaken kent, moet de oorzaak eerst worden vastgesteld. Hypertensie en diabetes zijn de belangrijkste oorzaken van diastolisch hartfalen bij vrouwen en deze risicofactoren moeten allereerst goed behandeld worden (zie casus 4.2). Het meeste onderzoek bij de behandeling van hartfalen is gedaan bij systolisch hartfalen; daarom is het nog onvoldoende duidelijk of er belangrijke verschillen zijn in therapie in vergelijking met diastolisch hartfalen. De hoeksteen van medicamenteuze therapie bij beide vormen van hartfalen zijn bètablokkers, ACE-remmers of angiotensine-II-antagonisten en diuretica.[22] Diuretica zijn bij systolisch hartfalen in een eerdere fase belangrijk dan bij diastolisch hartfalen. Hoewel vrouwen in het verleden minder vaak evidence-based medicatie kregen voorgeschreven bij hartfalen is er de

CASUS 4.2

Patiënte met chronisch diastolisch hartfalen

Mevrouw Jansen is 79 jaar en is 5 jaar geleden al eens op de poli geweest. Zij had toen hypertensie met op de echo tekenen van LVH en geen aanwijzingen voor ischemie op een nucleaire scan. Zij werd voor verdere begeleiding van de bloeddruk terugverwezen naar de eerste lijn, met als medicatie: irbesartan 1dd 300 mg, metoprolol succ. retard 1dd 50 mg (later 100 mg), hydrochloorthiazide 1dd 25 mg. Zij komt nu via de huisarts terug op het spreekuur omdat zij de laatste maanden bij de minste of geringste inspanning kortademig is. Het is er de afgelopen jaren geleidelijk ingeslopen. Traplopen gaat niet meer en ze is vooral ontzettend moe bij alles wat ze doet. 's Nachts soms hoesten, maar geen gevoel van benauwdheid. Ze kan niet zeggen dat ze vocht vasthoudt, geen dikke enkels of opgezette buik. De klachten frustreren haar, want ze zou veel meer willen doen dan ze nu feitelijk kan. De medicijnen voor de hoge bloeddruk zijn al een paar maal aangepast omdat de systolische bloeddruk vaak tegen de 200 mmHg aan zit.

Voorgeschiedenis. Bekend met een hernia diaphragmatica. In de familie komt veel hypertensie voor. Nooit gerookt.

Onderzoek. Lichte dyspnoe bij uitkleden, gewicht 75 kg, lengte 1,67 m, tensie 210/105 mmHg bdz, pols 72/min regulair equaal, centraal-veneuze druk niet verhoogd. Carotiden normale upstroke, geen souffles. Over het hart een luide tweede toon, zachte systolische souffle aan de apex. Over de longen normaal ademgeruis. Aan de extremiteiten intacte pulsaties, geen oedemen.

ECG. Sinusritme 65/min, hor. as en normale geleiding, trage R-progressie rechts precordiaal, repolarisatie nog binnen de norm.

Lab. Hb 7,4 mmol/l, elektrolyten normaal, ureum 8,4 mmol/l, creat 112 µmol/l, lipiden binnen de norm. NT-proBNP 330 pg/ml (verhoogd).

Echocardiogram. Sterk hypertrofische LV met een globaal verminderd contractiepatroon. Ten opzichte van 2006 lijkt de contractiliteit iets minder geworden te zijn (ejectiefractie was > 55%, nu 45%) en er is nu ook een graad 1-2/4 mitralisinsufficiëntie aanwezig.

Bespreking. Patiënte heeft een lang bestaande ernstige hypertensie waarbij reeds eerder een ernstige LVH met diastolische disfunctie is vastgesteld. Zij heeft nu progressieve klachten van dyspnée d'effort, bij een geleidelijke lichte afname van de LV-contractiliteit en een secundaire mitralisinsufficiëntie. De medicatie wordt aangepast, HCT wordt omgezet in furosemide 40 mg en irbesartan wordt omgezet in perindopril/indapamide in opklimmende dosering naar 10/2,5 mg. Zij continueert metoprolol succ. retard 100 mg. Een paar maanden later gaat het wat beter en is de bloeddruk gezakt naar 150/90 mmHg. Patiënte houdt beperkingen bij inspanning en moet daarmee rekening blijven houden.

afgelopen jaren een duidelijke verbetering te bespeuren.[27,28] In een enkele studie is gesuggereerd dat vrouwen met een asymptomatisch licht verminderde LV-functie weinig baat hebben van ACE-remmers.[29] Uit grotere trials is bekend dat vrouwen vaker bijwerkingen hebben van een prikkelhoest bij gebruik van ACE-remmers dan mannen.[6,30] Instructies over het gebruik van medicatie worden bij vrouwen minder vaak gegeven, maar zij hebben er waarschijnlijk wel meer baat bij. Opvallend is dat vrouwelijke artsen zich beter lijken te houden aan de medicatievoorschriften bij de behandeling van hartfalen dan hun mannelijke collega's.[31] Er zijn enkele studies gedaan waarin seksespecifieke verschillen in reactie op (medicamenteuze) therapie bij hartfalen zijn aangetoond. Zo werd in de DIG-trial vastgesteld dat het gebruik van digoxine bij vrouwen met systolisch hartfalen de mortaliteit vergroot ten opzichte van placebo, terwijl het bij mannen met systolisch hartfalen juist wel een betere overleving geeft.[32] Digoxine is niet geïndiceerd bij diastolisch hartfalen en wordt in de praktijk alleen nog gebruikt bij systolisch hartfalen met persisterend atriumfibrilleren als met bètablokkers een onvoldoende vertraging van de hartfrequentie wordt bereikt. Een veelbelovende maar nog premature ontwikkeling bij de behandeling van PPCM is het profylactisch geven van bromocryptine.[33]

4.5 BEHANDELING MET BIVENTRICULAIR PACEN/ICD

Er bestaat geen eenduidig bewijs dat er genderverschillen zijn wat betreft succes van resynchronisatietherapie ('biventriculair pacen'). In sommige studies kon geen verschil in klinische respons worden aangetoond, in andere was de bevinding dat vrouwen een betere ejectiefractie en daling van eindsystolisch volume kregen dan mannen, met minder hospitalisaties voor hartfalen en een lagere mortaliteit.[34,35] Hoewel het huidige doel van biventriculaire pacingtherapie voornamelijk gericht is op het verminderen van systolische dissynchronie, komt diastolische dissynchronie vaker voor. De standaard medicamenteuze en device-based therapieën lijken ook de diastolische dissynchronie te verminderen, maar dit is nog onvoldoende onderzocht. Vrouwen krijgen minder vaak een biventriculaire pacemaker geïmplanteerd en hebben meer procedure gerelateerde complicaties zoals bloedingen (zie ook hoofdstuk 5).[34]

4.6 GENDERVERSCHILLEN IN PROGNOSE

De mortaliteit bij hartfalen is in vrijwel alle studies hoger bij mannen dan bij vrouwen. Dit komt vooral omdat mannen vaker systolisch hartfalen hebben en dit een slechtere prognose heeft dan diastolisch hartfalen.[36,37] Het optreden van atriumfibrilleren en complicaties, zoals perifere emboliën komen ook meer voor bij patiënten met systolisch hartfalen. Lang bestaand diastolisch hartfalen leidt op termijn eveneens tot systolisch hartfalen, omdat de verdikte hartspier gaat dilateren.[38] Dit luidt meestal een preterminaal stadium van hartfalen in en heeft een slechte prognose.

> **KERNPUNTEN**
> - Vrouwen hebben vaker diastolisch hartfalen, mannen vaker systolisch hartfalen.
> - De belangrijkste oorzaken van hartfalen bij vrouwen zijn hypertensie en diabetes.
> - Diastolisch hartfalen geeft minder klinische tekenen van decompensatio cordis dan systolisch hartfalen.
> - Een (subklinische) vermindering van de LV-ejectiefractie komt voor bij 10-50% van de vrouwen na chemotherapie voor mammacarcinoom.

Referenties
1 Mosterd A, Hoes AW. Clinical epidemiology of heart failure. *Heart* 2007; 93: 1137-46.
2 Task Force for Diagnosis and Treatment of Acute and Chronic Heart Failure 2008 of European Society of Cardiology. ESC Guidelines for the diagnosis and treatment of acute and chronic heart failure 2008. *Eur Heart J* 2008: 29; 2388-42.
3 Roger VL, Weston SA, Redfield MM, Hellermann-Homan JP, Killian J, Yawn BP, et al. Trends in heart failure incidence and survival in a community-based population. *JAMA* 2004; 292: 344-50.
4 Stramba-Badiale M. Women and research on cardiovascular diseases in Europe: a report from the European Heart Health Strategy (EuroHeart) project. *Eur Heart J* 2010; 31: 1677-81.
5 Hsich EM, Pina IL. Heart failure in women: a need for prospective data. *J Am Coll Cardiol* 2009; 54: 491-98.
6 Oertelt-Prigione S, Regitz-Zagrosek V. Gender Aspects in cardiovascular pharmacology. *J Cardiovasc Trans Res* 2009; 2: 258-66.
7 Regitz-Zagrosek V, Brokat S, Tschope C. Role of gender in heart failure with normal left ventricular ejection fraction. *Prog Cardiovasc Dis* 2007; 49: 241-51.
8 Borlaug BA, Paulus WJ. Heart failure with preserved ejection fraction: pathophysiology, diagnosis, and treatment. *Eur Heart J* 2011; 32; 670-79.
9 Horwich TB, Fonarow GC. Glucose, obesity, metabolic syndrome and diabetes. Relevance to incidence of heart failure. *J Am Coll Cardiol* 2010; 55: 283-93.
10 Hunt SA, Abraham WT, Feldman AM, Ganiats TG, Mancini DM, Rahko PS, Warner Stevenson L. 2009 Focused update incorporated into the ACC/AHA 2005 Guidelines for the diagnosis and management of heart failure in adults. *Circulation* 2009; 119: e391-e479. http://www.ncbi.nlm.nih.gov/pubmed/19324966.
11 Piro M, Della Bona R, Abbate A, Biasucci LM, Crea F. Sex-related differences in myocardial remodelling. *J Am Coll Cardiol* 2010; 55: 1057-65.
12 Regitz-Zagrosek V, Oertelt-Prigione S, Seeland U, Hetzer R. Sex and gender differences in myocardial hypertrophy and heart failure. *Circ J* 2010; 74: 1265-71.
13 Konhilas JP, Leinwand LA. The effects of biological sex and diet on the development of heart failure. *Circulation* 2007; 116: 2747-59.

14. Okin PM, Gerdts E, Kjeldsen SE, Julius S, Edelman JM, Dahlöf B, et al. Gender differences in regression of electrocardiographic left ventricular hypertrophy during antihypertensive therapy. *Hypertension* 2008; 52: 100-06.
15. Maas AH, Honkoop AH. Cardiale schade na behandeling voor mammacarcinoom. *Hartbulletin* 2008; 39(2): 41.
16. Jones LW, Haykowsky MJ, Swartz JJ, Douglas PS, Mackey JR. Early breast cancer therapy and cardiovascular injury. *J Am Coll Cardiol* 2007; 50: 1435-41.
17. Takemura G, Fujiwara H. Doxorubicin-induced cardiomyopathy. From the cardiotoxic mechanisms to management. *Progr Cardiovasc Dis* 2007; 49: 330-52.
18. Ntusi NB, Mayosi BM. Aetiology and risk factors of peripartum cardiomyopathy: a systematic review. *Int J Cardiol* 2009; 131: 168-79.
19. Spaendonck-Zwarts KY van, Tintelen JP van, Veldhuisen DJ van, Werf R van der, Jongbloed JD, Paulus WJ, et al. Peripartum cardiomyopathy as a part of familial dilated cardiomyopathy. *Circulation* 2010; 121: 2169-75.
20. Gerdes AM, Iervasi G. Thyroid replacement therapy and heart failure. *Circulation* 2010; 122: 385-93.
21. Dörr M, Ittermann T, Aumann N, Obst A, Reffelmann T, Nauck M, Wallaschofski H, Felix SB, Völzke H. Subclinical hyperthyroidism is not associated with progression of cardiac mass and development of left ventricular hypertrophy in middle-aged and older subjects. Results from a five-year follow- up. *Clin Endocrinol* 2010; 73: 821-26.
22. Hoes AW, Voors AA, Rutten FH, van Lieshout J, Janssen PGH, Walma EP. NHG-standaard Hartfalen (tweede herziening). *Huisarts Wet* 2010; 53: 368-89.
23. Parissis JT, Ikonomidis I, Rafouli-Stergiou P, Mebazaa A, Delgado J, Farmakis D, et al. Clinical characteristics and predictors of in-hospital mortality in acute heart failure with preserved left ventricular ejection fraction. *Am J Cardiol* 2011; 107: 79-84.
24. Rijsingen IAW van, Pinto YM, Kok WEM. Onduidelijkheden in de diagnostiek van hartfalen. *Ned Tijdschr Geneeskd* 2011; 155: 424-5.
25. Voors AA, Walma EP, Twickler TB, Rutten FH, Hoes AW. Multidisciplinaire richtlijn 'Hartfalen 2010'. *Ned Tijdschr Geneeskd* 2011; 155: A2957.
26. Lam CS. Heart failure with preserved ejection fraction: invasive solution to diagnostic confusion? *J Am Coll Cardiol* 2010; 55: 1711-12.
27. Nieminen MS, Harjola VP, Hochadel M, Drexler H, Komadja M, Brutsaert D, et al. Gender-related differences in patients presenting with acute heart failure. Results from Euro Heart Failure Survey II. *Eur J Heart Fail* 2008; 10: 140-48.
28. Fonarow GC, Abraham WT, Albert NM, Gattis Stough W, Gheorghiade M, Greenberg BH, et al. Age- and gender-related differences in quality of care and outcomes of patients hospitalized with heart failure (from OPTIMIZE-HF). *Am J Cardiol* 2009; 104: 107-25.
29. Shekelle PG, Rich MW, Morton SC, et al. Efficacy of angiotensin-converting enzyme inhibitors and beta-blockers in the management of left ventricular systolic dysfunction according to race, gender, and diabetic status: a meta-analysis of major clinical trials. *J Am Coll Cardiol* 2003; 41: 1529-38.
30. Kostis JB, Shelton B, Gosselin G, Goulet C, Hood WB Jr, Kohn RM, et al. for the SOLVD Investigators. Adverse effects of enalapril in the Studies of Left Ventricular Dysfunction (SOLVD). *Am Heart J* 1996; 131: 350-55.
31. Baumhäkel M, Müller U, Böhm M. Influence of gender of physicians and patients on guideline-recommended treatment of chronic heart failure in a cross-sectional study. *Eur J Heart Fail* 2009; 11: 299-303.
32. Rathore SS, Wang Y, Krumholz HM. Sex-based differences in the effect of digoxin for the treatment of heart failure. *N Engl J Med* 2002; 347: 1403-11.

33 Yamac H, Bultman I, Sliwa K, Hilfiker-Kleiner D. Prolactin: a new therapeutic target in peripartum cardiomyopathy. Heart 2010; 96: 1352-57.
34 Moss AJ, Hall WJ, Cannom DS, Klein H, Brown MW, Daubert JP, et al. MADIT-CRT Trial Investigators. Cardiac-resynchronization therapy for the prevention of heart-failure events. N Engl J Med 2009; 361: 1329-38.
35 Arshad A, Moss AJ, Foster E, Padeletti L, Barsheshet A, Goldenberg I, et al. Cardiac resynchronisation therapy is more effective in women than in men. J Am Coll Cardiol 2011; 57: 813-20.
36 Parashar S, Katz R, Smith NL, Arnold AM, Vaccarino V, Wenger NK, Gottdiener JS. Race, gender and mortality in adults ≥ 65 years of age with incident heart failure (from the Cardiovascular Health Study). Am J Cardiol 2009; 103: 1120-27.
37 Vaartjes I, Hoes AW, Reitsma JB, Grobbee DE, Mosterd A, Bots ML. Age- and gender-specific risk of death after first hospitalization for heart failure. BMC Public Health 2010; 10: 637.
38 Drazner MH. The progression of hypertensive heart disease. Circulation 2011; 123: 327-34.

HOOFDSTUK 5

GENDERSPECIFIEKE ASPECTEN VAN HARTRITMESTOORNISSEN

LIEVE VAN CASTEREN, ARIF ELVAN, AMBER OTTEN EN BERNADETTE VAN CASTEREN

5.1 INLEIDING

Wereldwijd is er een toenemende aandacht voor hartritmestoornissen, enerzijds omdat de bevolking ouder wordt, anderzijds omdat klachten vaker gemeld worden en er duidelijke verbeteringen zijn in de behandeling daarvan. Door een effectievere behandeling van het acuut coronair syndroom (ACS) is de prevalentie van ventriculaire ritmestoornissen veel lager geworden, maar omdat patiënten uiteindelijk vaak hartfalen krijgen en langer leven komen daar weer andere ritmeproblemen voor terug.

Er zijn duidelijke verschillen in hartritmestoornissen tussen de beide seksen: dit geldt zowel voor de epidemiologie, de pathofysiologie, de klinische presentatie en de diagnostiek als voor de therapeutische mogelijkheden met bijwerkingen/complicaties. In de meeste studies van waaruit de richtlijnen voor de behandeling van hartritmestoornissen ontwikkeld zijn, waren vrouwen sterk ondervertegenwoordigd. Daarom zijn de thans vigerende richtlijnen minder evidence-based bij vrouwen dan bij mannen.

5.2 GENDERVERSCHILLEN IN BASIS-ELEKTROFYSIOLOGIE EN ECG

Vrouwen hebben een hogere hartfrequentie in rust dan mannen. De CARDIA-studie wees uit dat vrouwen (n = 5116) een gemiddelde hogere hartslag van 3 tot 5 slagen per minuut hebben ten opzichte van mannen.[1] Bij blokkade van het autonome zenuwstelsel met propranolol en atropine hebben zij ook een hoger intrinsiek hartritme. Bovendien is de hersteltijd van de sinusknoop korter bij vrouwen dan bij mannen.[2] Bij premenopauzale vrouwen is tijdens de luteale fase van de menstruele cyclus de hartslag hoger dan in de folliculaire fase.[3]

In figuur 5.1 staat het geleidingssysteem van het hart schematisch weergegeven. Vrouwen hebben een langere duur van de P-top en PR-tijd, terwijl het QRS-complex smaller is met lagere voltages, ook na correctie voor hartmassa en lichaamsgewicht. Aspecifieke repolarisatiestoornissen op het ECG komen meer bij vrouwen voor dan

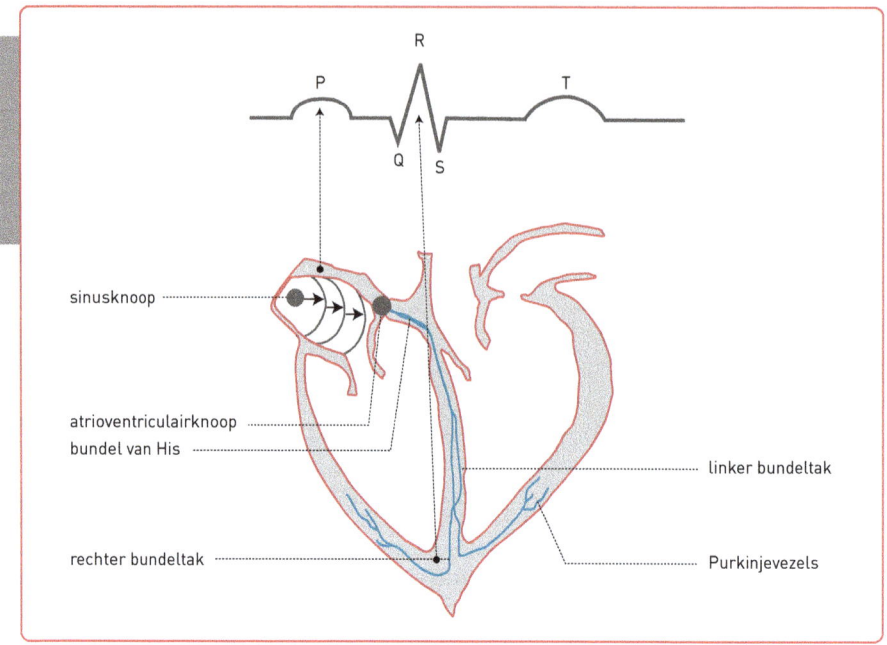

Impulsvorming en impulsvoortgeleiding in het hart in relatie tot oppervlakte-elektrocardiogram.

bij mannen. In de Women's Health Initiative study werd bij postmenopauzale vrouwen (n = 38.283) vastgesteld dat deze repolarisatiestoornissen geassocieerd zijn met een verhoogd cardiovasculair risico op termijn.[4] Het gemiddelde QT-interval bij vrouwen is ongeveer 10 tot 20 ms langer dan bij mannen. Tijdens de kindertijd is er geen verschil tussen jongens en meisjes. De gecorrigeerde QT-tijd (QTc) wordt korter tijdens de puberteit bij jongens en blijft kort tot ongeveer het vijfde decennium waarin de androgeenspiegels het hoogst zijn. Boven de leeftijd van 50 jaar verdwijnen de interseksuele QTc-verschillen grotendeels. Men veronderstelt daarom dat de mannelijke hormonen verantwoordelijk zijn voor het verkorten van de QTc-tijd.[5] Anderzijds is ook de invloed van vrouwelijke hormonen op kalium- en calciumkanalen belangrijk. Experimenteel onderzoek op geïsoleerde ventriculaire myocardcellen laat een sekseverschil zien in kalium- en calciumkanalen die resulteren in een lichte verlenging van de QT-tijd. Daarnaast hebben vrouwelijke myocardcellen een hogere transmurale elektrische heterogeniciteit. Beide factoren kunnen leiden tot een verhoogde predispositie voor vroege nadepolarisaties, die verantwoordelijk zijn voor de hogere prevalentie van Torsades de Pointes ventriculaire tachycardieën bij vrouwen.[6] De autonome tonus en variatie in de menstruele cyclus lijken hierin geen rol te spelen.[7] Volgens de richtlijnen van de American Heart Association is de bovengrens van de gecorrigeerde QT-tijd bij mannen 450 msec en bij vrouwen 460 msec.[8]

5.3 INVLOED VAN GENDER OP SUPRAVENTRICULAIRE TACHYCARDIEËN

Atrioventriculaire nodale re-entrytachycardieën (AVNRT) komen anderhalf tot tweemaal vaker voor bij vrouwen dan bij mannen. De onderliggende mechanismen zijn nog niet volledig begrepen, mede omdat de aanwezigheid van twee bundels in de AV-knoop – d.w.z. een traag geleidende en een snel geleidende bundel – evenveel voorkomt bij beide geslachten. Een kortere refractaire periode van de traag geleidende bundel van de AV-knoop bij vrouwen kan een uitlokkende factor zijn voor AVNRT.[2] Dat hormonale veranderingen eveneens belangrijk zijn, blijkt uit het vooral voorkomen van de ritmestoornis rond het tweede en derde decennium en rond de menopauze. Ook de menstruele cyclus beïnvloedt het optreden van deze aritmie. Tijdens de luteale fase van de menstruele cyclus, waarbij de progesteronspiegels verhoogd zijn, worden meer symptomatische episoden van AVNRT geregistreerd dan tijdens de folliculaire fase. Dit kan verklaard worden door een verschil in lichaamstemperatuur, door de verhoogde sympatische activiteit die optreedt tijdens de luteale fase, of door het rechtstreekse effect van progesteron op de geleiding in de AV-knoop.[9] Bij jonge vrouwen is daarom het tijdstip waarop een diagnostisch elektrofysiologisch onderzoek wordt uitgevoerd van belang. Ook tijdens de zwangerschap en tijdens de postpartumperiode is een verhoogde incidentie van supraventriculaire tachycardie (SVT) en voornamelijk AVNRT beschreven.[10] Het relatieve risico op een SVT tijdens de zwangerschap is vijfmaal zo groot en dit wordt niet beïnvloed door het stadium van de zwangerschap. Het blijft onduidelijk of dit gemedieerd wordt door een invloed van de autonome tonus, via hormonale effecten, via hemodynamische veranderingen of een combinatie daarvan. Er zijn geen genderverschillen gerapporteerd in het succespercentage of de complicatieratio van radiofrequentie (RF)-ablatie van deze tachycardie.[11] Vrouwen worden gemiddeld 5 jaar later verwezen voor RF-ablatie dan mannen en hebben vaak al meer antiaritmica gebruikt. Het frequent voorkomen van de ritmestoornis tijdens de vruchtbare levensfase en een eventuele 'kinderwens' zou een verklaring kunnen zijn voor de latere verwijzing. Hoewel vrouwen meer symptomatisch zijn bij supraventriculaire ritmestoornissen dan mannen, worden hun klachten vaker geduid als een 'paniekstoornis' of 'hyperventilatie', zie casus 5.1. Daardoor wordt de diagnose soms laat gesteld en worden zij eerder conservatief behandeld dan mannen.[12]

5.4 ATRIOVENTRICULAIRE RE-ENTRY TACHYCARDIE DOOR EEN ABNORMALE AV-VERBINDING

Atrioventriculaire re-entry tachycardieën (AVRT) die gebruik maken van een abnormale accessoire AV-verbinding lijken minder vaak voor te komen bij vrouwen dan bij mannen. Dit betreft zowel de 'overte' pre-ëxcitatie met een deltagolf op het ECG als de

CASUS 5.1

Miskende AV-nodale re-entry-tachycardie

U bent arts-assistent cardiologie en u hebt dienst op de eerste harthulp. Er komt een 28-jarige vrouw die, behalve hyperventileren sinds ongeveer 10 jaar, een blanco voorgeschiedenis heeft. Bij een 'hyperventilatieaanval' wordt zij angstig, gaat zij snel ademen en heeft zij last van een gevoel van 'flubberen' in de borstkas. Er is hiervoor al driemaal een ECG gemaakt, die telkens een sinusritme van rond de 60 slagen per minuut liet zien. Zij komt nu omdat zij al 30 minuten last heeft van het 'flubberen' in haar borstkas. De aanval is plotseling begonnen toen zij televisie aan het kijken was. Ze vertelt dat ze dit al acht jaar elke maand wel een keer heeft. De aanvallen duurden tot vandaag meestal korter dan 10 minuten. Zij heeft gemerkt dat ze soms de aanval zelf kan beëindigen door voorover te bukken, maar deze keer heeft dat niet geholpen. Zij voelt zich duizelig en heeft een lichte, stekende pijn op de borst. Zij is bij een aanval nooit flauwgevallen. Zij is niet ziek geweest de afgelopen tijd en slaapt 's nachts op één kussen. Zij is sportief en heeft een goed inspanningsvermogen.

Lichamelijk onderzoek. Bij lichamelijk onderzoek ziet u een angstige, licht dyspnoïsche vrouw met een ademhalingsfrequentie van 24 per minuut. De tensie is 105/65 mmHg beiderzijds met een regulaire pols van 170 per minuut. De lichaamstemperatuur is 37,1°C. U hoort normale tonen, zonder souffles aan het hart en vesiculair ademgeruis beiderzijds zonder bijgeluiden over de longen. Verder valt u op dat er in de hals expansieve pulsaties zichtbaar zijn (het z.g. kikkerfenomeen).
ECG. U besluit een ECG te maken (figuur 5.2). U ziet een smalcomplex-tachycardie van 170 slagen per minuut, met direct aan het einde van het QRS-complex tekenen van atriale activiteit. Dit past het meeste bij een typische AV-nodale re-entry tachycardie (AVNRT).
Echocardiogram. U laat een echocardiografie verrichten om structurele hartaandoeningen die ten grondslag liggen aan deze tachycardie uit te zoeken. Deze laat echter geen afwijkingen zien.
Beleid. Een AV-nodale re-entry tachycardie is de meest voorkomende regulaire ectopische supraventriculaire tachycardie, die vooral bij jonge mensen met een gezond hart voorkomt. Na toediening van intraveneus adenosine ontstaat een sinusritme van 60 per minuut. Daarmee verdwijnen ook de klachten van patiënte.
Beloop. U geeft haar 120 mg verapamil slow release als onderhoudsdosis. Zij stopt hier echter mee wegens hoofdpijnklachten. Daarna houdt zij regelmatig terugkerende palpitatieklachten en word er besloten tot een permanente oplossing met een katheterablatie. Hierna is patiënte volledig klachtenvrij en wordt zij uit poliklinische controle ontslagen.

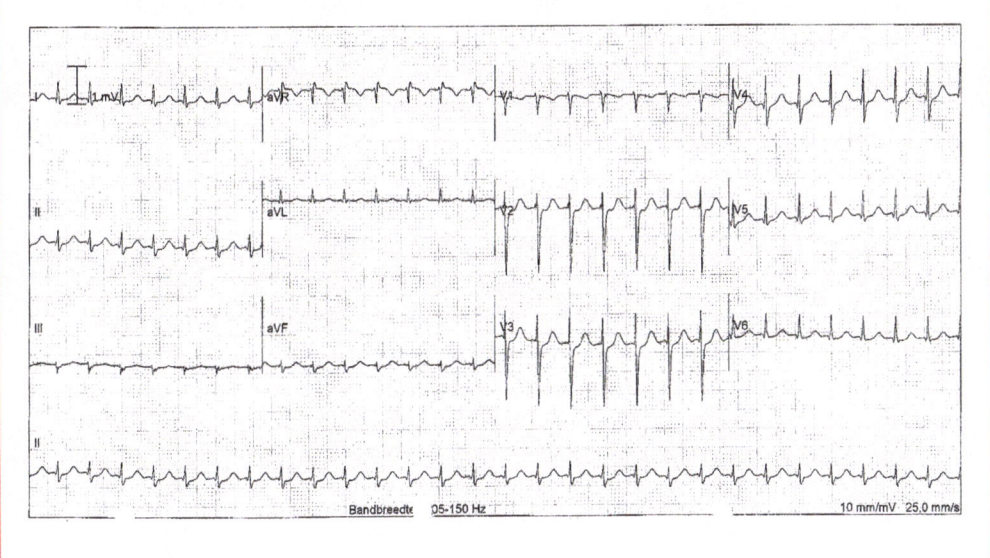

ECG van de 28-jarige vrouw met een gevoel van 'flubberen'.

'verborgen' pre-ëxcitatie zonder een deltagolf, waarbij alleen retrograde geleiding mogelijk is van ventrikel naar atrium. De oorzaak hiervan is onduidelijk, want de congenitale anomalie (extra anatomische structuur) op zich lijkt evenredig verdeeld tussen beide seksen.[13] Verschillen in AV-geleidingseigenschappen en elektrofysiologie van de accessoire bundel kunnen een verklaring zijn voor de verhoogde frequentie van de cirkeltachycardie of van een pre-ëxcitatie bij mannen. Mannen met het Wolff-Parkinson-White (WPW)-syndroom hebben bovendien een hoger risico op het ontwikkelen van atriumfibrilleren, dat via de aberrante bundel kan worden doorgeleid naar de ventrikel, waardoor ventrikelfibrilleren kan ontstaan.[14] Er lijken dus genderverschillen te zijn in trigger en modulatie, maar niet in substraat bij het ontstaan van dit soort ritmestoornissen. Het succes van RF-ablatie van de accessoire bundel is even veilig en doeltreffend bij beide seksen.[11]

5.5 ATRIALE TACHYCARDIE EN INAPPROPRIATE SINUSTACHYCARDIE

Focale atriale tachycardieën gebaseerd op automaticiteit hebben een hogere incidentie bij postmenopauzale vrouwen.[12] Supraventriculaire tachycardieën daarentegen, gebaseerd op structureel hartlijden, zoals een macro re-entry tachycardie of atriale flutter, treden meer frequent op bij mannen. Een mogelijke verklaring hiervoor is het vaker voorkomen van onderliggend structureel hartlijden bij mannelijke patiënten. Bij een 'inappropriate' sinustachycardie is er sprake van een pathologische verhoging van de automaticiteit van de sinusknoop en dit komt bijna alleen voor bij vrouwen, voornamelijk op middelbare leeftijd.[12,15]

5.6 GENDERVERSCHILLEN IN ATRIUMFIBRILLEREN

Atriumfibrilleren (AF) is wereldwijd de meest voorkomende ritmestoornis. In tabel 5.1 worden de verschillende classificaties van AF weergegeven. Vaak ontstaat AF als gevolg van een (behandelbare) onderliggende (hart)ziekte, met als meest voorkomende oorzaken: hypertensie, hartkleplijden, hogere leeftijd (fibrose myocard), coronarialijden, (diastolisch) hartfalen (vrouwen!), koorts/infectie, hyperthyreoïdie, overmatig alcoholgebruik, longembolie en pericarditis. Bij een minderheid van de patiënten met AF wordt geen onderliggende oorzaak aangetoond, en dan noemt men het 'lone' AF. Bij sommige patiënten speelt het autonome zenuwstelsel een rol in het ontstaan van (paroxismaal) AF. Bij 'vagaal' AF is er sprake van een verhoogde vagustonus die kan leiden tot de ritmestoornis. Het AF ontstaat na inspanning, na een zware maaltijd of bijvoorbeeld 's nachts. Sympathisch (c.q. adrenerg) gedreven AF daarentegen komt minder vaak voor en is meer geassocieerd met onderliggend coronarialijden.

TABEL 5.1 – CLASSIFICATIE VAN AF NAAR TIJDSPATROON

type	duur en karakter
eerste detectie	vaak < 48 uur; frequent nog steeds aanwezig bij diagnosestelling
paroxismaal	episoden van AF typisch < 24-48 uur (tot 7 dagen)
	intermitterend sinusritme
	spontane conversie naar sinusritme
persisterend	continu AF > 24-48 uur durend
	niet spontaan terminerend
	(elektrisch) cardioverteerbaar
permanent	continu AF > 24-48 uur durend
	niet spontaan terminerend
	niet (meer) cardioverteerbaar of conversie ongewenst

De 3P-indeling van Sopher en Camm geeft een indeling van AF naar tijdspatroon. Er wordt een onderscheid gemaakt naar paroxismaal, persisterend en permanent AF. De classificatie van AF is van belang voor de behandeling.

Een van de belangrijkste ontstaansmechanismen van AF is lokale abnormale elektrische activiteit (spontane foci) vanuit de distale longvenen die uitmonden in het linkeratrium, en dit is dan ook een belangrijk aangrijpingspunt voor de behandeling met katheterablatie. Verschillende studies hebben aangetoond dat er tijdens AF sprake is van meerdere golffronten van 're-entry' in de atria. Deze snelle 'continue' atriumactivatie leidt tot een snelle en onregelmatige ventrikelrespons, mits de elektrische geleiding van atrium naar ventrikel (de AV-knoop) intact is. Uit de Framingham-studie komt naar voren dat mannen een anderhalf maal zo hoog risico op het ontwikkelen van AF hebben als vrouwen.[16] Het absolute aantal vrouwelijke patiënten met AF is echter hoger gezien hun langere levensverwachting.[17] Als mogelijke verklaring voor deze sekseverschillen worden oestrogeen gemedieerde regulatie van calciumkanalen en de verhoogde autonome tonus bij vrouwen genoemd.[18] Ook verschillen in anatomie, zoals de grootte van het linkeratrium en intrinsieke elektrische eigenschappen worden als hypothese naar voren geschoven. Het lijkt erop dat vrouwen een stabieler elektrofysiologisch substraat hebben, dat minder gevoelig is voor triggers.[19]

In de Euro Heart Survey werden bij 5333 patiënten duidelijke genderverschillen gezien in de presentatie van AF: vrouwen zijn ouder, hebben een lagere kwaliteit van leven met meer comorbiditeit (zoals hypertensie en diabetes) en hebben meer last van de ritmestoornissen.[20] Zij hebben ook vaker langdurige episoden van AF en een hogere ventriculaire hartslag tijdens AF. Er zijn ook duidelijke verschillen in risicofactoren, waarbij vrouwen meer hypertensie en diabetes hebben met minder significante afwijkingen aan de coronairarteriën dan mannen.

De Framingham-studie toonde aan dat vrouwen (n = 5209) met AF een slechtere levensverwachting hebben (OR overlijden 1,9 bij vrouwen ten opzichte van 1,5 bij mannen).[21] Vrouwen hebben een hoger intrinsiek risico op trombo-embolische complicaties bij AF (ischemisch CVA), maar ook meer bloedingscomplicaties bij gebruik van anticoagulantia.[20] In de recent geïntroduceerde CHA2DS2-VASc-risicoscore (zie tabel 5.2), waarbij de Sc staat voor geslacht, wordt dit vertaald in een aanbeveling tot het gebruik van aspirine of vitamine K-antagonisten.[22] Bij nieuw ontdekt AF dient allereerst gestart te worden met antitrombotische therapie en behandeling van een te snelle hartfrequentie (frequentiecontrole). Vervolgens moet zorgvuldig gekeken worden naar de aanwezigheid van een, eventueel behandelbare, onderliggende oorzaak. Met antitrombotische therapie wordt gestart indien er (in de voorgeschiedenis) additionele risicofactoren zijn voor trombo-embolische complicaties. Afhankelijk van de eenvoudiger CHADS2-risicoscore (zie tabel 5.3) bestaat de antitrombotische behandeling bij een score van 2 of meer uit vitamine K-antagonisten. Bij een score van 0 of 1 dient een uitgebreidere score (CHA2DS2-VASc-score, zie tabel 5.2) gehanteerd te worden om te bepalen of er een voorkeur is voor behandeling met aspirine, vitamine K-antagonisten of geen antistolling. Uiteraard dient ook een verhoogd bloedingsrisico in de keuze meegewogen te worden. In de loop van 2011 komt als eerste alternatieve behandeling voor vitamine K-antagonisten de trombineremmer dabigatran op de

TABEL 5.2 – OVERZICHT VAN DE CHA2DS2-VASC-SCORE MET BIJBEHOREND ANTISTOLLINGSADVIES VOOR PATIËNTEN MET NON-VALVULAIR ATRIUMFIBRILLEREN

risicofactoren	score
C = hartfalen of linkerventrikel-ejectiefractie < 40%	1
H = hypertensie	1
A2 = leeftijd ≥ 75 jaar	2
D = diabetes mellitus	1
S2 = ischemisch cerebrovasculair accident of systemische embolus	2
V = vasculaire ziekte (myocardinfarct, perifeer vaatlijden, plaque in aorta)	1
A = leeftijd 65-74 jaar	1
Sc = vrouwelijk geslacht	1
maximumscore	9
antistollingsadvies	
vitamine K-antagonist* (of dabigatran)	≥ 2
vitamine K-antagonist* of aspirine (of dabigatran)	1
geen antistolling of aspirine	0

* INR tussen de 2,0 en 3,0.

TABEL 5.3 – CHADS2-SCORE

risicofactoren	aantal punten
C = hartfalen of linkerventrikel-ejectiefractie < 40%	1
H = hypertensie	1
A2 = leeftijd ≥ 75 jaar	2
D = diabetes	1
S2= ischemisch cerebrovasculair accident of systemische embolus	2
antistollingsadvies	
vitamine K-antagonist* (of dabigatran)	≥ 2

* INR tussen de 2,0 en 3,0.
NB. Bij CHADS2 ≤ 1 raadpleeg CHA2DS2-VASc-score (tabel 5.2).

markt. Hiermee worden minder intracraniële bloedingen gezien dan met vitamine K-antagonisten.[22-24]

Vrouwen blijken minder uitgebreid behandeld te worden met cardioversies en RF-ablatie voor AF dan mannen.[12] RF-ablatietherapie heeft bij vrouwen ook slechtere langetermijnresultaten.[22] Enerzijds wordt dit verklaard door de latere verwijzing, waardoor een hogere graad van structurele en elektrische remodeling aanwezig is voor de ablatieprocedure. Anderzijds kan ook een genderspecifiek verschil in pathofysiologie van AF een rol spelen, waarbij vrouwen meer atypische triggers hebben. Vrouwen ervaren ook meer procedure gerelateerde complicaties, zoals tamponade en vaatproblemen.[25] Desondanks is een vroegtijdige RF-ablatie bij vrouwen aan te bevelen omdat het een belangrijke impact heeft op de prognose. Bij medicamenteuze behandeling voor AF is er bovendien een verhoogd risico op een proaritmogeen effect van de anti aritmica, zoals QT-verlenging met torsade de pointes, maar ook op bradyaritmieën waarvoor een pacemakerimplantatie nodig is. Het behoud van sinusritme na elektrocardioversie is moeilijker te realiseren bij vrouwen dan bij mannen.

5.7 INVLOED VAN GENDER OP DIVERSE OORZAKEN VAN VENTRICULAIRE ARITMIEËN

Kamerritmestoornissen vanuit de uitstroombaan van de hartkamers, de zogenoemde *ventrikeloutflowtract-tachycardieën* treden voornamelijk op bij jonge sportieve patiënten in afwezigheid van structureel hartlijden. Algemeen neemt men aan dat de incidentie bij beide seksen gelijk is. Bij vrouwen lijken voornamelijk hormonale veranderingen een aanleiding te zijn voor het optreden van deze ritmestoornis, terwijl bij mannen vaak fysieke of emotionele stress als trigger dient. Bij patiënten met ischemisch hartlijden hebben mannen een 50% hoger risico op plotse hartdood, ook na correctie voor de leeftijd.

Het *Brugadasyndroom* is een aangeboren aandoening waarbij de elektrische activiteit van het hart verstoord is ten gevolgde van een mutatie in het gen dat codeert voor de natriumkanalen, wat kan leiden tot ventriculaire aritmieën. Het hart zelf vertoont een normale structuur, maar op het ECG is het syndroom aan een aantal criteria te herkennen. De prevalentie van het *Brugadasyndroom* varieert sterk tussen verschillende bevolkingsgroepen, maar het komt veel frequenter (9×) voor bij mannen dan bij vrouwen. Bovendien hebben mannen vaker last van ernstige symptomatologie in de vorm van syncope of plotse hartdood. Vanuit diermodellen vermoedt men dat de invloed van testosteron op de ionenkanalen hierbij een rol speelt.[27]

Het lang QT-syndroom is eveneens een aangeboren afwijking van de elektrische functie van het hart. Dit wordt veroorzaakt door een mutatie in de genen die coderen voor bepaalde kalium-, natrium- en calciumkanalen, wat aanleiding geeft tot verlenging van de QT-tijd en secundaire ventriculaire ritmestoornissen. Alle mensen die dit

CASUS 5.2

Patiënte met een verlengde QT-tijd

Op uw spreekuur komt een 53-jarige vrouw die bij u bekend is met artrose en depressies, waarvoor zij diclofenac, omeprazol en fluoxetine (Prozac) gebruikt. Verder heeft zij recidiverende urineweginfecties; u hebt haar hiervoor vorige week voor zeven dagen levofloxacine voorgeschreven, omdat zij de afgelopen keer bij nitrofurantoïne een allergische huidreactie kreeg. Zij komt nu bij u terug omdat zij de laatste week meerdere malen last heeft gehad van wegrakingen. Die heeft zij 5 keer gehad, zowel in rust als tijdens inspanning. Het duurde maar een paar seconden en zij kwam vervolgens snel weer bij. Zij heeft dit nog nooit eerder gehad en er komt geen syncope in de familie voor. Zij heeft geen trekkingen, tongbeet, urineverlies, dyspnoe, pijn op de borst of hartkloppingen gehad. Zij voelt de aanvallen niet aankomen. Verder heeft zij geen klachten meer van de urineweginfectie. Zij is erg angstig over de wegrakingen geworden en durft haar huis eigenlijk niet meer uit.

Lichamelijk onderzoek. Bij lichamelijk onderzoek ziet u een niet-zieke vrouw met een regulaire pols van 80 per minuut. Zij heeft een bloeddruk van 130/70 mmHg als zij ligt en 125/70 mmHg als zij staat. Haar lichaamstemperatuur is 36,9 °C. U hoort normale harttonen zonder hartgeruisen en vesiculair ademgeruis zonder bijgeluiden. U ziet geen oedeem.
Lab. Oriënterend laboratoriumonderzoek laat geen afwijkingen zien.

Uw differentiële diagnose bij een patiënt met sinds een week syncope:

Waarschijnlijk:
Elektrische hartziekten:
- lang QT-syndroom;
- Wolff-Parkinson-Whitesyndroom;
- sick-sinussyndroom;
- Brugadasyndroom.

---

syndroom hebben, moeten medicijnen vermijden die van invloed kunnen zijn op de QT-tijd (zie casus 5.2).[28] Het congenitaal lang QT-syndroom (LQTS) heeft een vrouwelijke predominantie. Tot de puberteit hebben jongens een hoger risico op symptomen als syncope of plotse hartdood, maar vanaf de adolescentie hebben vrouwen een hoger risico. Naast de graad van QTc-verlenging is het geslacht van de patiënt dus belangrijk in de risicostratificatie.[29] Zwangere vrouwen met het lang QT-syndroom hebben een uitgesproken verhoogd risico op cardiale gebeurtenissen in de postpartumperiode en niet zozeer tijdens de zwangerschap omdat de dan aanwezige verhoogde hartslag beschermend werkt. Na de bevalling wordt het hartritme

> **VERVOLG CASUS 5.2**
>
> Structurele hartziekten:
> - aritmogene rechterventrikeldysplasie;
> - hypertrofische of gedilateerde cardiomyopathie;
> - medicatie-geïnduceerd.
>
> Neurogene syncope (orthostatische hypotensie en vasovagale syncope), neurologische syncope (epilepsie, TIA) en interne ziekten (hyper/hypoglykemie, maligniteit, anemie) acht u minder waarschijnlijk.
>
> **ECG.** U besluit een ECG te verrichten (figuur 5.3) en u ziet daarop een sinusritme van 60 per minuut en een verlengde QT-tijd van 500 ms (normaal mannen: 450 ms en vrouwen: 470 ms). De syncopes kunnen verklaard worden door het ontstaan van polymorfe ventriculaire tachycardieën van het type Torsade de Pointes (zie figuur 5.4)
> **Toelichting.** Fluoxetine en levofloxacine geven beide een verlenging van de QT-tijd. De kuur levofloxacine is waarschijnlijk de trigger geweest voor de klachten van de patiënte, dus dit middel mag voortaan niet meer aan haar worden voorgeschreven.
> **Beloop.** Na het staken van de levofloxacine heeft patiënte nooit meer een syncope gehad. Er werd haar aangeraden voor de zekerheid haar fluoxetine te vervangen, maar dit wilde zij niet.
> **Leermoment.** Vrouwen hebben meer kans om een medicatiegeïnduceerd lang QT-syndroom te krijgen. Een lijst van medicatie die een verlenging van de QT-tijd kan geven wordt gegeven op www.qtdrugs.org.

trager, waardoor het QT-interval weer langer wordt. De combinatie met verhoogde stress en slaapdeprivatie maakt het postpartumrisico op plotse ritmestoornissen nog groter.[30] Een verworven LQTS wordt meestal veroorzaakt door medicatiegebruik of elektrolytstoornissen (hypokaliëmie en hypomagnesiëmie).

Torsade de Pointes (TdP) is de meest voorkomende ventriculaire ritmestoornis bij een LQTS. Het vrouwelijk geslacht is met een intrinsiek langere QTc-tijd een belangrijke risicofactor voor TdP.[6] De belangrijkste QT-verlengende medicamenten zijn antihistaminica, bepaalde antibiotica (macroliden, fluoroquinolonen en antimycotica) en psychofarmaca zoals amitryptiline en lithium.[28]

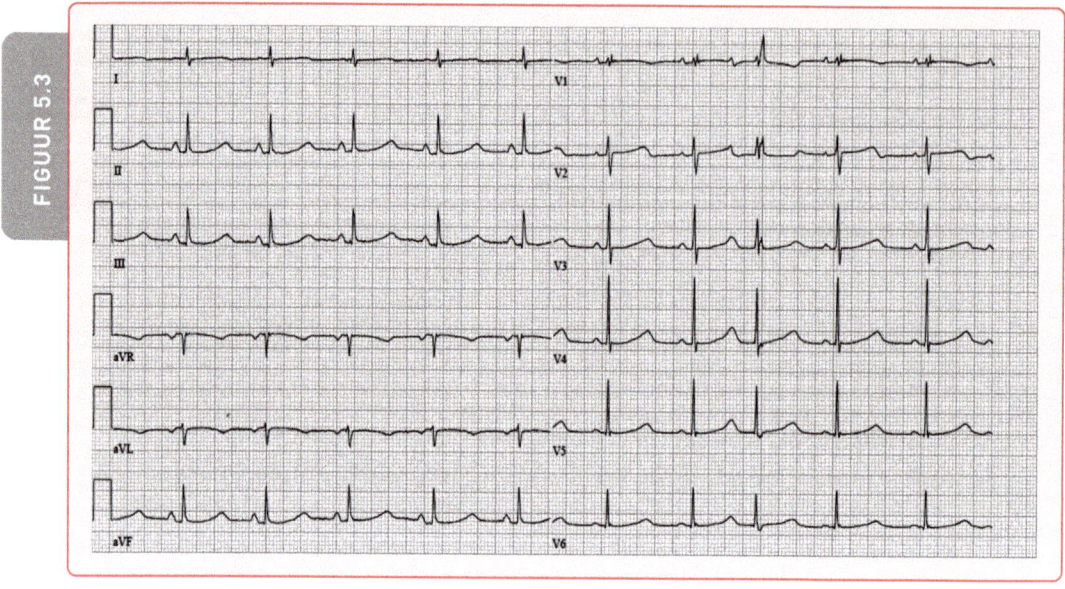

ECG van de 53-jarige vrouw met recidiverende syncopes (casus 5.2)

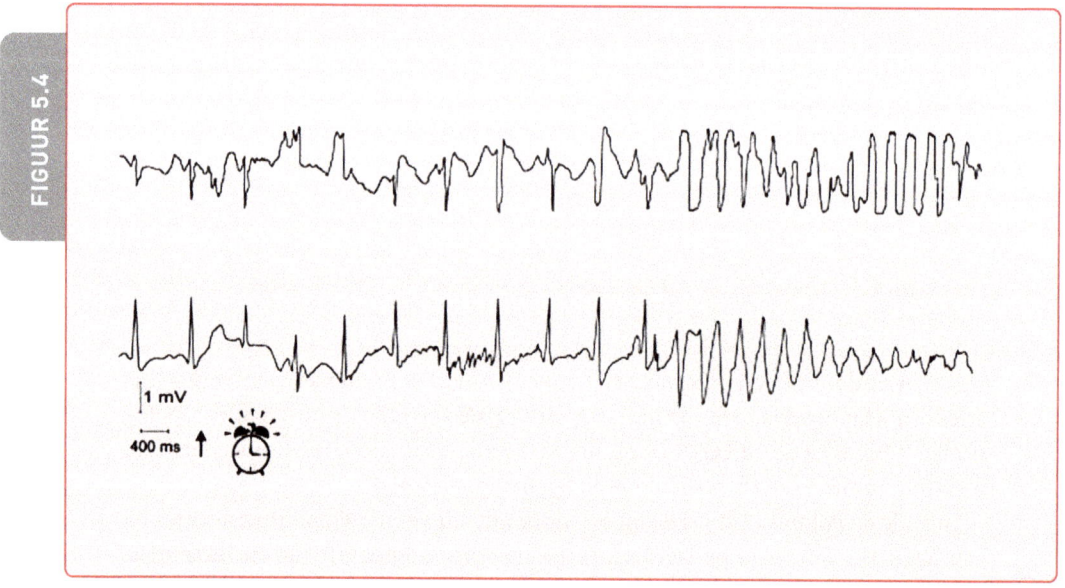

Ritmeregistratie van dezelfde vrouw met het onstaan van een Torsade de Pointes ventriculaire tachycardie

5.8 PLOTSE HARTDOOD

Plotse hartdood wordt gedefinieerd als een natuurlijk, onverwacht overlijden van cardiale origine dat optreedt binnen een uur na ontstaan van symptomen. In de Framingham-studie, met een follow-upperiode van 38 jaar, werd gevonden dat de prevalentie van plotse hartdood de helft lager was bij vrouwen dan bij mannen.[31,32] Dit verschil verminderde met het stijgen van de leeftijd. Vrouwen met plotse hartdood hebben vaker een structureel normaal hart, een gedilateerde cardiomyopathie of congenitaal hartlijden, terwijl zij minder onderliggend coronarialijden hebben.

5.9 GENDERVERSCHILLEN IN PACING EN ICD-THERAPIE

Vrouwen hebben een hogere incidentie van sinusknoopdisfunctie en een lagere incidentie van atrioventriculaire geleidingsstoornissen.[33] Dit zou logischerwijs moeten resulteren in een hoger aantal tweekamerpacemakers (PM) met preferentiële setting van minimale ventriculaire pacing, maar er blijkt een sterke genderbias in implantaties van pacemakers te bestaan waarbij vrouwen vaker een eenkamersysteem krijgen (alleen een rechterventrikel-lead).[34] Procedure gerelateerde complicaties treden frequenter op bij vrouwen, zoals een hogere incidentie van pneumothorax en pockethematomen.[35] De overleving na pacemakerimplantatie lijkt wel beter dan die van mannen, ondanks de hogere leeftijd, meer klachten en grotere comorbiditeit.[33]

Het is bewezen dat behandeling met een implanteerbare cardioverter-defibrillator (ICD) de prognose verbetert bij patiënten met een verhoogd risico op plotse dood. Het voordeel van een profylactische ICD bij vrouwen is echter recentelijk in twijfel getrokken. De MUSTT- en MADIT-II-studie toonden een identieke veiligheid en werkzaamheid aan,[36,37] maar de SCD-HeFT-studie rapporteerde een significant lager overlevingsvoordeel bij vrouwen dan bij mannen.[38] Een meta-analyse van primaire preventiestudies (MUSTT, MADIT II, SCD-HeFT, DEFINITE en COMPANION) concludeerde dat er geen significant verschil in totale mortaliteit is. Er is echter wel een significant lager aantal terechte ICD-shocks bij vrouwen. Een mogelijke hypothese hiervoor is een sekseverschil in risico op ritmestoornissen bij linkerventrikeldisfunctie dat minder aanleiding lijkt te geven tot plotse hartdood bij vrouwen.[39] Zij presenteren zich vaker met een verder gevorderd stadium van hartfalen en worden meer medicamenteus onderbehandeld. Het aantal ICD-implantaties is bij vrouwen beduidend minder dan bij mannen.[40] Ook bij cardiale resynchronisatietherapie (CRT), ter verbetering van ventrikeldisfunctie en dissynchronie, zijn vrouwen relatief onvertegenwoordigd terwijl de effectiviteit niet minder is.[41] Integendeel: er zijn steeds meer aanwijzingen dat vrouwen juist een sterkere verbetering krijgen in LV-ejectiefractie met een daling van het eindsystolisch volume, waardoor de prognose gunstiger is dan bij mannen.[42]

KERNPUNTEN

- Vrouwen hebben vaker 'aspecifieke repolarisatiestoornissen' op het ECG dan mannen.
- Door een langere QT-tijd hebben vrouwen meer interactie met medicamenten die de QT-tijd kunnen verlengen. De belangrijkste zijn: antihistaminica, bepaalde antibiotica (macroliden, fluoroquinolonen en antimycotica) en psychofarmaca zoals amitryptiline en lithium (www.qtdrugs.org).
- Supraventriculaire ritmestoornissen komen vaker voor bij vrouwen dan bij mannen, geven meer klachten, kunnen een cyclische variatie tonen en worden vaker niet onderkend.
- Vrouwen hebben een hoger intrinsiek risico op een trombo-embolie bij AF dan mannen, maar ook meer bloedingscomplicaties van anticoagulantia.

Referenties

1 Liu K, Ballew C, Jr DR, Sidney S, Savage PJ, Dyer A, et al. Ethnic differences in blood pressure, pulse rate, and related characteristics in young adults. The CARDIA study. *Hypertension* 1989; 14: 218-26.
2 Kadish AH. The effect of gender on cardiac electrophysiology and arrhythmias. In: Zipes DP, Jaliffe J, eds. Cardiac Electrophysiology: From cell to bedside; 2nd ed. Philadelphia (Penn): Saunders, 1995; 1268-75.
3 Burke JH, Ehlert FA, Kruse JT, Parker MA, Goldberger JJ, Kadish AH. Gender-specific differences in the QT interval and the effect of autonomic tone and menstrual cycle in healthy adults. *Am J Cardiol* 1997; 79: 178-81.
4 Rautaharju PM, Kooperberg C, Larson JC, LaCroix A. Electrocardiographic predictors of incident congestive heart failure and all-cause mortality in postmenopausal women: the Women's Health Initiative. *Circulation* 2006; 113: 481-89.
5 Rautaharja P, Zhou S, Wong S, Calhoun H, Berenson G, Prineas R, Davignon A. Sex differences in the evolution of the electrocardiographic QT interval with age. *Can J Cardiol* 1992; 8: 690-95.
6 Verkerk AO, Wilders R, Tan HL. Gender disparities in torsade de pointes ventricular tachycardia. *Neth Heart J* 2007; 15: 405-11.
7 Burke JH, Goldberger JJ, Ehlert FA, Kruse JT, Parker MA, Kadisch AH. Gender differences in heart rate before and after autonomic blockade: evidence against an intrinsic gender effect. *Am J Med.* 1996; 100: 537-43.
8 Rautaharju PM, Surawics B, Gettes LS. AHA/ACCF/HRS recommendations for the standardization and interpretation of the electrocardiogram. *J Am Coll Cardiol* 2009; 53: 981-91.
9 Liuba I, Jönsson A, Säfström K, Walfridsson H. Gender-related differences in patients with atrioventricular nodal reentry tachycardia. *Am J Cardiol* 2006; 97: 1645-49.
10 Tawam M, Levine J, Mendelson M, Goldberger J, Dyer A, Kadish A. Effect of pregnancy on paroxysmal supraventricular tachycardia. *Am J Cardiol* 1993; 72: 838-40.
11 Dagres N, Clague JR, Breithardt G, Borggrefe M. Significant gender-related differences in radiofrequency catheter ablation therapy. *J Am Coll Cardiol* 2003; 42: 1103-7.

12 Deneke T, Mügge A, Müller P, Groot J de. Therapeutic implications of gender differences in supraventricular cardiac arrhythmias: lessons of life cannot be learned in a day. *Expert Rev Cardiovasc Ther* 2009; 7: 879-82.
13 Liu S, Yuan S, Hertervig E, Kongstad O, Olsson SB. Gender and atrioventriculaire conduction properties of patients with symptomatic atrioventricular nodal reentrant tachycardia and Wolff-Parkinson-White syndrome. *J Electrocardiol* 2001; 34: 295-301.
14 Puranik R, Chow CK, Duflou JA, Kilborn MJ, McGuire MA. Sudden death in the young. *Heart Rhythm* 2005; 2: 1277-82.
15 Schulze-Bahr E, Kirchhoff P, Eckardt L, Bertrand J, Breithardt G. Gender differences in cardiac arrhythmias. *Herz* 2005; 30: 390-400.
16 Benjamin EJ, Levy D, Vaziri SM, D'Agostino RB, Belanger AJ, Wolf PA. Independent risk factors for atrial fibrillation in a population-based cohort: the Framingham Study. *JAMA* 1994; 271: 840-44.
17 Feinberg WM, Blackshear JL, Laupacis A, Kronmol R, Hart RG. Prevalence, age distribution, and gender of patients with atrial fibrillation. *Arch Intern Med* 1995; 155: 469-73.
18 Dart AM, Du XJ, Kingwell BA. Gender, sex hormones and autonomic nervous control of the cardiovascular system. *Cardiovasc Res* 2002; 53: 678-87.
19 Tada H, Sticherling C, Cough SP, Baker RL, Wasmer K, Daoud EG, et al. Gender and age differences in induced atrial fibrillation. *Am J Cardiol* 2001; 88: 436-38.
20 Dagres N, Nieuwlaat R, Vardas PE, Andresen D, Lévy S, Cobbe S, et al. Gender-related differences in presentation, treatment, and outcome of patients with atrial fibrillation in Europa: a report from the euro Heart Survey on Atrial Fibrillation. *J Am Coll Cardiol* 2007; 49: 572-77.
21 Benjamin EJ, Wolf PA, D'Agostino RB, Silbershatz H, Kannel WB, Levy D. Impact of atrial fibrillation on the risk of death: the Framingham Heart Study. *Circulation* 1998; 98: 946-52.
22 Lip GYH, Nieuwlaat R, Pisters R, Lane DA, Crijns HJGM. Refining clinical risk stratification for predicting stroke and thromboembolism in atrial fibrillation using a novel risk factor based approach: the Euro Heart Survey on AF. *Chest* 2010; 137: 263-72.
23 Alings AMW. Preventie van CVA bij boezemfibrilleren. *Hartbulletin* 2011; 42: 30-33.
24 Ten Cate H. Farmacologie van nieuwe orale anticoagulantia. *Hartbulletin* 2011; 42: 40-43.
25 Patel D, Mohanty P, Di Biase L, Sanchez JE, Shaheen MH, Burkhardt JD, et al. Outcome and complications of catheter ablation for atrial fibrillation in females. *Heart Rhythm* 2010; 7: 167-72.
26 Suttorp MJ, Kingma H, Koomen EM, Hof A van 't, Tijssen JE, Lie KI. Recurrence of paroxysmal atrial fibrillation or flutter after successful cardioversion in patients with normal left ventricular function. *Am J Cardiol* 1993; 71: 710-13.
27 Benito B, Sarkozy A, Mont L, Henkens S, Berruezo A, Tamborero D, Arzamendi D, et al. Gender differences in clinical manifestations of Brugada syndrome. *J Am Coll Cardiol* 2008; 52: 1567-73.
28 www.qtdrugs.org.
29 Priori SG, Schwartz PJ, Napolitano C, Bloise R, Ronchetti E, Grillo M, Vicentini A, et al. Risk stratification in the long-QT syndrome. *N Eng J Med* 2003; 348: 1866-74.
30 Rashba EJ, Zareba W, Moss AJ, Hall WJ, Robinson J, Locati EH, Schwartz PJ, Andrews M, for the LQTS investigators. Influence of pregnancy on the risk for cardiac events in patients with hereditary long QT syndrome. *Circulation* 1998; 97: 451-56.
31 Albert CM, McGovern BA, Newell JB, Ruskin JN. Sex differences in cardiac arrest survivors. *Circulation* 1996; 93: 1170-76.
32 Kannel WB, Wilson PWF, D'Agostino RB. Sudden coronary death in women. *Am Heart J* 1998; 136: 205-12.
33 Brunner M, Olschewski M, Geibel A, Bode C, Zehender M. Long-term survival after pacemaker implantation. Prognostic importance of gender and baseline patient characteristics. *Eur Heart J* 2004; 25: 88-95.

34 Lamas GA, Pashos CL, Normand SL, McNeil B. Permanent pacemaker selection and subsequent survival in elderly Medicare pacemaker recipients. *Circulation* 1995; 91: 1063-69.
35 Nowak B, Misselwitz B, Erdogan A, Funck R, Irnich W, Israel CW, Olbrich HG, Schmidt H, Sperzel J, Zegelman M. Do gender differences exist in pacemaker implantation? Results of an obligatory external quality control program. *Europace* 2010; 12: 210-15.
36 Russo AM, Stamato NJ, Lehmann MH, Hafley GE, Lee KL, Peiper K, Buxton AE. mustt Investigators. Influence of gender on arrhythmia characteristics and outcome in the Multicenter Unsustained Tachycardia Trial. *J Cardiovasc Electrophysiol* 2004; 15: 993-98.
37 Zareba W, Moss AJ, Hall WJ, Wilber DJ, Ruskin JN, McNitt S, Brown M, Wang H. MADIT II Investigators. Clinical course and implantable cardioverter defibrillator therapy in postinfarct women with severe left ventricular dysfunction. *J Cardiovasc Electrophysiol* 2005; 16: 1265-70.
38 Russo AM, Poole JE, Mark DB, Anderson J, Hellkamp AS, Lee Kl, Johnson GW, Domanski M, Bardy GH. Primary prevention with defibrillator therapy in women: Results from the sudden cardiac death in heart failure trial. *J Cardiovasc Electrophysiol* 2008; 19: 720-24.
39 Santangeli P, Pelargonio G, Dello Russo A, Casella M, Bisceglia C, Bartoletti S, et al. Gender differences in clinical outcome and primary prevention defibrillator benefit in patients with severe left ventricular dysfunction: a systematic review and meta-analysis. *Heart Rhythm* 2010; 7: 876-82.
40 Curtis LH, Al-Khatib SM, Shea AM, Hammill BG, Hernandez AF, Schulman KA. Sex differences in the use of implantable cardioverter-defibrillator for primary and secondary prevention of sudden cardiac death. *JAMA* 2007; 298: 1517-24.
41 Cleland JG, Daubert JC, Erdmann E, Freemantle N, Gras D, Kappenberger L, Tavazzi L. The effect of cardiac resynchronization on morbidity and mortality in heart failure. *N Engl J Med* 2005; 352: 1539-49.
42 Moss AJ, Hall WJ, Cannon DS, Klein H, Brown MW, Daubert JP, Estes NA 3rd, Foster E, Greenberg H, Higgins SL, Pfeffer MA, Solomon SD, Wilber D, Zareba W. Cardiac-resynchronization therapy for the prevention of heart-failure events. *N Eng J Med* 2009; 361: 1329-38.

HOOFDSTUK 6

CARDIOVASCULAIR RISICOMANAGEMENT BIJ VROUWEN

ANGELA MAAS, ED DE KLUIVER EN TOINE LAGRO-JANSSEN

6.1 INLEIDING

Een gezonde leefstijl is de basis voor preventie van alle cardiovasculaire ziekten (CVZ). Meer dan 10 jaar geleden werd in de Nurses' Health Studie al aangetoond dat hiermee meer dan 80% van alle cardiovasculaire gebeurtenissen bij vrouwen te voorkomen is.[1] De veranderingen in leefstijl in onze westerse samenleving wijzen echter op een tegenovergestelde ontwikkeling met een verschuiving van het cardiovasculaire risico bij vrouwen van oudere naar meer middelbare leeftijd.[2] Daarbij krijgen vrouwen vaker een CVA dan een acuut coronair syndroom (ACS), terwijl dit bij mannen juist omgekeerd is (zie figuur 2.2). In de EUROASPIRE III-studie werd in het afgelopen decennium bij vrouwen een sterke toename gezien van obesitas en diabetes mellitus en viel op dat vooral jonge vrouwen (< 50 jaar) meer zijn gaan roken.[3] Vrouwen bleken na een doorgemaakte cardiovasculaire gebeurtenis minder goed de streefwaarden te bereiken van bloeddruk- en cholesterolwaarden dan mannen. Hoewel het meeste onderzoek naar evidence-based medicatie voor de preventie van CVZ van oudsher gedaan is in mannelijke cohorten, bevestigen ook andere studies dat vrouwen nog steeds worden onderbehandeld.[4-7] Dit draagt bij aan de hogere mortaliteit na een ACS en CVA. Ook ten aanzien van primaire preventie leeft nog sterk de perceptie dat het 'bij vrouwen allemaal wel meevalt'.[8] Terwijl de sterfte aan CVZ niet alleen landelijk, maar ook wereldwijd groter is bij vrouwen dan bij mannen, wordt hiermee voorbijgegaan aan de grotere ziektelast en verlies aan kwaliteit van leven die dit bij vrouwen op oudere leeftijd met zich meebrengt.[9]

6.2 BELANG VAN EEN BETERE 'AWARENESS'

Veel vrouwen zijn zich niet bewust van hun eigen gezondheidsrisico's en realiseren zich niet dat CVZ hun belangrijkste doodsoorzaak zijn. Maar ook onder huisartsen en cardiologen worden de risico's bij vrouwen nog steeds onderschat.[10] Publiekscampagnes, zoals de 'Red dress campaign' van de American Heart Association (AHA), zijn effectief gebleken in het vergroten van de bewustwording bij vrouwen en zijn belangrijk voor een betere herkenning van de klachten bij een ACS.[11] Etnische minderheden hebben hierbij nog een aanzienlijke informatieachterstand. Ondanks deze activiteiten hebben vrouwen met een ACS nog altijd een significant langere tijdsduur vanaf het begin van de klachten tot opname in het ziekenhuis.[12] In een TNO/NIPO-enquête die de Hartstichting in de zomer van 2010 heeft uitgevoerd vóór aanvang van een grote publiekscampagne, wist minder dan 25% van de ondervraagden (m/v) dat CVZ het grootste overlijdensrisico is bij vrouwen. Een maand later, na afloop van een intensieve campagne op de televisie, was dit bekend bij 50% van de ondervraagden. Een goede voorlichting is dus effectief om de awareness te vergroten, maar uit Amerikaanse studies is bekend dat regelmatige herhaling van deze boodschap belangrijk is om kennis te bestendigen.[11]

6.3 GENDERVERSCHILLEN IN RISICOFACTOREN IN DE VERSCHILLENDE LEVENSFASEN

Cardiovasculaire ziekten manifesteren zich 7-10 jaar later bij vrouwen dan bij mannen, maar na de leeftijd van 70 jaar is het aanvankelijke leeftijdsvoordeel van vrouwen volledig verdwenen. Uit de Framingham-studie is bekend dat de aanwezige risicofactoren rond de leeftijd van 50 jaar bij beide seksen belangrijke voorspellers zijn voor het risico op CVZ op latere leeftijd.[13] In tabel 6.1 zijn de belangrijkste genderverschillen in traditionele risicofactoren samengevat en in hoofdstuk 2 worden deze apart besproken. Er zijn niet alleen accentverschillen in de traditionele risicofactoren, maar ook verschillen in interactie tussen de risicofactoren onderling gedurende de diverse levensfasen.[14] Dit wordt in de huidige risicosystemen niet meegewogen. Het relatieve risico van roken voor een ACS is bij vrouwen < 55 jaar bijna tweemaal zo hoog als bij mannen, terwijl dit sekseverschil op oudere leeftijd niet meer significant is.[15] De clustering van risicofactoren binnen het metabool syndroom is bij vrouwen in alle leeftijdsfasen ongunstiger dan bij mannen.[16] Hypertensie komt veel meer voor bij vrouwen op oudere leeftijd dan bij oudere mannen en is een belangrijke oorzaak van hun verhoogde risico op een CVA.[17] Vrouwspecifieke risicofactoren, zoals een vroege menopauze, een verlaagde premenopauzale oestrogeenstatus, hypertensieve zwangerschapscomplicaties, zwangerschapsdiabetes en genderverschillen in familierisico en stressfactoren zijn nog moeilijk in getal uit te drukken, maar spelen wel een belangrijke rol. Omdat de in Europa gangbare SCORE-kaarten vooral focussen op de cardiale mortaliteit tussen de 40 en 65 jaar en de meeste CVZ-gebeurtenissen bij vrouwen pas na het 65e jaar optreden, wordt het risico bij vrouwen systematisch onderschat. De uitbreiding van de risicokaarten naar 70 jaar in de nieuwe CBO-CVRM-richtlijn van 2011 is een belangrijke verbetering. In deze nieuwe richtlijn wordt ook niet meer alleen naar het sterfterisico gekeken maar ook naar het ziekterisico,

TABEL 6.1 – AANDACHTSPUNTEN TRADITIONELE RISICOFACTOREN

risicofactor	vrouwen	mannen
leeftijdsdrempel verhoogd CVZ-risico	≥ 55 jaar	≥ 45 jaar
familierisico prematuur CVZ	1e-graads verwant < 65 jaar	1e-graads verwant < 55 jaar
roken	2× zo hoog RR op ACS < 55 jaar[1]	bel. risicofactor < 50 jaar
totaal cholesterol	10% hoger na menopauze	stabiel na 50e jaar
HDL-cholesterol	n ≥ 1,2 mmol/l	n ≥ 1,0 mmol/l
LDL-cholesterol	14% hoger na menopauze	stabiel na 50e jaar
hypertensie	sterke stijging SBD na menopauze[2]	
lichamelijke inactiviteit	meer na menopauze	
obesitas	meer na menopauze[3]	
diabetes mellitus	1,5-2× RR op CV sterfte[4]	

1. Prescott E, et al. BMJ 1998; 316: 1043-47.
2. Burt VL, et al. *Hypertension* 1995; 25: 305-313.
3. Dallongeville J, et al. *Heart* 2010; 96: 1744-9.
4. Huxley R, et al. BMJ 2006; 332: 73-78.

RR relatief risico, ACS acuut coronair syndroom, n referentiewaarde, SBD systolische bloeddruk

waardoor preventieve maatregelen eerder genomen kunnen worden.[18] Een moeilijke categorie is de groep jonge vrouwen (< 55 jaar) met een sterk verhoogd risicoprofiel, die volgens de 10-jaars risicomodellen een 'laag' risico hebben en daarmee een grote kans lopen om gedurende jaren niet behandeld te worden, waardoor irreversibele cardiovasculaire schade kan ontstaan[19,20] (zie casus 6.1). Om dit te ondervangen is er binnen de SCORE een relatieve risicokaart ontwikkeld, die het actuele risico vergelijkt met het 'ideale' risico van leeftijdgenoten (figuur 6.1). Bij jonge vrouwen die veel roken is dit zeer illustratief voor het sterk verhoogde risico dat zij hebben ten opzichte van niet-rokende leeftijdgenoten. Een vergelijkbaar concept van 'vascular age' is door de Framingham-groep ontwikkeld, waarmee het individuele verhoogde risico wordt afgezet tegen het cardiovasculaire risico van een seksegenoot van dezelfde leeftijd.[21]

Hiermee is het verlies van levensjaren uit te drukken als het cardiovasculaire risico op jonge leeftijd is verhoogd. Door de voortschrijdende ontwikkelingen binnen de niet-invasieve beeldvorming, waarmee subklinische atherosclerose vroegtijdig kan worden opgespoord, wordt de roep steeds luider om bepalingen zoals de coronaire kalkscore met CT en carotis-IMT-metingen toe te voegen aan de individuele risicoscreening.[22] Voor de vroege identificatie van hoogrisicovrouwen kan dit belangrijk zijn, maar daarvoor is eerst meer onderzoek nodig.

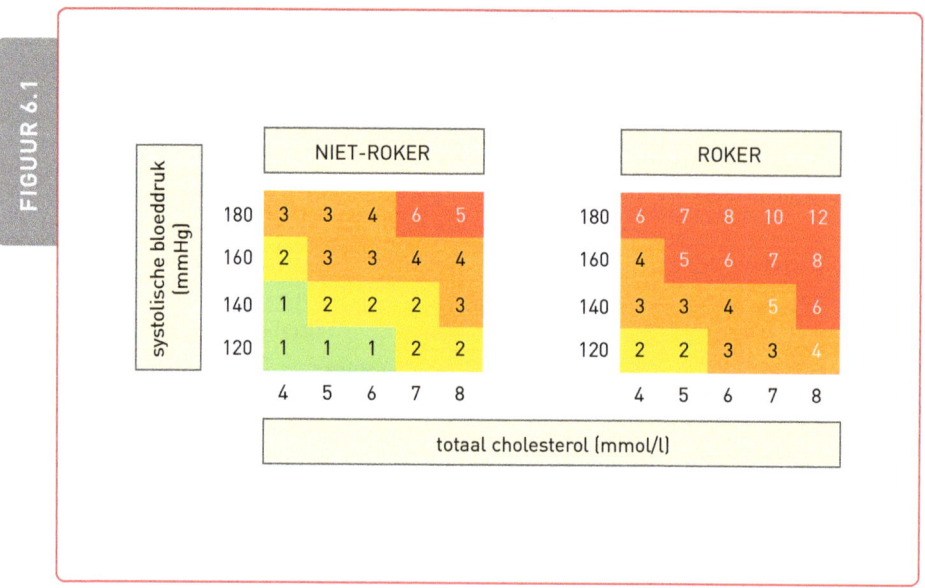

Relatieve risicokaart (bron: Graham I, et al. *Eur J Cardiovasc Prev Rehabil* 2007; 14 (suppl 2): S1-S113).

6.4 'LIFETIME'-RISICO VOOR CARDIOVASCULAIRE ZIEKTEN

Momenteel is er in toenemende mate draagvlak om bij vrouwen uit te gaan van het 'lifetime'-risico op CVZ in plaats van te blijven focussen op het 10-jaars risico op ischemische hartziekten alleen. Het risico op CVA's en hartfalen is bij vrouwen op middelbare en oudere leeftijd groter dan op myocardinfarcten. Met de nieuwe risicomodellen van de Framingham-studie kan zowel het 10-jaars als het 30-jaars risico op CVZ berekend worden.[21,23,24] Over de toegevoegde waarde van biomarkers aan bestaande risicomodellen, zoals het hs-CRP in de Reynolds risk score, is nog te veel onduidelijkheid om dit in de dagelijkse praktijk toe te passen. Recent zijn de nieuwste Amerikaanse richtlijnen CV-risicomanagement bij vrouwen 2011 gepubliceerd, waarin een onderverdeling wordt gemaakt naar drie categorieën: een hoogrisicogroep, vrouwen 'met enig risico' en een groep vrouwen met een 'ideale' vasculaire gezondheid.[25]

In tabel 6.2 worden de genoemde groepen met de daarvoor geldende criteria weergegeven. In de laatste categorie vallen vooral vrouwen onder de 45 jaar zonder risicofactoren en met een zeer gezonde leefstijl. Het aantal vrouwen dat aan deze criteria voldoet is echter zeer laag. De meeste vrouwen vallen in de categorie 'met enig risico' omdat zij één of meerdere risicofactoren hebben. Binnen de hoogrisicogroep vrouwen is het belangrijk om de kwaliteit van secundaire preventie te verbeteren door

Vrouw van 50 jaar met hoog cardiovasculair risicoprofiel

CASUS 6.1

Patiënte komt voor een second opinion omdat zij klachten heeft van een afgenomen conditie en zich daar zorgen over maakt. In verband met reumatische klachten en dystrofie aan beide onderbenen verplaatst zij zich al jaren buiten in een rolstoel en is het huis aangepast om lopende activiteiten te kunnen doen. Het afgelopen jaar is ze eerder moe, met vaak een te hoge hartslag en het gevoel dat 'het hart de borstkas uit wil'. 's Nachts gaat het ritme vaak tekeer en kan ze niet goed slapen. Bij een beetje inspanning is ze al snel benauwd met een gevoel van luchttekort. Sporten is door haar handicap niet mogelijk, zwemmen is moeilijk omdat ze astmatische klachten krijgt van chloorlucht.

Voorgeschiedenis. Sinds 35 jaar een insuline afhankelijke DM type 1, chronische reumatische klachten en sinds 28 jaar een colitis ulcerosa. Zij heeft jarenlang menstruatiestoornissen gehad, LM is nu bijna een jaar geleden.
Risicofactoren. Nooit gerookt, 2 ongecompliceerde zwangerschappen, sterk positieve familieanamnese CVZ beide ouders, 2 zussen hebben hypertensie.
Medicatie. Insuline VV, losartan 50 mg, HCT 12,5 mg, atenolol 50 mg.
Onderzoek. Lengte 1,71 m, gewicht 76 kg, RR 160/90 mmHg BDZ, bij auscultatie een ejectiegeruisje over het precordium.
ECG. SR 64/min, normale as, geleiding, repolarisatie normaal.
Lab. Elektrolyten en nierfunctie normaal. Glucose 11,5 mmol/l (geen HbA1c bekend), T cholesterol 5,8 mmol/l, HDL-chol 1,5 mmol/l, LDL-chol 3,6 mmol/l, triglyceriden 1,39 mmol/l, TSH 1,62, urine albumen 65 mg/l (verhoogd).
Echocardiogram. Sterk hypertrofische linkerventrikel, met tekenen van diastolische disfunctie, geen MI, aortaklep normaal.
Bespreking. Vrouw met DM type 1 sinds 35 jaar en chronische auto-immuun/inflammatoire ziekten heeft klachten van kortademigheid bij een sterk hypertrofische LV en tekenen van microalbuminurie. Het echocardiogram laat duidelijke tekenen van een diastolische disfunctie zien. Bij haar hoge risicoprofiel heeft zij op 50-jarige leeftijd al aantoonbare eindorgaanschade en is een strengere regulatie van haar risicofactoren geïndiceerd. Voor de bloeddruk werd een sterkere angiotensine-II-antagonist voorgeschreven. Zij kreeg een lage dosering statine, bij intolerantie voor een andere statine in het verleden. Er werd aangedrongen op een beter regulatie van haar diabetes. Wegens persisteren van haar benauwdheidsklachten werd in tweede instantie een aanvullende ischemiedetectie met een nucleaire scan en bepaling van de kalkscore (CAC-score) (SPECT CT) afgesproken. Daarbij was sprake van een verhoogde CAC-score van 323 (90e percentiel) met tekenen van ischemie anterolateraal. Bij een aanvullend CAG was er een significante stenose in de RCX, waarvoor zij met succes een PCI met stentplaatsing onderging.

de risicofactoren volgens de geldende richtlijnen te behandelen.[3] Bij de criteria voor primaire preventie bij een verhoogd 10-jaars risico op CVZ wordt uitgegaan van de leeftijd, de cholesterol/HDL-ratio, de gemeten bloeddruk, het gebruik van medicatie voor de bloeddruk, roken en diabetes mellitus.[21] Vrouwen die voldoen aan alle vijf de criteria van het metabool syndroom (zie tabel 6.2) zijn ook als een hoogrisicogroep te beschouwen. Een bezwaar van de in 2011 geïntroduceerde NHG-standaard Preventieconsult is dat veel vrouwen pas vanaf de leeftijd van 65 jaar in aanmerking komen voor een electieve screening.[26] Een goede timing van preventie is juist bij hogere risicogroepen vrouwen belangrijk om premature en blijvende cardiovasculaire schade te voorkomen.[27]

6.5 ELF AANDACHTSPUNTEN VOOR DE IDENTIFICATIE VAN VROUWEN MET EEN VERHOOGD CARDIOVASCULAIR RISICO

1 *Obstetrische anamnese.* Een door diabetes of hypertensie gecompliceerde zwangerschap is te beschouwen als een vroeg signaal van een verhoogd cardiovasculair risico, met een grotere kans op het ontwikkelen van diabetes mellitus en hypertensie.[28] Maar ook veelvuldige spontane abortussen lijken in relatie te staan tot een verhoogd risico.[29] Opvallend is dat vrouwen met dergelijke gecompliceerde zwangerschappen ook een groter familierisico hebben op CVZ dan vrouwen met normale zwangerschappen. In nog niet gepubliceerd onderzoek bij 340 vrouwen met een doorgemaakte ernstige pre-eclampsie hebben wij bij 44% van deze vrouwen al klinisch manifeste hypertensie gevonden voor het 40e jaar (RR > 140/90 mmHg) en bij meer dan 75% van deze vrouwen was de familieanamnese positief voor CVZ.[30]

2 *Menopauzale status.* Bij vrouwen met prematuur ovarieel falen (POF) (< 40 jaar), door welke oorzaak dan ook, is het belangrijk om tot de gebruikelijke leeftijd van de menopauze hormonale suppletietherapie te gebruiken tenzij contra-indicaties aanwezig zijn.[31] Na de leeftijd van 50 jaar heeft hormonale suppletietherapie geen preventief effect op het ontstaan van CVZ. Vrouwen met het polycysteus ovariumsyndroom (PCOS) hebben door een gestoorde insulineresistentie en hogere prevalentie van de diverse componenten van het metabool syndroom ook een verhoogd risico op CVZ.[31] Vrouwen die veel roken komen gemiddeld (een paar jaar) eerder in de menopauze. Voor hen is stoppen met roken het eerste aandachtspunt.

3 *Perimenopauzale klachten.* Er zijn toenemende aanwijzingen dat vrouwen met veel vasomotore klachten, zoals opvliegers en nachtzweten, een hoger risicoprofiel hebben dan vrouwen zonder deze klachten.[32] Vooral klachten die in de late menopauze aanwezig zijn lijken geassocieerd te zijn met een grotere prevalentie van hypertensie, diabetes en dyslipidemieën en een verhoogd risico op cardiovascu-

TABEL 6.2 – CLASSIFICATIE VAN DRIE CARDIOVASCULAIRE RISICOGROEPEN BIJ VROUWEN

hoog risico
indien ≥ 1 factor aanwezig
• ischemische hartziekten
• cerebrovasculaire ziekten
• perifeer arterieel vaatlijden
• aneurysma aorta abdominalis
• chronische nierziekte/eindstadium nierinsufficiëntie
• diabetes mellitus
• 10-jaars voorspelde CVD-risico ≥ 10% (primaire preventie)
'met risico'
indien ≥ 2 factoren aanwezig
• roken
• SBP ≥ 120 mmHg, DBP ≥ 80 mmHg of behandelde hypertensie
• T-cholesterol ≥ 200 mg/dl, HDL-C < 50 of behandelde dyslipidemie
• obesitas, m.n. centraal
• ongezond dieet
• sedentaire leefstijl
• positieve familieanamnese eerstegraads verwanten (♂ < 55 jr. en ♀ < 65 jr.)
• metabool syndroom (obesitas, verlaagd HDL, verhoogd TG, verhoogde SBP, DBP en toegenomen insulineresistentie)
• subklinische atherosclerose (CAC, carotisplaques, afwijkende IMT)
• slechte inspanningscapaciteit fietstest en/of abnormaal herstel hartfrequentie in rust
• auto-immuunziekten, zoals SLE, reumatoïde artritis
• status na pre-eclampsie, zwangerschapsdiabetes of hypertensieve zwangerschap
ideale vasculaire gezondheid indien *alle* criteria aanwezig
• bloeddruk < 120/80 mmHg (onbehandeld)
• nuchter glucose < 100 mg/dl (onbehandeld)
• non-HDL < 130 mg/dl (onbehandeld)
• BMI < 25
• niet roken
• regelmatig sporten volgens de richtlijnen
• gezond dieet

Naar: Mosca L, et al. *Circulation* 2011; 123: 1243-62.

laire gebeurtenissen op langere termijn.[33] Bij vrouwen boven de 60 jaar met veel opvliegers is het waarschijnlijker dat deze veroorzaakt worden door een hypertensie dan door de hormonale veranderingen van de menopauze.

4 *Vrouwen met persisterende angineuze klachten.* Bij vrouwen met recidiverende angineuze klachten, zonder dat er belangrijke obstructieve afwijkingen aan de epicardiale coronairvaten aanwezig zijn, hangen deze klachten vaak samen met een endotheeldisfunctie in het microvasculaire coronaire vaatbed.[34,35] De 5-jaars prognose hiervan is afhankelijk van de aanwezige cardiovasculaire risicofactoren en deze moeten worden behandeld volgens de richtlijnen voor secundaire preventie.[36]

5 *Invloed van orale anticonceptiva op de bloeddruk.* In oudere studies komt hypertensie vaker voor bij vrouwen die orale anticonceptiva gebruiken dan bij vrouwen zonder pilgebruik.[37,38] De nieuwere generatie orale anticonceptiva heeft een minder bloeddrukverhogend effect.[39] Bij vrouwen > 35 jaar met een combinatie van multipele cardiovasculaire risicofactoren wordt het gebruik van de anticonceptiepil afgeraden.[40] Langdurig gebruik van de anticonceptiepil blijkt niet te leiden tot een verhoogd risico op coronairsclerose.[41] Het risico op trombose bij gebruik van de anticonceptiepil is het grootst in het eerste halfjaar na starten van behandeling (zie verder hoofdstuk 8, paragraaf 8.5).

6 *Invloed van de menopauze op de bloeddruk.* Bijna de helft van de vrouwen heeft voor het 60e jaar een te hoge bloeddruk (> 140/90 mmHg). De hormonale veranderingen in de menopauze versterken de leeftijdsgerelateerde stijging van de bloeddruk.[42] Deze begint aanvankelijk met verhoogde diastolische waarden, maar na het 50e jaar gaat vooral de systolische bloeddruk stijgen. De toename in de vaatweerstand kan in eerste instantie leiden tot een septale hypertrofie, die vaak als een ejectiegeruisje te horen is. Ook een luide tweede harttoon (sluiten aortaklep) kan bij hypertensie passen. Hoewel meer vrouwen dan mannen hypertensie krijgen, wordt een verhoogde bloeddruk zowel door vrouwen zelf als door hun behandelende huisartsen en specialisten regelmatig toegeschreven aan 'stress' of 'de overgang'. Dit is een van de redenen dat hypertensie bij vrouwen slechter wordt behandeld dan bij mannen.[3] In de Women's Health Study werd bij meer dan 40.000 vrouwen ≥ 45 jaar vastgesteld dat de aanwezigheid van hypertensie een belangrijke voorspeller is voor het ontstaan van diabetes mellitus.[43] Slechts minder dan 30% van de oudere vrouwen (> 70 jaar) met hypertensie in deze studie haalde de streefwaarden van de bloeddruk. In Nederland komen de meeste CVA's voor bij vrouwen boven de 75 jaar en deze zijn sterk geassocieerd met hypertensie.[44] Een licht verhoogde systolische bloeddruk (SBP) op middelbare leeftijd hangt bij vrouwen sterk samen met een verhoogd risico op paroxismaal atriumfibrilleren (AF).[45] Als er eenmaal chronisch AF is ontstaan, wordt de bloeddruk lager of zelfs normaal. Dit kan op

termijn leiden tot systolisch hartfalen. In de HYVET-studie, waarin de behandeling van hypertensie werd onderzocht bij patiënten ≥ 80 jaar (60% vrouwen), werd 64% reductie gevonden in het voorkomen van hartfalen na adequate behandeling van de bloeddruk.[46] Gezien de hoge prevalentie van (vooral diastolisch) hartfalen bij vrouwen op oudere leeftijd is dit een belangrijk argument om ook in deze levensfase de bloeddruk goed te blijven reguleren. Daarmee wordt het risico op secundaire hartritmestoornissen zoals AF (en een CVA) ook kleiner. Op oudere leeftijd is wel het advies om de SBP niet verder te laten dalen dan 140 mmHg.

7 *Cholesterolwaarden na de menopauze en primaire preventie met statines.* Een verlaagd HDL-cholesterol is een sterkere risicofactor bij vrouwen dan bij mannen en de waarden veranderen nauwelijks na de menopauze. Tussen de 50 en 60 jaar worden het totale cholesterol en het LDL-cholesterol 10-14% hoger bij vrouwen, terwijl dit bij mannen gelijk blijft.[47] Na het 60e jaar hebben vrouwen een ongunstiger lipidenspectrum dan mannen. Omdat zij in de oudere statinestudies sterk ondervertegenwoordigd waren en de gemiddelde leeftijd te laag was om een risicoverlagend effect aan te tonen, heeft lang de perceptie geheerst dat preventie met statines bij vrouwen niet werkt. Voor secundaire preventie staat de indicatie voor cholesterolverlagers in de CVRM-richtlijn van 2011 niet meer ter discussie en geleidelijk wordt ook duidelijk dat primaire preventie met statines bij vrouwen op oudere leeftijd (> 55 à 60 jaar) een belangrijke risicoreductie geeft op CHZ.[48,49] In de MEGA-studie werd bij 5300 gezonde vrouwen aangetoond dat primaire preventie voor een milde hypercholesterolemie (T chol 5,7-7,0 mmol/l) zinvol is vanaf de leeftijd van 55 à 60 jaar, omdat het cardiovasculaire risico in deze leeftijdsfase sterk toeneemt en ook de clustering van risicofactoren groter is dan op jongere leeftijd.[50] In de JUPITER-studie werd een significante risicoreductie gevonden van primaire CVZ-gebeurtenissen bij gebruik van een statine ten opzichte van placebo, bij vrouwen ≥ 60 jaar met LDL-cholesterolwaarden < 3,4 mmol/l en licht verhoogde CRP-waarden (≥ 2 mg/l).[51,52]

8 *Diabetes mellitus.* Vrouwen met diabetes mellitus (DM) hebben een 1,5-2 maal zo hoge sterfte aan CVZ als mannen met diabetes.[53] Het aanvankelijke leeftijdsvoordeel van vrouwen op het krijgen van CVZ is verdwenen als zij DM hebben. Diabetes is bij vrouwen tevens een belangrijke en onafhankelijke risicofactor voor het ontstaan van (diastolisch) hartfalen (zie casus 6.1).[54] De meeste vrouwen met DM hebben een combinatie van risicofactoren en een diffuus patroon van atherosclerose, waarvoor een goede ondersteuning in leefstijl, instelling van de DM en behandeling van de aanwezige risicofactoren noodzakelijk is om cardiovasculaire gebeurtenissen te voorkomen. De kans op het krijgen van DM na een gestoorde glucosetolerantie in de zwangerschap of een doorgemaakte zwangerschapsdiabetes is 7-12× zo groot als na ongecompliceerde zwangerschappen.[55]

9 *Auto-immuunziekten.* Vrouwen hebben vaker auto-immuunziekten dan mannen. Systemische lupus erythematodes (SLE) en reumatoïde artritis (RA) zijn geassocieerd met een sterk verhoogd risico op CVZ.[56] In de nieuwe AHA-richtlijnen CVZ-preventie bij vrouwen wordt geadviseerd om deze categorie vrouwen te screenen op hun risicofactoren, ook als zij asymptomatisch zijn.[25] Vrouwen met ernstige RA hebben vaak functionele beperkingen, waardoor inspanningsgebonden klachten niet naar de oppervlakte komen. Na de menopauze nemen diverse pro-inflammatoire serummarkers toe, zoals het interleukine 1, 6 en TNF-alfa, en worden reumatische klachten vaak erger.[57]

10 *Psychosociale factoren.* Vrouwen hebben vaker dan mannen een lage socio-economische status die gepaard gaat met een ongezondere leefstijl en de aanwezigheid van cardiovasculaire risicofactoren. Daarnaast is er een sterke overlap tussen chronische stress en emoties, die bij vrouwen een grotere impact hebben op risicofactoren, zoals hypertensie en overgewicht, en het op termijn ontwikkelen van CVZ.[58,59] Vrouwen gebruiken relatief vaak antidepressiva op middelbare leeftijd wegens stemmingsstoornissen en gevoelens van onbehagen. Alertheid is geboden voor klachten die mogelijk in verband staan met een zich ontwikkelende hypertensie (zie hoofdstuk 3).

11 *Erfelijkheid.* Het belang van een belaste familieanamnese voor CVZ, een samenspel van genetische en traditionele risicofactoren is bevestigd in de interheart-studie, waarin geen verschil werd gevonden tussen een maternale en een paternale familiaire belasting in tientallen landen over diverse continenten.[60] De associatie was sterker naarmate de leeftijd van de eerstegraads verwant lager was en er ook meer familieleden belast waren. Bij vrouwen met hypertensieve zwangerschapscomplicaties is het familierisico op CVZ sterk verhoogd.[61] In de laatste AHA-richtlijnen voor primaire preventie bij vrouwen wordt rekening gehouden met de 10 jaar latere klinische manifestatie van CVZ bij vrouwen: een positieve familiaire belasting is aanwezig bij een aangedane eerstegraads vrouwelijke verwant < 65 jaar en een eerstegraads mannelijke verwant < 55 jaar.[25] In de CVRM-richtlijn van 2011 wordt bij mannen en vrouwen dezelfde leeftijdsgrens van 60 jaar gehanteerd.[18] Door de effecten van primaire preventie en het kleiner worden van gezinnen zal het inschatten van het familierisico op termijn lastiger worden.

6.6 GENDERVERSCHILLEN IN (BIJ)WERKINGEN VAN CARDIOVASCULAIRE MEDICATIE

Er zijn belangrijke genderverschillen in farmacokinetiek van geneesmiddelen, die te maken hebben met de binding aan eiwitten, resorptie in het maag-darmkanaal, in-

TABEL 6.3 – NIET BEWEZEN OF ZELFS SCHADELIJKE MEDICATIE VOOR PREVENTIE BIJ VROUWEN

hormoontherapie in postmenopauze	niet effectief voor de preventie CVZ, schadelijk bij vrouwen > 60 jaar en bij vrouwen met verhoogd CVZ-risico
antioxidanten	o.a. vit. E, C, bètacaroteen bewezen ineffectief, potentieel schadelijk
foliumzuur	met/zonder vit. B6 en B12, bewezen ineffectief, potentieel schadelijk
aspirine	bewezen ineffectief primaire preventie ACS vrouwen < 65 jaar

Naar: Mosca L, et al. *Circulation* 2011; 123: 1243-62.

vloed van geslachtshormonen, metabolisme in de lever en excretie in de nieren.[62] Dit geldt niet alleen voor de effectiviteit van geneesmiddelen, maar ook voor de bijwerkingen. Zo is van aspirine bewezen dat primaire preventie bij vrouwen tussen de 45 en 65 jaar geen reductie geeft op een ACS, terwijl dit bij mannen wel het geval is. Er lijkt wel enige bescherming te zijn voor het optreden van een CVA.[63] Mogelijk heeft dit te maken met het grotere aantal CVA's dan ACS bij vrouwen in deze leeftijdsfase (zie figuur 2.2). Voor de keuze van geneesmiddelen voor cardiovasculair risicomanagement verwijzen wij naar de CVRM-richtlijn 2011.[18] Vrouwen melden echter meer bijwerkingen van bètablokkers (moeheid), ACE-remmers (hoesten) en cholesterolverlagende medicatie (spierklachten), wat lastig kan zijn voor de individuele keuze van medicatie. Daarom blijft het belangrijk dat er alternatieven mogelijk zijn, zoals het gebruik van cholesterolabsorptieremmers bij intolerantie voor statines. Vrouwen hebben de neiging om diverse klachten en gebeurtenissen/bijwerkingen met elkaar in verband te brengen, terwijl dat niet het geval hoeft te zijn. Daarnaast hebben veel vrouwen een aversie tegen het gebruik van medicatie, terwijl er wel een voorkeur is voor vitaminepreparaten en alternatieve middelen, waarvan het nut voor de preventie van CVZ niet bewezen is (zie tabel 6.3). Goede uitleg en motivatie van de voorschrijvende arts is dus belangrijk om de therapietrouw te bevorderen.[64] Het kan soms helpen om met lagere doseringen medicatie te beginnen en dit langzaam op te titreren naar het gewenste effect. Extra aandacht is nodig voor de groeiende groep allochtone vrouwen, die voor goede voorlichting extra barrières te overwinnen hebben.

6.7 COACHING VOOR EEN GEZONDE LEEFSTIJL

Preventie van CVZ staat en valt met een gezonde leefstijl en dat is moeilijker dan het voorschrijven van een recept. Vrouwen hebben meer behoefte aan sociaalemotionele steun en coaching om een gezonder gedrag te realiseren. De inzet van goed getrainde praktijkondersteuners en speciale cardiofitnessprogramma's voor deze doelgroep zijn daarvoor belangrijk. Een geïntegreerde aanpak van gewichts- en conditieproblemen en het bespreekbaar maken van barrières voor een gezonde leefstijl kunnen vrouwen de goede richting op helpen om hun doelen te bereiken. Veel zorgverzekeraars hebben thans mogelijkheden voor leefstijlcoaching opgenomen in hun pakket.

KERNPUNTEN
- Een betere awareness van het eigen ziekterisico is belangrijk voor de vroege herkenning van cardiale klachten en risicofactoren bij vrouwen.
- Boven de 60 jaar zijn de gemiddelde bloeddruk- en cholesterolwaarden hoger bij vrouwen dan bij mannen.
- Diabetes mellitus heeft een bijna tweemaal zo grote cardiovasculaire sterfte bij vrouwen als bij mannen.
- De obstetrische anamnese en menopauzale status moeten meegewogen worden in de cardiovasculaire risicoscreening bij vrouwen.
- Vrouwen behalen minder goed de streefwaarden van bloeddruk en cholesterolwaarden bij secundaire preventie.
- Omdat vrouwen meer bijwerkingen hebben van medicatie, is extra aandacht nodig om de therapietrouw te bevorderen.

Referenties
1. Stampfer MJ, Hu FB, Manson JE, Rimm EB, Willett WC. Primary prevention of coronary heart disease in women through diet and lifestyle. N Engl J Med 2000; 343: 16-22.
2. Towfighi A, Zheng L, Ovbiagele B. Sex-specific trends in midlife coronary heart disease risk and prevalence. Arch Intern Med 2009; 169; 1762-66.
3. Dallongeville J, De Bacquer D, Heidrich J, De Backer G, Prugger C, Kotseva K, et al. Euroaspire Study Group. Gender differences in the implementation of cardiovascular prevention measures after an acute coronary event. Heart 2010; 96: 1744-49.
4. Melloni C, Berger JS, Wang TY, Gunes F, Stebbins A, Pieper KS, et al. Representation of women in randomized clinical trials of cardiovascular disease prevention. Circ Cardiovasc Qual Outcomes 2010; 3: 135-42.
5. Stramba-Badiale M. Women and research on cardiovascular diseases in Europe: a report from the European Heart Health Strategy (EuroHeart) project. Eur Heart J 2010; 31: 1677-81.

6 Bugiardini R, Yan AT, Yan RT, et al. Factors influencing underutilization of evidence-based therapies in women. *European Heart Journal* 2011; 32: 1337-44.
7 Johnston N, Schenck-Gustafsson K, Lagerqvist B. Are we using cardiovascular medications and coronary angiography appropriately in men and women with chest pain? *Eur Heart J* 2011: 32: 1331-36.
8 Bairey Merz CN. The Yentl syndrome is alive and well. *Eur Heart J* 2011; 32: 1313-15.
9 Maas AHEM, Schouw YT van der, Regitz-Zagrosek V, Swahn E, Appelman YT, Pasterkamp G, et al. Red alert for women's heart: the urgent need for more research and knowledge on cardiovascular disease in women. *Eur Heart J* 2011; 32: 1362-68.
10 Mosca L, Linfante AH, Benjamin EJ, Berra K, Hayes SN, Walsh BW, et al. National study of physician awareness and adherence to cardiovascular disease prevention guidelines. *Circulation* 2005; 111: 499-510.
11 Mosca L, Mochari-Greenberger H, Dolor RJ, Newby LK, Robb KJ. Twelve-year follow- up of american women's awareness of cardiovascular disease risk and barriers to heart health. *Circ Cardiovasc Qual Outcomes* 2010; 3: 120-27.
12 Diercks DB, Owen KP, Kontos MC, Blomkalns A, Chen AY, Miller C, et al. Gender differences in time to presentation for myocardial infarction before and after a national women's cardiovascular awareness campaign: a temporal analysis from the Can Rapid Risk Stratification of Unstable Angina Patients Suppress ADverse Outcomes with Early Implementation (crusade) and the National Cardiovascular Data Registry Acute Coronary Treatment and Intervention Outcomes Network-Get with the Guidelines (ncdr action Registry-gwtg). *Am Heart J* 2010; 160: 80-87.
13 Lloyd-Jones DM, Leip EP, Larson MG, D'Agostino RB, Beiser A, Wilson PW, et al. Prediction of lifetime risk for cardiovascular disease by risk factor burden at 50 years of age. *Circulation* 2006; 113; 791-98.
14 Cooney MT, Dudina AL, Graham IA. Value and limitations of existing scores for the assessment of cardiovascular risk. *J Am Coll Cardiol* 2009; 54: 1209-27.
15 Prescott E, Hippe M, Schnohr P, Hein HO, Vestbo J. Smoking and risk of myocardial infarction in women and men: longitudinal population study. *BMJ* 1998; 316: 1043-47.
16 Regitz-Zagrosek V, Lehmkuhl E, Mahmoodzadeh S. Gender aspects of the role of the metabolic syndrome as a risk factor for cardiovascular disease. *Gend Med* 2007; 4 (suppl): S162-77.
17 Roger VL, Lloyd-Jones DM, Adams RJ, Berry JD, Brown TM, Carnethon MR, et al. Heart disease and stroke statistics update: a report from the American Heart Association. *Circulation* 2011; 123: e18-e209.
18 www.cbo.nl.
19 Lloyd-Jones DM. Cardiovascular risk prediction. Basic concepts, current status and future directions. *Circulation* 2010; 121: 1768-77.
20 Cooney MT, Dudina A, DÁgostino RD, Graham IM. Cardiovascular risk-estimation systems in primary prevention. Do they differ? Do they make a difference? Can we see the future? *Circulation* 2010; 122: 300-10.
21 D'Agostino RB Sr, Vasan RS, Pencina MJ, Wolf PA, Cobain M, Massaro JM, Kannel WB. General cardiovascular risk profile for use in primary care: the Framingham Heart Study. *Circulation* 2008; 117: 743-53.
22 Sillesen H, Falk E. Why not screen for subclinical atherosclerosis? *Lancet* 2011. doi: 10.1016/S0140-6736(11)60059-7.
23 Vasan R, Kannel WB. Strategies for cardiovascular risk assessment and prevention over the life course. Progress amid imperfections. *Circulation* 2009; 120: 360-63.
24 Marma AK, Lloyd-Jones DM. Systematic examination of the updated Framingham heart study general cardiovascular risk profile. *Circulation* 2009; 120: 384-90.

25 Mosca L, Benjamin EJ, Berra K, Bezanson JL, Dolor RJ, Lloyd-Jones DM, et al. Effectiveness-based guidelines for the prevention of cardiovascular disease in women, 2011 update. A guideline from the American Heart Association. *Circulation* 2011; 123: 1243-62.
26 Dekker JM, Alssema M, Janssen PGH, Van der Paardt M , Festen CCS, Van Oosterhout MJW, et al. M96. NHG-Standaard Preventie Consult module Cardiometabool Risico. *Huisarts Wet* 2011; 54:138-55.
27 Nilsson PM, Boutouyrie P, Laurent S. A tale of EVA and ADAM in cardiovascular risk assessment and prevention. *Hypertension* 2009; 54: 3-10.
28 Bellamy L, Casas JP, Hingorani AD, Williams DJ. Pre-eclampsia and risk of cardiovascular disease and cancer in later life: systematic review and meta-analysis. *BMJ* 2007; 335: 974-83.
29 Kharazmi E, Dossus L, Rohrmann S, Kaaks R. Pregnancy loss and risk of cardiovascular disease: a prospective population-based cohort study (EPIC-Heidelberg). *Heart* 2011; 97: 49-54.
30 Drost JT, Arpaci G, Ottervanger JP, Boer MJ de, Eyck J van, Schouw YT van der, Maas AHEM. Cardiovascular risk factors in women 10 years post early preeclampsia. The Preeclampsia Risk EValuation in FEMales Study (prevfem) *Eur J Cardiovasc Prev Rehabil* (in press).
31 Vos M de, Devroey P, Fauser BCJM. Primary ovarian insufficiency. *Lancet* 2010; 376; 911-21.
32 Gast G-CM, Grobbee DE, Pop VJM, Keyzer JJ, Wijnands-van Gent CJM, Samsioe GN, Nilsson PM, Schouw YT van der. Menopausal complaints are associated with cardio-vascular risk factors. *Hypertension* 2008; 51: 1492-98.
33 Szmuilowicz ED, Manson JE, Rossouw JE, Howard BV, Margolis KL, Greep NC, et al. Vasomotor symptoms and cardiovascular events in postmenopausal women. *Menopause* 2011; 18: 603-10.
34 Shaw LJ, Bugiardini R, Bairey Merz CN. Women and ischemic heart disease. Evolving knowledge. *J Am Coll Cardiol* 2009; 54: 1561-75.
35 Banks K, Puttagunta D, Murphy S, Lo M, McGuire DK, Lemos JA de, et al. Clinical characteristics, vascular function and inflammation in women with angina in the absence of coronary atherosclerosis. The Dallas Heart Study. *J Am Coll Cardiol Img* 2011; 4: 65-73.
36 Gulati M, Cooper-DeHoff RM, McClure C, Johnson D, Shaw LJ, Handberg EM, et al. Adverse cardiovascular outcomes in women with nonobstructive coronary artery disease. A report from the Women's Ischemia Syndrome Evaluation Study and the St James Women take Heart Project. *Arch Intern Med* 2009; 169: 843-50.
37 Chasan-Taber L, Willett WC, Manson JE, et al. Prospective study of oral contraceptives and hypertension among women in the United States. *Circulation* 1996; 94: 483-9.
38 Narkiewicz K, Graniero GR, DÉste D, Mattarei M, Zonzin P, Palatini P. Ambulatory blood pressure in mild hypertensive women taking oral contraceptives. A case-control study. *Am J Hypertens* 1995; 8: 249-53.
39 Shufelt CL, Bairey Merz CN. Contraceptive hormone use and cardiovascular disease. *J Am Coll Cardiol* 2009; 53: 221-31.
40 Kaunitz AM. Clinical practice. Hormonal contraception on women of older reproductive age. *N Engl J Med* 2008; 358: 1262-70.
41 Merz CN, Johnson BD, Berga S, Braunstein G, Reis SE, Bittner V. Past oral contraceptive use and angiographic coronary artery disease in postmenopausal women: data from the national Heart, Lung and Blood Institute-sponsored Women's Ischemia Syndrome Evaluation. *Fertil Steril* 2006; 85: 1425-31.
42 Coylewright M, Reckelhoff JF, Ouyang P. Menopause and hypertension. An age-old debate. *Hypertension* 2008; 51: 952-59.
43 Conen D, Ridker PM, Mora S, Buring JE, Glynn RJ. Blood pressure and risk of developing type 2 diabetes mellitus: The Women's Health Study. *Eur Heart J* 2007; 28: 2937-43.
44 Redon J, Olsen MH, Cooper RS, Zurriaga O, Martinez-Beneito MA, Laurent S, et al. Stroke mor-

tality and trends from 1990 to 2006 in 39 countries from Europe and Central Asia: implications for control of high blood pressure. Eur Heart J 2011: 32:1424-31.
45 Conen D, Tedrow UB, Koplan BA, Glynn RJ, Buring JE, Albert CM. Influence of systolic and diastolic blood pressure on the risk of incident atrial fibrillation in women. Circulation 2009; 119: 2146-52.
46 Beckett NS, Peters R, Fletcher AE, Staessen JA, Liu L, Dumitrascu D, et al. Treatment of hypertension in patients 80 years of age or older. N Engl J Med 2008; 358: 1887-98.
47 Abbey M, Owen A, Suzakawa M, Roach P, Nestel PJ. Effects of menopause and hormone replacement therapy on plasma lipids, lipoproteins and LDL-receptor activity. Maturitas 1999; 33: 259-69.
48 Truong QA, Murphy SA, McCabe CH, Armani A, Cannon CP; on behalf of the timi Study Group. Benefit of intensive statin therapy in women. Results from PROVE IT-TIMI 22. Circ Cardiovasc Qual Outcomes 2011; 4; :328-36.
49 Harrington C, Horne A, Hasan RK, Blumenthal RS. Statin therapy in primary prevention: new insights regarding women and the elderly. Am J Cardiol 2010; 106: 1357-59.
50 Mizuno K, Nakaya N, Ohashi Y, et al. Usefulness of pravastatin in primary prevention of cardiovascular events in women. Analysis of the management of elevated cholesterol in the primary prevention group of adult Japanese (MEGA-study). Circulation 2008; 117: 494-502.
51 Ridker PM, Danielson E, Fonseca FA, Genest J, Gotto AM, Kastelein JJ, et al. Rosuvastatin to prevent vascular events in men and women with elevated C-reactive protein. N Engl J Med 2008; 359: 2195-2207.
52 Mora S, Glynn RJ, Hsia J, MacFadyen JG, Genest J, Ridker PM. Statins for the primary prevention of cardiovascular events in women with elevated high-sensitive C-reactive protein or dyslipidemia: results of the Justification for the Use of Statins in Prevention: an Intervention Trial Evaluating Rosuvastatin (JUPITER) and meta-analysis of women from primary prevention trials. Circulation 2010; 121: 1069-77.
53 Huxley R, Barzi F, Woodward M. Excess risk of fatal coronary heart disease associated with diabetes in men and women: meta-analysis of 37 prospective cohort studies. BMJ 2006; 332; 73-78.
54 De Simone G, Devereux RB, Chinali M, Lee ET, Galloway JM, Barac A, et al. Diabetes and incident heart failure in hypertensive and normotensive participants of the Strong Heart Study. J Hypertens 2010; 28: 353-60.
55 Bellamy L, Casas JP, Hingorani AD, Williams D. Type 2 diabetes mellitus after gestational diabetes: a systematic review and meta-analysis. Lancet 2009; 373 (9677): 1773-79.
56 Salmon JE, Roman MJ. Subclinical atherosclerosis in rheumatoid arthritis and systemic lupus erythematosus. Am J Med 2008; 121 (suppl 1): S3-S8.
57 Gameiro CM, Romão F, Castelo-Branco C. Menopause and aging: changes in the immune-system. A review. Maturitas 2010; 67: 316-20.
58 Rozanski A, Blumenthal JA, Davidson KW, Saab PG, Kubzansky L. The epidemiology, pathophysiology and management of psychosocial risk factors in cardiac practice. J Am Coll Cardiol 2005; 45: 637-51.
59 Low CA, Thurston RC, Matthews KA. Psychosocial factors in the development of heart disease in women: Current Research and Future Directions. Psychosom Med 2010; 72: 842-54.
60 Chow CK, Islam S, Bautista L, Rumboldt Z, Yusufali A, Xie C, et al. Parental history and myocardial infarction risk across the world. J Am Coll Cardiol 2011; 57: 619-27.
61 Steegers EAP, Dadelszen P von, Duvkot JJ, Pijnenborg R. Pre-eclampsia. Lancet 2010; 376(9741): 631-44.
62 Oertelt-Prigione S, Regitz-Zagrosek V. Gender aspects in cardiovascular pharmacology. J of Cardiovasc Trans Res 2009; 2: 258-66.

63 Ridker PM, Cook NR, Lee IM, Gordon D, Gaziano JM, Manson JE, et al. A randomized trial of low-dose aspirin the primary prevention of cardiovascular disease in women. N Engl J Med 2005; 352(13); 1293-1304.
64 Baroletti S, Dell'Orfano H. Medication adherence in cardiovascular disease. Circulation 2010; 121: 1455-58.

HOOFDSTUK 7

HARTZIEKTEN BIJ OUDERE VROUWEN

CAREL BAKX EN ANGELA MAAS

7.1 INLEIDING EN PROBLEEMSTELLING

Onder de 70 jaar is de sterfte aan hart- en vaatziekten onder mannen hoger, maar met het stijgen der jaren overlijden meer vrouwen dan mannen aan cardiovasculaire ziekten (CVZ). Mannen overlijden vaker aan ischemische hartziekten, terwijl vrouwen vaker overlijden aan cerebrovasculaire aandoeningen (CVA) en hartfalen (zie hoofdstuk 2). CVZ treden bij vrouwen gemiddeld 7-10 jaar later op dan bij mannen. Dit heeft belangrijke gevolgen voor de diagnostiek en de behandeling, mede omdat met het stijgen der jaren de comorbiditeit toeneemt. Omdat vrouwen gemiddeld genomen langer leven dan mannen, zijn zij verhoudingsgewijs vaker alleenstaand en eerder aangewezen op formele zorg. Mannen worden veel minder vaak in een verpleeghuis of verzorgingshuis opgenomen en maken veel minder gebruik van thuiszorg. Zij hebben vaak nog een vrouwelijke partner die voor hen zorgt. Vrouwen hebben uiteindelijk vaak thuiszorg nodig, als hun echtgenoot is overleden en zij zelf (hoog)bejaard zijn geworden. Meer dan de helft van de oudere vrouwen komt in een verpleeghuis of verzorgingshuis terecht. In dit hoofdstuk wordt aan de hand van een casus aandacht besteed aan de diagnostiek en behandeling van CVZ bij vrouwen > 75 jaar.

CASUS 7.1 Oudere vrouw met hartklachten en comorbiditeit

Mevrouw H. is 78 jaar, zij woont zelfstandig in een woonzorgcentrum. Zij is weduwe en heeft drie kinderen die elders wonen. Jarenlang heeft zij met haar echtgenoot een bakkerij gerund, waar zij een belangrijk aandeel had bij de bediening van de klanten in de winkel. Mevrouw was 64 jaar toen haar echtgenoot overleed, acht jaar daarna kreeg zij borstkanker. Op 74-jarige leeftijd kreeg zij last van kortademigheid en hartkloppingen, veroorzaakt door nieuw ontstaan atriumfibrilleren. Bij onderzoek werd ook een cardiale souffle gehoord, waarvoor zij werd verwezen naar de cardioloog. De souffle bleek te berusten op een aortaklepsclerose met geringe tekenen van stenosering. Bij echocardiografisch onderzoek werd een niet-gedilateerde linkerventrikel gevonden met een normale wanddikte. Er was tevens sprake van een matig tot ernstige mitralisinsufficiëntie (graad II-III/IV). Na behandeling van het atriumfibrilleren door 'rate control' verdwenen de kortademigheidsklachten. Mevrouw gebruikt als onderhoudsmedicatie furosemide, lanoxine, perindopril en acenocoumarol. Voor haar borstkanker van enkele jaren geleden gebruikt zij nog altijd tamoxifen.

In diezelfde periode was het haar dochter opgevallen dat moeder problemen met haar geheugen begon te krijgen. Zij had moeite met het doen van de juiste boodschappen, vergat de verjaardagen van haar kinderen en had weinig ziekte-inzicht. Zij wilde niet verhuizen en wees aanvankelijk alle hulp af. In overleg met de huisarts werd afgesproken om haar op geregelde tijden te bezoeken. Met de dochter werd gecommuniceerd via een schrift dat bij moeder in de buffetlade lag. De controles die aanvankelijk bij de cardioloog plaatsvonden in verband met de klepafwijking werden afgezegd, het lukte de kinderen niet om elke keer met moeder mee te gaan naar het ziekenhuis en de cardiale situatie was stabiel. Geleidelijk aan namen de cognitieve stoornissen toe. Het gewicht nam af door insufficiënte voeding, waardoor zij een macrocytaire anemie bij een vitamine B12-deficiëntie ontwikkelde. Patiënte ervoer zelf geen problemen, zij verheugde zich op de bezoekjes van haar familie en de vertrouwde dokter. Als er een andere arts kwam vroeg ze steeds naar haar eigen huisarts. In een gezamenlijk gesprek met haar kinderen stemde zij uiteindelijk in met inzetten van ondersteunende thuiszorg, het gebruik van de warme maaltijd in het aangrenzende bejaardenhuis en het dagelijks toedienen van de medicijnen door de medewerkster van de thuiszorg. Er werden afspraken gemaakt over de lichamelijke controles en geregeld bloedonderzoek van Hb en creatinine (in verband met de medicatie). In overleg met de behandelend oncoloog werd de tamoxifen gestaakt, temeer omdat dit de spiegels van acenocoumarol zou kunnen beïnvloeden. Met de cardioloog werd afgesproken dat de huisarts de controles definitief zou overnemen, met wel de afspraak dat er bij klachten een beroep gedaan zou kunnen worden op tweedelijnszorg. Het argument hiervoor was dat zij niet meer in aanmerking kwam voor een invasieve (prognostische) behandeling en dat de (symptomatische) behandeling vooral bestond uit het handhaven van de kwaliteit van leven.

Bij deze casus valt op dat er naast de cardiale morbiditeit verschillende andere aandoeningen in het spel zijn, die al of niet samenhangen met de cardiale klachten. Daarbij worden de begrippen *comorbiditeit* en *multimorbiditeit* gebruikt. Uitgaande van cardiale aandoeningen is er sprake van comorbiditeit als er naast de cardiale aandoeningen ook andere ziekten aanwezig zijn bij één patiënt. Bij multi-morbiditeit daarentegen wordt met name gekeken naar alle ziekten en de verdeling daarvan in een populatie: daarin komen mensen voor zonder ziekten, met één ziekte, of met meerdere ziekten.

7.2 HARTKLEPAFWIJKINGEN OP OUDERE LEEFTIJD

Bij patiënte werd als belangrijkste afwijking een matig tot forse *mitralisinsufficiëntie* gevonden. Dit kan meerdere oorzaken hebben, zoals een langer bestaande mitralisklepprolaps of een acute chordaruptuur door een pre-existente afwijkende klep of een doorgemaakt acuut coronair syndroom (ACS). Maar ook een verwijding van de mitralisannulus of retractie van een klepblad door een (ischemische) cardiomyopathie kan hieraan ten grondslag liggen. Bij patiënte is de oorzaak niet precies bekend: gezien het ontbreken van klassieke risicofactoren is, ondanks haar leeftijd, een ischemisch kleplijden als primaire oorzaak minder voor de hand liggend.[1] Bij mitralisklepafwijkingen komen supraventriculaire ritmestoornissen relatief vaak voor, door volumebelasting van de atria en structurele veranderingen die daarvan het gevolg zijn.

De meest voorkomende klepafwijkingen bij ouderen is de *aortaklepafwijking*, waarvan de aortaklepsclerose het meest voorkomt met een frequentie van 27%. Deze cijfers zijn niet verschillend tussen mannen en vrouwen, hoewel er aanwijzingen zijn dat vrouwen minder vaak gediagnosticeerd en behandeld worden.[2] In de meeste gevallen geeft een aortaklepsclerose geen klachten, bij verdere progressie van de degeneratieve afwijkingen kan een aortaklepstenose ontstaan. Belangrijke klinische symptomen van een ernstige aortaklepstenose zijn dyspnoe, klachten van angina pectoris, duizeligheid en in ernstige gevallen een (near) collaps. Er zijn geen genderverschillen in uitkomsten na aortaklepchirurgie, hoewel vrouwen minder vaak geopereerd worden dan mannen en na een operatie meer klachten houden.[3,4] Dit laatste kan te maken hebben met het feit dat zij gemiddeld later gediagnosticeerd worden, waardoor zij meer structurele cardiale schade hebben zoals linkerventrikelhypertrofie en diastolische disfunctie. De overleving en restklachten bij hartklepaandoeningen zijn dus niet alleen afhankelijk van de ernst van de klepafwijking, maar ook van o.a. de linkerventrikelrestfunctie, de aanwezigheid van atriumfibrilleren en de hoogte van de pulmonalisdrukken. Daarnaast speelt de overige comorbiditeit, zoals in de casus beschreven, een belangrijke rol. Hoewel het ontstaan van sclerotische klepafwijkingen duidelijke overeenkomsten kent met atherosclerose, is niet aangetoond dat statines de progressie van sclerotische klepafwijkingen kunnen vertragen.[5]

7.3 HYPERTENSIE BIJ VROUWEN OP OUDERE LEEFTIJD

De meest voorkomende risicofactoren voor hart- en vaatziekten bij oudere vrouwen zijn hypertensie en diabetes. Maar ook de gemiddelde cholesterolwaarden zijn hoger bij vrouwen dan bij mannen boven de 60 jaar. Hypertensie is vooral bij vrouwen een belangrijke oorzaak van diastolisch hartfalen (zie hoofdstuk 4). Op jonge leeftijd hebben vrouwen een gemiddeld lagere bloeddruk dan mannen; na het 50e jaar verdwijnt dit verschil. Vanaf het 55e jaar hebben vrouwen een hogere systolische bloeddruk dan mannen. Door het dalen van de diastolische bloeddruk op oudere leeftijd wordt het verschil tussen de systolische en diastolische bloeddruk (de polsdruk) steeds groter.[6] De pathofysiologie van de bloeddrukstijging na de menopauze is een combinatie van een normaal verouderingsproces, de invloed van traditionele risicofactoren en genetische aanleg. Daarnaast dragen de hormonale veranderingen in de menopauze bij aan het sterker stijgen van de systolische bloeddruk bij vrouwen dan bij mannen. De polsdruk is een belangrijke risico-indicator: bij elke te hoge systolische bloeddruk is het risico groter naarmate de diastolische bloeddruk verder daalt.[7] Dit effect is bij oudere vrouwen in sterkere mate aanwezig dan bij mannen, waardoor de bloeddruk bij oudere vrouwen in het algemeen moeilijker te behandelen is. Uit gegevens van de Framingham-studie bleek dat 23% van de hypertensieve vrouwen boven de 80 jaar een systolische bloeddruk < 140 mmHg had tegenover 38% van de mannen.[8] Daarbij is niet bekend in hoeverre andere factoren zoals verschil in behandeling of therapietrouw hierin een rol speelden. De prevalentie van hypertensie bij vrouwen boven de 75 jaar is hoog, cijfers lopen uiteen van 30-60%, afhankelijk van de definitie van hypertensie, die in de loop der jaren aangescherpt is tot een bloeddrukwaarde > 140/90 mmHg.[9] In de richtlijnen wordt geadviseerd om bij iedereen die onder behandeling is vanwege hypertensie te streven naar een systolische bloeddruk < 140 mmHg. Er zijn echter aanwijzingen uit de Leiden 85+-studie dat bij de oudste ouderen, de 85-plussers, juist een systolische bloeddruk < 140 mmHg een verhoogd sterfterisico geeft. In diezelfde studie wordt een systolische bloeddruk tussen de 140 en 160 mmHg als het gunstigst beschouwd. De theorie is dat de cerebrale autoregulatie, waarbij de cerebrale flow constant wordt gehouden, afneemt met het ouder worden, waarbij een hogere bloeddruk noodzakelijk wordt om een adequate cerebrale flow te handhaven.[10] In de HYVET-studie, waarin de behandeling van hypertensie werd onderzocht bij gezonde patiënten ≥ 80 jaar (60% vrouwen), werd een reductie van 64% gevonden in het voorkomen van hartfalen na adequate behandeling van de bloeddruk.[11] Gezien de hoge prevalentie van (vooral diastolisch) hartfalen bij vrouwen op oudere leeftijd is dit een belangrijk argument om ook in deze levensfase de bloeddruk zo goed mogelijk te blijven reguleren. Daarmee wordt het risico op secundaire hartritmestoornissen zoals AF (en een secundair CVA) ook kleiner. Het advies is wel om op hoge leeftijd de systolische bloeddruk niet onder de 140 mmHg te laten dalen.

7.4 MULTIMORBIDITEIT BIJ OUDERE VROUWEN

Multimorbiditeit wordt gedefinieerd als het voorkomen van twee of meer chronische aandoeningen bij één persoon. Meer dan de helft (55%) van de 75-plussers heeft vier of meer chronische aandoeningen, waarbij eerder sprake is van onderrapportage dan van overrapportage.[12] Multimorbiditeit neemt toe met de leeftijd en komt meer voor bij vrouwen en bij lager opgeleiden. De meest voorkomende chronische aandoeningen bij oudere vrouwen zijn hypertensie, diabetes en artrose. Daarnaast komen depressieve symptomen en inactiviteit frequent voor en die hebben een nadelige invloed op het beloop van aanwezige cardiale aandoeningen, de kwaliteit van leven en de overlevingskansen. Het is niet bekend of behandeling van de klassieke cardiale risicofactoren en leefstijlfactoren het optreden van multimorbiditeit kan voorkomen.[13]

Voor de zorgverleners in de eerste lijn is multimorbiditeit geen statisch gebeuren, want de huisarts kent zijn patiënten meestal al vele jaren en zal het proces van ziektespecifieke naar zorggerelateerde behandeling vaak meemaken, zoals in de casus wordt beschreven. Dat vereist een voortdurende focus en niet alleen samenwerking met andere hulpverleners maar ook met de naasten (kinderen) van de patiënt. Het frequent voorkomen van meerdere chronische aandoeningen op oudere leeftijd maakt de zorg complex en heeft tot gevolg dat diverse artsen en andere hulpverleners zich met de patiënt bemoeien. Dat maakt het belang van een vast aanspreekpunt voor de patiënt, een centrale zorgverlener, des te groter. Afhankelijk van de ernst van de chronische aandoeningen ligt de nadruk bij de behandeling meer op *care* (symptomen bestrijden en kwaliteit van leven) dan op *cure* (verbeteren van de prognostische factoren).

7.5 POLYFARMACIE

De protocollaire behandeling van chronische aandoeningen kan al snel leiden tot polyfarmacie. Boyd beschrijft de hypothetische situatie van een 79-jarige vrouw die lijdt aan hypertensie, artrose, osteoporose en diabetes, waarvoor zij, strikt genomen volgens de geldende richtlijnen, 19 medicamenten zou moeten innemen op vijf verschillende momenten van de dag.[14] Uit gegevens in Nederland blijkt 51% van de mensen ouder dan 75 jaar vijf of meer geneesmiddelen te gebruiken.[15] Daarnaast komen cognitieve problemen veelvuldig voor, hoewel niet precies bekend is hoe vaak vergeetachtigheid bij de oudere bevolking in Nederland voorkomt. Dit kan belangrijke consequenties hebben voor de kwaliteit van zorg. De incidentie van vergeetachtigheid neemt duidelijk toe met de leeftijd: bij 65-75-jarigen is deze 3 per 1000 en bij mensen ouder dan 75 jaar 5 per 1000. Mensen die klagen over hun geheugen, hebben meer kans om dement te worden. Cognitieve problemen komen vaker voor bij mensen met hartfalen. Juist bij cognitieve problemen dreigt een onderrapportage van gezondheidsproblemen omdat patiënten niet in staat zijn om alles te melden.[16] Daarbij komt nog dat de populatie bejaarde vrouwen gemiddeld lager is opgeleid in vergelijking met hun mannelijke leeftijdgenoten.

Polyfarmacie bij multimorbiditeit heeft twee belangrijke consequenties voor de zorg: het innemen van medicatie volgens voorschrift vraagt een goede uitleg en instructie, daarnaast bestaat het gevaar van interacties tussen medicijnen. Bij de patiënte uit de casus is een goede controle van kalium en nierfunctie van belang. De digoxinespiegel is sterk afhankelijk van de nierfunctie en een laag kalium verhoogt de gevoeligheid voor digoxine.[17]

7.6 PREVENTIE EN BEHANDELING VAN CARDIOVASCULAIRE AANDOENINGEN OP HOGE LEEFTIJD

Behandeling van cardiovasculaire aandoeningen kent een verschuiving met de leeftijd. Bij relatief jonge en vitale ouderen ligt de nadruk nog sterk op de preventie: behandeling volgens de richtlijnen van de aanwezige risicofactoren. Met het verstrijken der jaren wordt de aandacht hiervoor minder om twee redenen: patiënten met meerdere risicofactoren zijn reeds overleden waardoor de 'sterksten' overblijven. Maar het kan ook zijn dat de behandelend arts zich laat leiden door het relatief beperkte bewijs van preventieve behandeling bij de oudste ouderen, zoals blijkt uit de Leiden 85+-studie ten aanzien van hypertensie.[10] Meer nog dan de absolute leeftijd moet de vitaliteit van de oudere patiënt leidraad zijn voor preventie. Bij aanwezigheid van cardiale ziekten wordt geadviseerd om de diastolische bloeddruk niet verder te verlagen dan ongeveer 65-70 mmHg, omdat de coronairperfusie vooral tijdens de diastole plaatsvindt.[18] Bovendien bestaat er een toenemend gevaar op valincidenten bij deze groep patiënten door het frequent voorkomen van orthostatische hypotensie. Cognitieve stoornissen zijn geassocieerd met daling van cholesterolspiegels en daling van de systolische bloeddruk. De hypothese is dat cerebrale achteruitgang gepaard gaat met metabole veranderingen, die leiden tot daling van de bloeddruk- en cholesterolspiegels.[19]

Hoewel bij de cardiovasculaire zorg bij oudere vrouwen meer de nadruk ligt op zorg dan op diagnostiek, betekent het niet dat behandeling van acute cardiale of cerebrale vasculaire aandoeningen niet meer nodig is. Door de hoge leeftijd en de aanwezige comorbiditeit wordt vaak minder snel tot behandeling overgegaan. Er bestaat een met de leeftijd toenemend risico op cognitieve achteruitgang na een coronaire bypassoperatie (CABG).[20] Door de technologische ontwikkelingen binnen de thoraxchirurgie is het gebruik van de hart-longmachine echter minder vaak nodig, waardoor dit risico lager wordt. De leeftijd is ook geen absolute contra-indicatie voor bijvoorbeeld een percutane coronaire interventie (PCI) bij een ACS. Dat geldt eveneens voor de behandeling van een CVA. Voor elke interventie zal een zorgvuldige afweging gemaakt moeten worden, mede afhankelijk van de algemene gezondheid, comorbide aandoeningen, de cognitieve status en de levensverwachting. Het sterfterisico na een PCI neemt sterk toe met de leeftijd, van ongeveer 1% < 65 jaar tot 10% bij patiënten > 85 jaar. Daarbij moet men zich realiseren dat het risico, afgeleid van wetenschappelijke studies onder gecontroleerde omstandigheden, in werkelijkheid hoger kan uitvallen, omdat patiënten met een vooraf verhoogd risico op complicaties vaker worden uitgesloten in interventietrials.[21]

Wat betreft de patiënte in de casus is het besluit om niet tot een hartklepoperatie over te gaan genomen op basis van de comorbiditeit en niet door de ziekte zelf. Beslissingen over behandeling zullen op individueel niveau moeten worden gemaakt en ziektespecifieke richtlijnen spelen hierbij een beperkte rol. Dit stelt hoge eisen aan de communicatie en aan het maken van duidelijke afspraken tussen alle betrokken zorgverleners onderling en – niet in de laatste plaats – de patiënten en hun naasten. Die afspraken betreffen niet alleen de inhoud van de zorg maar ook de organisatie daarvan. Doel is de kwaliteit van leven te verbeteren en indien mogelijk ook de levensverwachting. De complexiteit van de medische zorg bij ouderen heeft het risico dat de nadruk meer komt te liggen op de organisatie dan op de inhoud van de zorg. De casus die in dit hoofdstuk wordt beschreven maakt duidelijk dat juist bij ouderen met complexe zorgproblemen de persoonlijke rol van de huisarts onmisbaar is.

KERNPUNTEN
- Op hoge leeftijd is het aantal vrouwen met CVZ groter dan het aantal mannen.
- Oudere vrouwen zijn vaak alleenstaand met een relatief lage socio-economische status.
- CVZ bij ouderen vragen om een multidisciplinaire aanpak en een integrale benadering, waarbij de nadruk meer ligt op care dan op cure.
- Preventie op hoge leeftijd kan gepaard gaan met een verminderde kwaliteit van leven, fysieke en cognitieve beperkingen en polyfarmacie.
- Het beleid bij de behandeling van CVZ op hoge leeftijd hangt mede af van de comorbiditeit en de vitaliteit van de patiënt.

Referenties

1. Freed LA, Levy D, Levine RA, Larson MG, Evans JC, Fuller DL, Lehman B, Benjamin EJ. Prevalence and clinical outcome of mitral-valve prolapse. N Engl J Med. 1999; 341: 1-7.
2. Nkomo VT, Gardin JM, Skelton TN, Gottdiener JS, Scott CG, Enriquez-Sarano M. Burden of valvular heart diseases: a population-based study. Lancet 2006; 368: 1005-11.
3. Hartzell M, Malhotra R, Yared K, Rosenfield HR, Walker JD, Wood MJ. Effect of gender on treatment and outcomes in severe aortic stenosis. Am J Cardiol 2011; 107: 1681-86.
4. Fuchs C, Mascherbauer J, Rosenhek R, Pernicka E, Klaar U, Scholten C, et al. Gender differences in clinical presentation and surgical outcome of aortic stenosis. Heart 2010; 96: 539-45.
5. Cowell SJ, Newby DE, Prescott RJ, Bloomfield P, Reid J, Northridge DB, Boon NA. A randomized trial of intensive lipid-lowering therapy in calcific aortic stenosis. N Engl J Med. 2005; 352: 2389-97.
6. Stanley S. Franklin S, Gustin W, Wong ND, Larson MG, Weber MA, et al. Hemodynamic patterns of age-related changes in blood pressure. The Framingham Heart Study. Circulation 1997; 96: 308-15.
7. Franklin SS, Khan SA, Wong ND, et al. Is pulse pressure useful in predicting risk for coronary heart disease? The Framingham Heart Study. Circulation 1999; 100: 354-60.
8. Lloyd-Jones DM, Evans JC, Levy D. Hypertension in adults across the age spectrum: current outcomes and control in the community. JAMA 2005; 294: 466-72.
9. Wel M van der, Bakx C, Grauw W de, Gerwen W van, Mulder J, Weel C van. The influence of guideline revisions on the process and outcome of hypertension management in general practice: a descriptive study. Eur J Gen Pract 2008; 14 Suppl 1: 47-52.
10. Euser SM, Bemmel T van, Schram MT, Gussekloo J, et al. The effect of age on the association between blood pressure and cognitive function later in life. J Am Geriatr Soc 2009; 57: 1232-37.
11. Beckett NS, Peters R, Fletcher AE, Staessen JA, Liu L, Dumitrascu D, et al. Treatment of hypertension in patients 80 years of age or older. N Engl J Med 2008; 358: 1887-98.
12. Uijen AA, Lisdonk EH van de. Multimorbidity in primary care: prevalence and trend over the last 20 years. Eur J Gen Pract. 2008; 14 Suppl 1: 28-32.
13. Marengoni A, Angleman S, Melis R, Mangialasche F, Karp A, Garmen A, et al. Aging with multimorbidity: A systematic review of the literature. Ageing Res Rev 2011; ePub ahead of print.
14. Boyd CM, Darer J, Boult C, Fried LP, Boult L, Wu AW. Clinical practice guidelines and quality of care for older patients with multiple comorbid diseases. JAMA 2005; 294: 716-24.
15. Dijk C van, Verheij R, Schellevis F. Polyfarmacie bij ouderen. Huisarts Wet 2009; 52: 315.
16. Marengoni A, Rizzuto D, Wang HX, Winblad B, Fratiglioni L. Patterns of chronic multimorbidity in the elderly population. J Am Geriatr Soc 2009; 57: 225-30.
17. Jansen PAF. Klinisch relevante geneesmiddeleninteracties bij ouderen. Ned Tijdschr Geneeskd 2003; 147: 595-99.
18. Messerli FH, Mancia G, Conti CR, Hewkin AC, Kupfer S, Champion A, et al. Dogma disputed: can aggressively lowering blood pressure in hypertensive patients with coronary artery disease be dangerous? Ann Intern Med 2006; 144: 884-93.
19. Vliet P van, Westendorp RGJ, Heemst D van, Craen AJM de, Oleksik AM. Cognitive decline precedes late-life longitudinal changes in vascular risk factors. J Neurol Neurosurg Psychiatry 2010; 81: 1028-32.
20. Dijk D van, Keizer AMA, Diephuis JC, Durand C, Vos LJ, Hijman R. Neurocognitive dysfunction after coronary artery bypass surgery: A systematic review. J Thor Cardiovasc Surg. 2000; 120: 632-39.
21. AHA Scientific Statements. Acute coronary care in the elderly, Part I. Circulation. 2007; 115: 2549-69.

HOOFDSTUK 8

VROUWSPECIFIEKE ASPECTEN VAN VENEUZE TROMBO-EMBOLIE

SASKIA MIDDELDORP EN MIRIAM DE KLEIJN

8.1 INLEIDING

Veneuze trombo-embolie (VTE) is een frequent voorkomende ziekte in de westerse wereld, met een incidentie van 2 tot 3 per 1000 inwoners per jaar, die varieert met de leeftijd (figuur 8.1). Diepe veneuze trombose en longembolie werden in het verleden als aparte entiteiten beschouwd, maar blijken uitingen te zijn van dezelfde ziekte. Hoewel VTE goed te behandelen is, heeft deze aandoening een hoge morbiditeit en een niet te verwaarlozen mortaliteit. Ongeveer de helft van de patiënten met diepe veneuze trombose in de benen houdt blijvende klachten: het posttrombotisch syndroom. Ondanks behandeling bedraagt de mortaliteit ten gevolge van een longembolie ongeveer 5%, terwijl een (onbekend) klein percentage patiënten ernstige, chronische pulmonale hypertensie ontwikkelt. De cumulatieve incidentie van een recidief diepe veneuze trombose na staken van de behandeling met anticoagulantia is circa 30% na acht jaar, terwijl er bij 5-10% van de patiënten met een eerste bewezen longembolie een recidief optreedt in het eerste jaar. Patiënten met een eerste episode van VTE, waarbij een passagère risicofactor aanwijsbaar is, zoals een operatie, hebben een beduidend lagere kans op een recidief dan patiënten bij wie de VTE spontaan optreedt. Vrouwen hebben een lager risico op recidief VTE dan mannen.[2] Dit wordt deels verklaard doordat vrouwen frequent een hormonale uitlokkende factor ten tijde van hun eerste VTE hadden, die nadien niet meer aanwezig is.

De incidentie van VTE is bij jonge vrouwen hoger dan bij jonge mannen, terwijl deze elkaar na het vijftigste levensjaar weinig ontlopen (figuur 8.2). Het verschil op jongere leeftijd wordt verklaard door het gebruik van de anticonceptiepil, hormonale substitutietherapie, (doorgemaakte) zwangerschap en kraamperiode, die alle het risico op VTE aanzienlijk verhogen. Bij vrouwen met of na een symptomatische diepe veneuze trombose of longembolie is het dus belangrijk om hiernaar te vragen. Ook bij asymptomatische vrouwen met een erfelijke aanleg voor VTE (een belaste familiegeschiedenis of dragerschap van trombofilie) moeten hormoongebruik en een eventuele kinderwens besproken worden. Voor de preventie, diagnostiek en behandeling van VTE bij zwangere vrouwen is speciale aandacht en expertise van deskundigen noodzakelijk.

In het eerste deel van dit hoofdstuk komt de pathofysiologie, diagnostiek en behandeling van VTE aan de orde. In het tweede gedeelte ligt de focus op vrouwspecifieke aspecten van VTE.

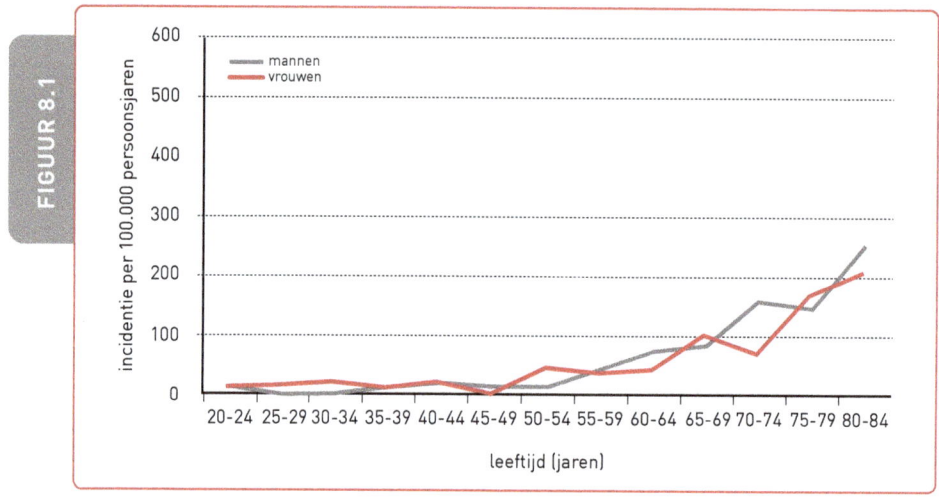

Incidentie van VTE bij vrouwen en mannen naar leeftijd.

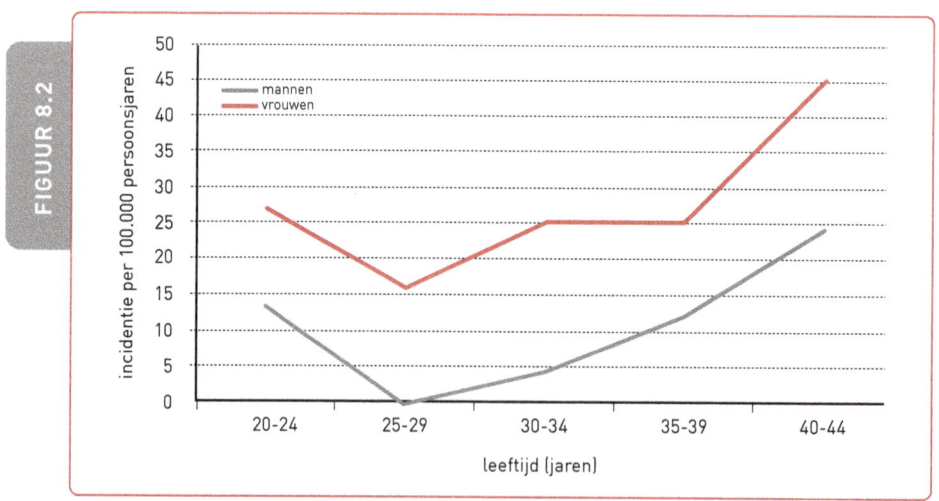

Incidentie van VTE bij jonge vrouwen en mannen (< 50 jaar).

8.2 PATHOFYSIOLOGIE VAN VTE

Trias van Virchow
De patholoog Virchow postuleerde al in 1856 dat drie condities kunnen leiden tot het ontstaan van een trombus (de trias van Virchow): stase van het bloed, veranderingen in de vaatwand en veranderingen in de bloedsamenstelling. Ongeveer de helft van de veneuze trombo-embolische episoden wordt voorafgegaan door risicoverhogende situaties die passen bij deze trias, zoals immobilisatie (stase van bloed), chirurgie, trauma, partus, maligniteit (beschadigingen van de vaatwand), en zwangerschap, hormonale anticonceptie of substitutietherapie (veranderingen in de bloedsamenstelling). Daarnaast zijn er inmiddels vele, vaak erfelijke afwijkingen in het stollingssysteem bekend die leiden tot een verhoogd risico van VTE, ook wel trombofilie genoemd. De term trombofilie wordt tevens gebruikt voor personen met een (nog) onverklaarde tromboseneiging en voor asymptomatische dragers van erfelijke stollingsafwijkingen.

Trombofilie
Erfelijke afwijkingen. De zeldzame deficiënties van een van de natuurlijke anticoagulante eiwitten antitrombine, proteïne C en proteïne S vormen risicofactoren voor VTE.[3] Door de verlaagde concentraties van deze remmers worden trombine en factor Xa minder geremd (antitrombine) of worden de factoren VA en VIIIa in mindere mate geïnactiveerd (proteïne C of de cofactor proteïne S). Er zijn vele mutaties beschreven in de genen die coderen voor antitrombine, proteïne C en proteïne S en die in heterozygote vorm aanleiding geven tot een deficiëntie van het desbetreffende eiwit. Bij de autosomaal overervende factor V Leiden-mutatie is sprake van een puntmutatie op het gen van stollingsfactor V (G/A1591), die een aminozuursubstitutie (Arg/Gln506) veroorzaakt op de belangrijkste 'knipplaats' waar proteïne C ('activated protein C' = APC) factor VA inactiveert. Dit leidt tot APC-resistentie met als gevolg een verminderde remming van de trombinevorming. Een puntmutatie in het niet-translerende gen voor protrombine (20210A-mutatie) is geassocieerd met een verhoogde plasmaspiegel van dit stollingseiwit en een verhoogde kans op VTE. Daarnaast zijn er vele kandidaatfactoren, die in meer of mindere mate erkend worden als risicofactor, maar waarvan het erfelijke karakter minder evident is.

Verworven afwijkingen. Lupus-anticoagulans, een in-vitrofenomeen dat berust op antistoffen tegen fosfolipiden of fosfolipidenbindende eiwitten, en antistoffen tegen cardiolipine en β2-glycoproteïne-1, zijn de bekendste verworven afwijkingen die geassocieerd zijn met een verhoogde kans op VTE. Deze antistoffen komen voor bij auto-immuunziekten, zoals systemische lupus erythematodes (SLE), maar kunnen ook zonder onderliggende ziekte voorkomen. Men spreekt van een antifosfolipidensyndroom indien deze antistoffen aanwezig zijn in combinatie met veneuze en/of arteriële trombo-embolie, herhaalde miskraam en/of zwangerschapsgerelateerde morbiditeit zoals pre-eclampsie, ernstige groeivertraging of intra-uteriene vruchtdood; in afwezigheid van een auto-immuunziekte wordt dit syndroom primair genoemd.

8.3 DIAGNOSTIEK VAN VTE

De klinische diagnostiek van diepe veneuze trombose en longembolie is onbetrouwbaar.[4] Slechts bij 20-30% van de patiënten bij wie één van deze diagnoses overwogen wordt, blijkt deze te worden bevestigd door objectieve diagnostiek. Objectieve tests zijn noodzakelijk om te voorkomen dat het merendeel van de patiënten ten onrechte wordt behandeld met anticoagulantia en wordt blootgesteld aan het risico van een ernstige bloeding.

Diagnostiek van diepe veneuze trombose

De meest efficiënte diagnostische strategie bij een verdenking op diepe veneuze trombose bestaat uit een inschatting van de voorafkans op diepe veneuze trombose, door middel van een gevalideerde beslisregel.[4] Bij een score lager of gelijk aan 3 is het noodzakelijk om een d-dimeertest aan te vragen. Bij een score hoger dan 3 is directe verwijzing voor een echo geïndiceerd, evenals bij een verhoogde d-dimeerspiegel. De echo wordt over het algemeen verricht door een radioloog, waarbij de proximale diepe venen worden gecomprimeerd. Als dit niet goed lukt, is er sprake van diepe veneuze trombose. Indien de compressie echografie negatief is, dient deze bij patiënten met zowel een hoge voorafkans als een verhoogde d-dimeer, na 5 tot 7 dagen te worden herhaald, om te voorkomen dat een uitgroeiende kuitvenetrombose wordt gemist.

Diagnostiek van longembolie

Het stellen van de diagnose longembolie is, zelfs met behulp van aanvullend onderzoek, vaak niet eenvoudig. De meest efficiënte diagnostische strategie bij een verdenking op longembolie bestaat uit een inschatting van de voorafkans, door middel van een gevalideerde klinische beslisregel, gecombineerd met een d-dimeertest. Alleen bij patiënten met een hoge voorafkans of een verhoogd d-dimeerniveau is beeldvormend onderzoek met behulp van een multidetector CT-scan geïndiceerd. Hiermee kan de diagnose longembolie met grote sensitiviteit en specificiteit worden gesteld of worden verworpen.

8.4 BEHANDELING VAN VTE

Anticoagulantia
De anticoagulante behandeling van diepe veneuze trombose en longembolie, die verschillende manifestaties zijn van dezelfde ziekte, is gelijk. Deze bestaat bij de meeste patiënten uit laag-moleculair-gewicht heparine (LMWH) subcutaan en een vitamine K-antagonist per os, gelijktijdig gestart. De initiële behandeling met LMWH wordt ten minste vijf dagen gecontinueerd, totdat het gewenste antistollingsniveau met de vitamine K-antagonist (International Normalised Ratio = INR 2,0-3,0) op twee opeenvolgende dagen is bereikt. Bij veel patiënten met diepe veneuze trombose is thuisbehandeling met zelftoediening van LMWH mogelijk. Ook thuisbehandeling in geval van een longembolie lijkt voor geselecteerde patiënten veilig, hoewel de wetenschappelijke gegevens hierover beperkt zijn.

De optimale duur van behandeling met vitamine K-antagonisten is afhankelijk van het risico van een recidief van VTE. Na een eerste episode van VTE bedraagt de antistollingsduur 3 maanden indien deze was uitgelokt door een passagère risicofactor (inclusief gebruik van de anticonceptiepil, zwangerschap en kraamperiode), en 6 maanden indien deze spontaan optrad. Bij patiënten met een maligniteit, antifosfolipidensyndroom, of bij recidiverende VTE wordt de duur van behandeling met een vitamine K-antagonist verlengd, waarbij de aanwezigheid van erfelijke trombofilie geen invloed heeft op de duur van de behandeling.

Bij het bepalen van de duur van de anticoagulante behandeling moet het risico van bloedingscomplicaties niet uit het oog worden verloren. Ernstige bloedingen treden op bij 2-8% van de patiënten per behandelingsjaar en hebben een dodelijk beloop bij circa 0,25%. De leeftijd (hoger dan 60 jaar) en een aanwezige maligniteit zijn belangrijke risicofactoren, zowel voor het optreden van een ernstige bloeding als een recidief van VTE tijdens behandeling met een vitamine K-antagonist.

Trombolytica hebben uitsluitend een plaats in de behandeling van een levensbedreigende longembolie als de patiënt hemodynamisch instabiel is. Uitzonderlijke therapieën, zoals het plaatsen van een vena cava-filter en chirurgische behandeling van VTE vallen buiten het bestek van dit hoofdstuk.

Preventie van het posttrombotisch syndroom
Ongeveer de helft van patiënten met een diepe veneuze trombose ontwikkelt het posttrombotisch syndroom, waarvan een kwart in een ernstige vorm.[5] De symptomen en verschijnselen variëren van een zwaar gevoel, pijn en zwelling van het been tot het ontstaan van een moeilijk te behandelen ulcus cruris. Het dragen van aangemeten compressiekousen met drukklasse 3 gedurende een periode van twee jaar halveert het risico op het posttrombotisch syndroom. In het merendeel van de gevallen manifesteert dit syndroom zich tijdens de eerste zes maanden na het optreden van diepe veneuze trombose.

8.5 DE ANTICONCEPTIEPIL EN VTE

Epidemiologie en effecten op de stolling
Kort na de introductie van de pil in de jaren zestig van de vorige eeuw verschenen meldingen van jonge pilgebruikende vrouwen met veneuze trombose of longembolieën als mogelijke bijwerking, later gevolgd door berichten over een vergrote kans op trombose in de slagaderlijke circulatie. Nadat de aanvankelijk hoge dosering oestrogeen in nieuwere pillen, sindsdien aangeduid als tweedegeneratiepillen, was verlaagd, werd aangenomen dat het probleem van veneuze trombo-embolie min of meer verdwenen was. Bovendien toonde onderzoek naar de effecten van de pil op diverse bloedstollingseiwitten slechts kleine veranderingen, die meestal binnen de normale spreiding bleven.

Omdat de zorg om slagaderlijke cardiovasculaire ziekten (CVZ) (bijvoorbeeld een hartinfarct) aanwezig bleef, werden in de jaren tachtig van de vorige eeuw de derdegeneratiepillen op de markt gebracht. Het verschil tussen de tweede- en derdegeneratiepil betreft de soort progestageen: eerstgenoemde pil bevat meestal levonorgestrel, de derdegeneratiepil bevat desogestrel, gestodeen of norgestimaat als progestageen. Deze laatste zouden het risico op slagaderlijke vaatziekten verder verlagen door een minder ongunstig effect op bijvoorbeeld de vetstofwisseling. De soort en hoeveelheid oestrogeen bleef onveranderd. Hoewel er aanvankelijk veel discussie is geweest over de validiteit van het onderliggende onderzoek, is nu alom geaccepteerd dat het gebruik van derdegeneratiepillen gepaard gaat met een anderhalf- tot tweevoudig verhoogd risico op veneuze trombo-embolie, vergeleken met tweedegeneratiepillen. Ten opzichte van het niet gebruiken van de anticonceptiepil is het relatief risico bij gebruik van een tweedegeneratiepil 4 tot 5, en bij gebruik van de derdegeneratiepil circa 8 (8,1).[6] Ook worden de epidemiologische bevindingen gesteund door biologische plausibiliteit.

Het gebruik van gecombineerde hormoonpreparaten leidt onder meer tot een aanzienlijke daling van proteïne S en toegenomen APC-resistentie, in een mate die vergelijkbaar is met de erfelijke afwijkingen zoals gevonden bij trombofiele vrouwen. Bovendien zijn deze veranderingen groter bij gebruik van de derdegeneratiepil dan bij tweedegeneratiepillen.[7] Ook anticonceptiepillen die als progestageen cyproteron of drosperidon bevatten verhogen het risico op VTE in sterkere mate dan tweedegeneratiepillen.

Het verhoogde risico op VTE door pilgebruik wordt in de algemene populatie als weinig relevant beschouwd: het basisrisico op een VTE is bij jonge vrouwen erg laag, ongeveer 1 op de 10.000 per jaar. Gebruik van een tweedegeneratiepil leidt bij 4 op de 10.000 vrouwen tot VTE, dus een toegevoegd risico van 3 per 10.000. Voor de derdegeneratiepil is het extra risico circa 7 per 10.000 gebruiksjaren, terwijl deze pillen geen voordeel op andere terreinen bieden.[8]

De anticonceptiepil bij vrouwen met een verhoogd risico op VTE
Er is een belangrijke interactie tussen het gebruik van de anticonceptiepil en dragerschap van erfelijke trombofilie.[3] Draagsters van factor V Leiden die eveneens de anticonceptiepil gebruiken, hebben een 20-30-voudig verhoogd risico op veneuze trombo-embolie, ten opzichte van vrouwen die geen draagster zijn en evenmin de pil gebruiken. Dit is een 'multiplicatief' risico; factor V Leiden-dragerschap verhoogt het risico 4-7×, pilgebruik 3-4×, terwijl beide eigenschappen een 12-28-voudige risicostijging geven. Het toegevoegde risico van tweedegeneratiepilgebruik bedraagt bij factor V Leiden-draagsters circa 12 per 10.000 per jaar. Omdat de meeste vrouwen de anticonceptiepil gedurende vele jaren gebruiken, zal het cumulatieve risico toenemen, evenals het extra risico door het toenemen van het basisrisico met de leeftijd. Ofschoon de kans hoger is in het eerste jaar van gebruik (starterseffect), blijft het risico tijdens gebruik van de pil verhoogd.

Moeten alle vrouwen zich nu laten screenen op de factor V Leiden-mutatie en daarna, als ze draagster van dit gen blijken te zijn, stoppen met het slikken van de pil of daarvan afzien? De wetenschap een erfelijke afwijking te hebben kan niet alleen veel onrust veroorzaken, maar ook nadelige gevolgen hebben voor bijvoorbeeld het afsluiten van een ziektekosten- of levensverzekering. Bovendien is 5% van de Nederlanders, meestal zonder het te weten, drager van de mutatie. Van de grote groep jonge vrouwen met de factor V Leiden-mutatie zullen slechts enkelen, ook met gebruik van de anticonceptiepil, daadwerkelijk een diep veneuze trombose of longembolie krijgen. Om 12 veneuze trombo-embolieën, geïnduceerd door gebruik van de tweedegeneratiepil, bij 10.000 factor V Leiden-draagsters te voorkomen zouden 200.000 vrouwen moeten worden getest en de 10.000 geïdentificeerde vrouwen met de mutatie zouden moeten besluiten om geen pil meer te gebruiken. Het aantal ongeplande zwangerschappen met alternatieve anticonceptiemethoden zou bovendien ook groot zijn, namelijk circa 50 en 360 per 10.000 bij gebruik van respectievelijk een koperhoudend spiraal of condooms.

De risico's zoals waargenomen in een groot aantal studies in families met een tromboseneiging, zijn aanzienlijk hoger dan de berekeningen uit incidentiecijfers van de algemene bevolking. De absolute risico's op VTE zoals weergegeven in tabel 8.1 gelden voor vrouwen met ten minste één eerstegraads familielid (ouders, broer of zus, kinderen) die een VTE heeft doorgemaakt. Een voor de hand liggende verklaring is dat er in deze belaste families naast bekende waarschijnlijk (nog) onbekende trombofiliedefecten aanwezig zijn. Het aantal vrouwen uit dergelijke families dat zou moeten worden getest op trombofilie en aan wie vervolgens de pil zou moeten worden onthouden om één pil-gerelateerde VTE te voorkomen, wordt eveneens weergegeven in tabel 8.1. Voor een geïnformeerde en weloverwogen keuze ten aanzien van het nut van trombofilieonderzoek en de individuele beslissing of er consequenties aan dragerschap van een defect door een individu verbonden zouden kunnen worden is kennis van deze risico's noodzakelijk.

TABEL 8.1 – EFFECT VAN HORMONALE ANTICONCEPTIE EN HORMOONSUBSTITUTIETHERAPIE OP HET RISICO OP VTE

	zeer sterk verhoogd risico (5-8-voudig)	sterk verhoogd (3-5-voudig)	licht verhoogd (1,5-3-voudig)	niet verhoogd
anticonceptiva	desogestrel, gestodeen, norgestimaat, en lynestrenol bevattende combinatiepil	levonorgestrel, en noresthisteron bevattende combinatiepil	progestageen-alleen depot ('prikpil') anticonceptie-pleister	Mirena-spiraal progestageen-alleenpil
		Nuvaring		
	cyproteron bevattende combinatiepil			
	drosperidon bevattende combinatiepil			
	hoge dosis progestageen-alleen			
hormoonsubstitu-tietherapie (HST)	—	—	orale combinatie-preparaten orale oestrogenen	transdermale combinatie-preparaten transdermale oestrogenen tibolon

Bij vrouwen die een symptomatische VTE doormaakten dient het gebruik van de anticonceptiepil altijd besproken te worden. Indien de VTE optrad ten tijde van gebruik van de pil, is het risico op een recidief-VTE ongeveer de helft van dat bij vrouwen die een spontane episode doormaakten (indien de pil gestopt wordt). Dit geldt ook indien de pil al lange tijd zonder problemen werd gebruikt. In de acute fase en tijdens gebruik van anticoagulante behandeling mag de pil wél worden doorgebruikt, wat een voordeel kan zijn omdat geregeld overmatig menstrueel bloedverlies optreedt ten tijde van de behandeling. Bovendien is adequate anticonceptie noodzakelijk tijdens gebruik van vitamine K-antagonisten, omdat deze middelen teratogeen zijn. Voordat de antistolling wordt gestopt, dient ook de pil te worden gestaakt.

Alternatieve anticonceptiemethoden voor vrouwen met een verhoogd risico
Indien hormonale anticonceptie gewenst is, is een progestageenbevattend spiraal een goede keuze, omdat epidemiologisch onderzoek heeft bevestigd dat dit het risico op VTE niet verhoogt (tabel 8.2).[9] Dit is conform de NHG-standaard, maar in tegenspraak met de tekst op de bijsluiter.

TABEL 8.2 – AANTAL ASYMPTOMATISCHE VROUWEN MET TROMBOFILIE OF EEN BELASTE FAMILIE-ANAMNESE DIE DE ANTICONCEPTIEPIL ZOUDEN MOETEN VERMIJDEN OM 1 VTE TE VOORKOMEN, EN GESCHATTE 'NUMBER NEEDED TO TEST' IN EEN FAMILIE[14]

trombofilie	risico per jaar pilgebruik %	risicoverschil per 100 vrouwen	aantal vrouwen dat de pil dient te vermijden om 1 VTE te voorkomen	aantal vrouwelijke familieleden dat dient te worden getest
antitrombine-, proteïne-C-, of proteïne S-deficiëntie				
deficiënte familieleden	4,3	3,6	28	56
familieleden zonder deficiëntie	0,7			
factor V Leiden- of protrombinemutatie				
familieleden met de mutatie	0,5	0,3	333	666
familieleden zonder de mutatie	0,2			
familieanamneses voor VTE (eerste graad)				
algemene populatie, geen familieanamnese	0,04	0,03	3333	geen
algemene populatie, belaste familieanamnese	0,08	0,06	1667	geen

Hormonale anticonceptiva die een combinatie van oestrogenen en progestageen bevatten, verhogen alle het risico op VTE. De anticonceptiering is evenmin geschikt voor vrouwen met een verhoogd risico op VTE, terwijl er uiteenlopende risicoschattingen zijn voor de anticonceptiepleister, variërend van geen tot een ruim tweevoudig verhoogd risico.

De in Nederland verkrijgbare anticonceptiepil die uitsluitend het progestageen desogestrel bevat lijkt het risico op VTE niet belangrijk te verhogen, hoewel de statistische onzekerheid van de puntschatting aanzienlijk is.[10] Over progestageen-alleenpillen die de tweedegeneratieprogestagenen levonorgestrel of noretistheron bevatten zijn meer gegevens beschikbaar; deze pillen verhogen het risico op VTE niet, maar zijn helaas niet in Nederland verkrijgbaar. De prikpil verhoogt het risico op VTE ongeveer tweevoudig. Progestagenen in 'therapeutische' dosering, zoals gebruikt voor dysmenorroe, leiden tot een vijfvoudig verhoogd risico. Over het effect van het progestageenhoudende implantaat (Implanon) op het risico op VTE is erg weinig bekend.

Uiteraard dienen niet-hormonale anticonceptiemethoden met de vrouw te worden besproken en afgewogen. Sterilisatie van de vrouw is in de eerste maanden na het stoppen van antistolling in verband met een doorgemaakte VTE geen logische keuze, in verband met het verhoogde perioperatieve risico op VTE.

8.6 HORMOONSUBSTITUTIETHERAPIE EN VTE

De procoagulante effecten van hormoonsubstitutietherapie (HST) lijken sterk op die van de anticonceptiepil, in het bijzonder bij orale HST-preparaten, die net als de anticonceptiepil een combinatie van een oestrogeen en een progestageen bevatten. Deze effecten worden niet of in veel mindere mate waargenomen bij transdermaal toegediende HST en bij gebruik van tibolon.

Het gebruik van orale HST verhoogt het risico op VTE twee- tot drievoudig.[11] Het basisrisico van peri- en postmenopauzale vrouwen die HST gebruiken is met ongeveer 20 per 10.000 circa twintigmaal hoger dan bij jonge vrouwen in de pilleeftijd. Ondanks het lagere relatieve risico is het toegevoegde risico van VTE door HST met 20-40 per 10.000 daarom veel groter. Vrouwen met een erfelijke trombofilie of belaste familieanamnese voor VTE hebben een hoger basisrisico dan vrouwen uit de algemene populatie, zodat de absolute risico's van HST-gerelateerde VTE nog hoger zijn. Derhalve is het gebruik van orale HST bij deze vrouwen af te raden.

Bij 140 vrouwen met een voorgeschiedenis van VTE werd een gerandomiseerd onderzoek verricht naar gebruik van orale HST met als primair eindpunt recidief-VTE.[12] Dit onderzoek werd voortijdig afgebroken in verband met een excessief aantal veneuze trombo-embolische gebeurtenissen in een van de studiearmen. De incidentie van VTE bedroeg 8,5% per jaar tijdens gebruik van hormonen, versus 1,1% per jaar in de placebogroep. HST bij vrouwen met een VTE in de voorgeschiedenis is dus gecontra-indiceerd.

Alternatieven voor hormoonsubstitutietherapie bij vrouwen met een verhoogd risico op VTE
De huidige richtlijnen bevelen aan om HST alleen te overwegen als het dagelijks functioneren van een vrouw ernstig verstoord wordt door vasomotore klachten rondom de overgang, en deze zo kort mogelijk en in zo laag mogelijke dosering voor te schrijven. Dit geldt nog sterker voor vrouwen met een verhoogd risico op VTE. Transdermale toedieningswijze van HST of tibolon verdient de voorkeur boven orale preparaten.

8.7 ZWANGERSCHAP EN VTE

Longembolie behoort tot de meest frequente oorzaken van maternale sterfte in de westerse wereld. VTE treedt op bij 1-2 per 1000 zwangerschappen; het risico blijft verhoogd in de 6 weken tot 3 maanden na de bevalling. Tijdens de zwangerschap is het risico min of meer gelijk verdeeld over de trimesters, en er treden ongeveer evenveel episodes van VTE op tijdens de 9 maanden zwangerschap als gedurende de 6 weken post partum. Diepe veneuze trombose komt iets vaker voor dan longembolie, en betreft bij ruim 80% van de gevallen het linkerbeen. De incidentie per dag is dus vele malen hoger post partum. Belangrijke risicofactoren zijn maternale leeftijd, sectio caesaria en comorbiditeit.

Preventie van zwangerschapsgerelateerde VTE bij vrouwen met een verhoogd risico
Voor draagsters van een trombofiliedefect en een positieve familieanamnese staan de absolute risicoschattingen vermeld in tabel 8.3. Op grond van deze risicoschattingen dient de indicatie voor ante- en postpartumprofylaxe afgewogen te worden tegen de nadelen. Gezien de teratogene effecten en de potentieel nadelige effecten van vitamine K-antagonisten op de foetus, ook indien gebruikt in het tweede trimester, is er voor de indicatie preventie of behandeling van VTE geen plaats voor deze middelen in de zwangerschap. Subcutane zelftoediening van LMWH is de enige optie. Door het ontbreken van gerandomiseerd onderzoek is de optimale dosering voor tromboseprofylaxe in de zwangerschap en de postpartumperiode onbekend, en varieert de dosering per centrum van profylactische tot volledig therapeutische dosering. In een Nederlands onderzoek kreeg 6-8% van hoogrisicozwangeren ondanks profylactische dosis LMWH toch een VTE.[13] Bij een laag risico op VTE kan worden gekozen voor profylaxe beperkt tot de postpartumperiode of, in overleg met de vrouw, tot geen profylaxe maar een lage drempel voor objectieve diagnostiek bij symptomen. Deze afwegingen zijn vaak lastig en vereisen kennis van de voor- en nadelen van profylaxe, die liefst voor de conceptie moeten worden besproken met een ter zake kundige internist. Een leidraad wordt gegeven in tabel 8.4. Begeleiding van de zwangerschap dient in de tweede lijn plaats te vinden.

TABEL 8.3 – ABSOLUTE RISICO'S OP EEN EERSTE VTE TIJDENS EN NA DE ZWANGERSCHAP BIJ TROMBOFILIE[3]

	antitrombine-, proteïne C-, of proteïne S-deficiëntie	factor V Leiden, heterozygoot	protrombine 20210A-mutatie	factor V Leiden, homozygoot
zwangerschap % (95%-CI)	4,1 (1,7-8,3)	2,1 (0,7-4,9)	2,3 (0,8-5,3)	16,3
gedurende de zwangerschap % (95%-CI)	1,2 (0,3-4,2)	0,4 (0,1-2,4)	0,5 (0,1-2,6)	7,0
postpartumperiode % (95%-CI)	3,0 (1,3-6,7)	1,7 (0,7-4,3)	1,9 (0,7-4,7)	9,3

NB. Deze risicoschattingen zijn verkregen uit familieonderzoek en zijn uitsluitend van toepassing op personen met ten minste 1 eerstegraads familielid met VTE.

TABEL 8.4 – LEIDRAAD* VOOR DE PREVENTIE VAN ZWANGERSCHAPSGERELATEERDE VTE[4]

geen profylaxe	alleen postpartumprofylaxe gedurende 6 weken	ante- en postpartumprofylaxe
algehele populatie	vrouwen met een eenmalige episode van een VTE uitgelokt door operatie of strikte immobilisatie	vrouwen met een eenmalige episode van VTE, uitgelokt door pil, zwangerschap, kraamperiode, of spontaan
vrouwen met een positieve familieanamnese voor VTE	vrouwen met erfelijke trombofilie en een positieve (eerstegraad) familieanamnese voor VTE	vrouwen met recidiverende VTE in de voorgeschiedenis
vrouwen met heterozygote factor V Leiden- of protrombinemutatie zonder familieanamnese voor VTE		

* Leidraad: van deze aanbevelingen kan worden afgeweken op basis van voorkeuren van patiënte waarbij voor- en nadelen van profylaxe met LMWH worden gewogen.

Vrouwen met een voorgeschiedenis van VTE hebben een risico van circa 6% om ante partum een recidief te krijgen. Het risico lijkt hoger te zijn bij vrouwen bij wie de eerdere VTE werd uitgelokt door pil, zwangerschap of kraamperiode, of bij hen die een trombofiliedefect hebben, en dit rechtvaardigt profylaxe gedurende de gehele zwangerschap. Post partum wordt aangenomen dat het risico ongeveer even hoog is, en wordt aanbevolen altijd profylaxe te geven tot 6 weken na de bevalling. Post partum kan worden gekozen voor LMWH of voor vitamine K-antagonisten (met initieel LMWH totdat de INR in de therapeutische range is). *Borstvoeding* mag worden gegeven met zowel LMWH als vitamine K-antagonisten, waarbij een lichte voorkeur bestaat voor acenocoumarol omdat fenprocoumon lipofiel is en in zeer geringe mate in de moedermelk wordt uitgescheiden.

Frequent voorkomende bijwerkingen van LMWH bij zwangeren zijn jeuk en zwelling ter plaatse van de injectieplaats, die meestal berust op een type IV-overgevoeligheidsreactie. Switchen naar een ander LMWH-preparaat is een pragmatische oplossing die vaak soelaas biedt. Type I-allergie voor LMWH is zeldzaam, evenals heparinegeïnduceerde trombopenie en symptomatische osteoporose.

Diagnostiek en behandeling van VTE in de zwangerschap

De diagnostiek van diepe veneuze trombose en longembolie bij zwangeren wijkt af van de goed gevalideerde strategieën bij de algemene populatie. Klinische beslisregels zijn niet op zwangere patiënten van toepassing, en d-dimeerspiegels zijn meestal verhoogd, terwijl de negatief voorspellende waarde onbekend is. Bij een verdenking op diepe veneuze trombose is compressie-echografie de aangewezen methode. Een bekende valkuil is de geïsoleerde bekkenvenetrombose zoals die frequenter bij zwangeren voorkomt. Een negatieve uitslag van de compressie-echografie bij een geheel gezwollen been sluit deze aandoening niet uit; de diagnose kan onwaarschijnlijk worden gemaakt of worden aangetoond door een echodoppler van de onderbuik of een MRI-scan. De diagnostiek van longembolie vereist altijd radiologische evaluatie, waarbij uiteraard de stralenbelasting voor de foetus in ogenschouw moet worden genomen. Deze is zeer laag en in het licht van de vérstrekkende gevolgen van een aangetoonde of uitgesloten longembolie volstrekt acceptabel bij de hedendaagse multidetector CT-scan (maximaal 0,013 mSv). Een alternatief is het verrichten van een perfusie-ventilatiescan, maar dit heeft tot nadeel dat de foetale stralenbelasting hoger is, en deze bij een kwart tot een derde van de patiënten tot een niet-diagnostische scan leidt, waarna alsnog pulmonalisangiografie of een CT-scan moet worden verricht.

Indien een VTE wordt vastgesteld is therapeutische dosering LMWH op basis van lichaamsgewicht de behandeling van keuze, voor zo lang de zwangerschap duurt. De farmacokinetiek bij zwangeren is mogelijk anders, zodat in veel centra met regelmatige tussenpozen de mate van antistolling door middel van anti-Xa-activiteit wordt gemeten. Deze laboratoriumtest is niet in alle ziekenhuizen beschikbaar. Tevens is controle van de trombocyten geïndiceerd in verband met de kleine kans op heparinegeïnduceerde trombocytopenie. De minimale behandelduur is 3 maanden, waarbij de therapie altijd moet worden voortgezet tot 6 weken post partum. Speciale voorzorgen zijn nodig rondom de bevalling, die een multidisciplinaire benadering van de obstetricus, internist met hemostase-expertise en eventueel anesthesist vereisen. Neuraxiale anesthesie (ruggenprik) is gecontra-indiceerd bij therapeutisch LMWH-gebruik, en het is belangrijk de vrouw hierop voor te bereiden. Post partum kan, afhankelijk van de voorkeur van de vrouw, worden overgegaan op vitamine K-antagonisten, waarbij de LMWH dient te worden voortgezet tot de INR 2 opeenvolgende dagen in de therapeutische range is. Ook hier geldt dat borstvoeding mag worden gegeven tijdens gebruik van met LMWH als vitamine K-antagonisten, waarbij een lichte voorkeur bestaat voor acenocoumarol, omdat fenprocoumon lipofiel is en in zeer geringe mate in de moedermelk wordt uitgescheiden.

8.8 CONCLUSIES EN AANBEVELINGEN VOOR DE PRAKTIJK

Bij vrouwen met een doorgemaakte VTE zijn de anticonceptiepil en HST gecontra-indiceerd. Bij vrouwen met een verhoogd erfelijk risico op VTE is een zorgvuldige afweging van de voor- en nadelen met inachtneming van de absolute risico's van VTE tijdens hormoongebruik nodig. Soms rechtvaardigt dit het testen op trombofilie, indien in de familie een bekend defect aanwezig is.[14] Preventie van zwangerschapsgerelateerde VTE met LMWH is nodig bij vrouwen met een voorgeschiedenis van VTE en bij sommige asymptomatische vrouwen met een erfelijke trombofilie. Afhankelijk van het risico vindt deze plaats gedurende de gehele zwangerschap of beperkt tot de 6 weken post partum. Voor de diagnostiek van diepe veneuze trombose en longembolie in de zwangerschap is altijd objectieve beeldvorming noodzakelijk, ondanks het feit dat deze bij longemboliediagnostiek gepaard gaat met foetale stralenbelasting. De behandeling van VTE tijdens de zwangerschap vergt expertise in een multidisciplinair team van specialisten.

KERNPUNTEN
- Vrouwen hebben op jonge leeftijd een hogere incidentie van veneuze trombo-embolie (VTE) dan mannen, maar hun risico op een recidief is lager.
- Bij asymptomatische jonge vrouwen met een verhoogd (erfelijk) risico op VTE moeten de voor- en nadelen van de anticonceptiepil worden afgewogen tegen alternatieve anticonceptiemethoden. Bij stijgende leeftijd wordt het basisrisico op VTE hoger en dienen de anticonceptiepil en HST te worden afgeraden.
- Vrouwen met een symptomatische VTE moeten met de anticonceptiepil stoppen voordat de antistolling wordt gestaakt. Alternatieve vormen van anticonceptie moeten worden besproken en er moet worden geïnformeerd naar een eventuele (toekomstige) zwangerschapswens. Ook na de acute episode zijn de anticonceptiepil en orale HST gecontra-indiceerd.
- Veilige hormonale anticonceptiemethoden met betrekking op het risico op VTE zijn het hormoonspiraal, en mogelijk de progestageen-alleenpil. Transdermale HST en tibolon lijken evenmin het risico op VTE te verhogen.
- Indien een vrouw met een verhoogd risico of een doorgemaakte VTE een zwangerschapswens heeft, is preconceptionele verwijzing naar een ter zake kundige internist noodzakelijk om het optimale preventieve beleid te bespreken.
- Bij verdenking op VTE bij zwangere vrouwen is verwijzing en beeldvormende diagnostiek altijd noodzakelijk.

Referenties

1 Naess IA, Christiansen SC, Romundstad P, Cannegieter SC, Rosendaal FR, Hammerstrom J. Incidence and mortality of venous thrombosis: a population-based study. J Thromb Haemost 2007; 5: 692-99.
2 McRae S, Tran H, Schulman S, Ginsberg J, Kearon C. Effect of patient's sex on risk of recurrent venous thromboembolism: a meta-analysis. Lancet 2006; 368; 371-78.
3 Middeldorp S. Trombofilie: risicofactoren voor veneuze trombo-embolie. Bijblijven Cumulatief Geneeskundig Nascholingssysteem 2004; 20: 12-22.
4 CBO. Richtlijn Diagnostiek, preventie en behandeling van veneuze trombo-embolie en secundaire preventie arteriële trombose. Utrecht: CBO, 2008.
5 Brandjes DP, Buller HR, Heijboer H, Huisman MV, Rijk M de, Jagt H, et al. Randomised trial of effect of compression stockings in patients with symptomatic proximal-vein thrombosis. Lancet 1997; 349: 759-62.
6 Hylckama Vlieg A van, Helmerhorst FM, Vandenbroucke JP, Doggen CJ, Rosendaal FR. The venous thrombotic risk of oral contraceptives, effects of oestrogen dose and progestogen type: results of the mega case-control study. BMJ 2009; 339: b2921.
7 Middeldorp S, Rosing J, Bouma BN, Buller HR. Effecten van orale anticonceptiva van de tweede en de derde generatie op de hemostase. Ned Tijdschr Geneeskd 2001; 145: 252-56.
8 NHG-standaard Hormonale anticonceptie. M02.
9 Hylckama Vlieg A van, Helmerhorst FM, Rosendaal FR. The risk of deep venous thrombosis associated with injectable dmpa contraceptives or a Levonorgestrel intrauterine device. Arterioscler Thromb Vasc Biol 2010; 30: 2297-300.
10 Hylckama Vlieg A van, Middeldorp S. Hormone therapies and venous thromboembolism: where are we now? J Thromb Haemost 2011; 9: 957-66.
11 Canonico M, Plu-Bureau, Lowe GD, Scarabin PY. Hormone replacement therapy and risk of venous thromboembolism in postmenopausal women: systematic review and meta-analysis. BMJ 2008; 336: 1227-31.
12 Hoibraaten E, Qvigstad E, Arnesen H, Larsen S, Wickstrom E, Sandset PM. Increased risk of recurrent venous thromboembolism during hormone replacement therapy. Results of the randomized, double-blind, placebo-controlled estrogen in venous thromboembolism trial (evtet). Thromb Haemost 2000; 84: 961-67.
13 Roeters van Lennep J, Meijer E, Klumper FJ, Middeldorp JM, Bloemenkamp KW, Middeldorp S. Prophylaxis with low-dose low-molecular-weight-heparin during pregnancy and postpartum: is it effective? J Thromb Haemost 2011; 9: 473-80.
14 Middeldorp S, Hylckama Vlieg A van. Does thrombophilia testing help in the clinical management of patients? Br J Haematol 2008; 143: 321-35.

HOOFDSTUK 9

HARTKLACHTEN IN DE ZWANGERSCHAP

ELS PIEPER, ANGELA MAAS EN
MARJOLEIN VAN MESDAG

9.1 INLEIDING

Aan de hand van een casus behandelen wij de voor de eerste lijn relevante cardiale problemen die in de zwangerschap kunnen voorkomen. De begeleiding van vrouwen die uitgebreid bekend zijn met cardiale pathologie hoort thuis in de tweede lijn, bij voorkeur in gespecialiseerde tertiaire centra.

> **Vrouw met dyspnoe en hartkloppingen in de zwangerschap**
>
> Een 31-jarige vrouw meldt zich op het spreekuur van de huisarts in verband met zwangerschap. Zij is afkomstig uit Afghanistan, woont sinds drie jaar in Nederland en spreekt nauwelijks Nederlands. Zij heeft haar dochtertje van 7 jaar bij zich die als tolk fungeert. Haar voorgeschiedenis vermeldt, behalve twee miskramen 9 en 5 jaar geleden, geen bijzonderheden. Zij is 11 weken zwanger. Haar 7-jarige dochter is haar enige kind en de zwangerschap is 7 jaar geleden zonder problemen verlopen, de bevalling was vaginaal en ging vlot. Zij heeft geen klachten. De huisarts meet de bloeddruk, deze is 120/70 mmHg en verricht een gynaecologisch onderzoek dat geen bijzonderheden oplevert. Hij verwijst haar naar de verloskundige voor begeleiding van de zwangerschap.
>
> *Vijf maanden later,* bij 33 weken zwangerschapsduur, meldt zij zich op het ochtendspreekuur van de huisarts. Zij heeft de afgelopen maand driemaal hartkloppingen gevoeld. Het hart ging erg snel en zij werd daar kortademig bij. De eerste twee keer duurden de hartkloppingen enkele minuten en heeft zij geen arts geraadpleegd. De vorige avond kreeg zij weer plotseling een snelle hartslag, dit duurde een halfuur en zij werd erg kortademig. Zij stond op het punt een dienstdoende huisarts te bellen, toen de hartkloppingen alsnog afzakten. Patiënte weet niet aan te geven of het hart regelmatig of onregelmatig

CASUS 9.1

VERVOLG CASUS 9.1

klopte. Bij navraag vertelt zij sneller kortademig te zijn. Twee weken later wordt patiënte in de dienst gezien in verband met sinds een uur bestaande snelle hartkloppingen en kortademigheid. De dienstdoende huisarts constateert een snelle onregelmatige hartslag van 140/min en een bloeddruk van 90/60 mmHg. Aan het hart wordt behalve de snelle onregelmatige hartslag niets bijzonders gehoord, over de longen is er een verlengd expirium en basaal wat crepitaties. De huisarts stuurt haar in wegens het vermoeden op atriumfibrilleren met mogelijk decompensatio cordis of bronchitis, differentieel-diagnostisch denkt hij aan een longembolie.

Op de spoedpolikliniek blijkt er inderdaad boezemfibrilleren te zijn met een snelle volgfrequentie. De thoraxfoto toont longstuwing. Er wordt een echocardiogram gemaakt, dat een forse mitralisklepstenose laat zien met een gemiddelde gradiënt van 14 mmHg (normaal < 3 mmHg) en een vergroot linkeratrium (42 ml/m^2, normaal < 32 ml/m^2). De grootte en functie van de linkerkamer zijn normaal. Het lukt niet om een rechterventrikeldruk (als maat voor de arteria-pulmonalisdruk) te meten. Patiënte krijgt diuretica intraveneus en er wordt een acute elektrische cardioversie verricht. Hierna knapt zij goed op. De hartfrequentie is na recompensatie 90/min regulair, de bloeddruk 110/70 mmHg. Een nieuw echocardiogram toont nu een gemiddelde gradiënt over de mitralisklep van 8 mmHg, en een normale rechterkamerdruk. Patiënte wordt ingesteld op 100 mg metoprololsuccinaat en zij krijgt een therapeutische dosis laagmoleculaire heparine. Na instellen op metoprolol is de hartfrequentie rond de 80/min regulair en is de gemiddelde gradiënt over de mitralisklep 6 mmHg. Patiënte houdt lichte kortademigheidsklachten bij inspanning, maar recidiefatriumfibrilleren of decompensatio cordis doet zich niet meer voor. De bevalling wordt bij 38 weken ingeleid, zij bevalt klinisch onder epidurale anesthesie vaginaal van een gezonde zoon, geboortegewicht 2740 gram.

9.2 EPIDEMIOLOGIE EN PATHOFYSIOLOGIE

Hartziekten komen voor bij 1-2% van de zwangeren en zijn de belangrijkste indirecte oorzaak van maternale mortaliteit in Nederland. Als een zwangere vrouw in een westers land een hartziekte heeft, is er in 80% van de gevallen sprake van een aangeboren hartziekte.[1] In de ontwikkelingslanden komen reumatische hartziekten nog steeds veel voor. In Nederland zien wij dit vooral bij immigranten. Het komt regelmatig voor dat de diagnose pas tijdens de zwangerschap wordt gesteld. Vooral bij een mitralisstenose kan dit voorkomen: enerzijds is het geruis vaak lastig te horen, anderzijds wordt een mitralisstenose tijdens de zwangerschap vaak slecht verdragen, zodat symptomen dan pas zichtbaar worden. Vooraf niet bekende cardiale pathologie, die tijdens de zwangerschap manifest wordt, kan aanleiding zijn tot ernstige complicaties inclusief sterfte van de moeder. Een matige mitralisstenose is een van de parameters die geïdentificeerd zijn als voorspellers voor cardiovasculaire complicaties in de zwangerschap[1-4] (tabel 9.1). De hogere cardiac output en hartfrequentie in de zwangerschap leiden tot een toename van de gradiënt over de mitralisklep. Hierdoor neemt de linkeratriumdruk toe en dit kan resulteren in stuwing in de longvenen met manifest longoedeem. Dit gebeurde bij onze patiënte toen de hartslag acuut sneller werd tijdens boezemfibrilleren. Bij een snelle hartslag is de diastole korter en heeft het linkeratrium minder tijd om zich te ledigen.

Het mechanisme van toename van de gradiënt door versnelling van de hartfrequentie wordt toegelicht in figuur 9.1. Bij een chronisch verhoogde linkeratriumdruk kan uiteindelijk pulmonale hypertensie ontstaan. Onze patiënte had bij een rustige hartfrequentie een geringe tot matige mitralisstenose. Ook dan treden er vaak klachten op bij inspanning en kan longoedeem ontstaan. Het risico daarop is hoger naarmate de mitralisstenose ernstiger is en als er boezemfibrilleren optreedt, zoals bij onze patiënte het geval was. Boezemfibrilleren ontstaat door de dilatatie van het linkeratrium en het plotse optreden daarvan brengt tevens het risico van tromboembolische complicaties met zich mee.

TABEL 9.1 – BELANGRIJKSTE VOORSPELLERS VOOR MATERNALE CARDIOVASCULAIRE COMPLICATIES TIJDENS DE ZWANGERSCHAP

voorspeller
pulmonale hypertensie
NYHA-klasse III/IV
wijde aorta ascendens
cardiovasculaire gebeurtenis voor de zwangerschap (hartfalen, ritmestoornis, myocardinfarct, CVA/TIA)
matige/ernstige obstructie linkerharthelft (mitralisstenose, aortastenose)
mechanische klepprothese
matige/slechte linkerkamerfunctie (ejectiefractie < 40%)
cyanose (zuurstofsaturatie < 90%)
cyanotische hartafwijking (wel/niet geopereerd)
gebruik van cardiale medicatie voor de zwangerschap
ten minste matige mitralisinsufficiëntie of tricuspidalisinsufficiëntie
pre-ëxistente hypertensie/diabetes
antifosfolipidensyndroom

Naar: Siu SC 2001; Drenthen W&P PG 2010; Thorne S 2006; en Steegers EAP 2010.

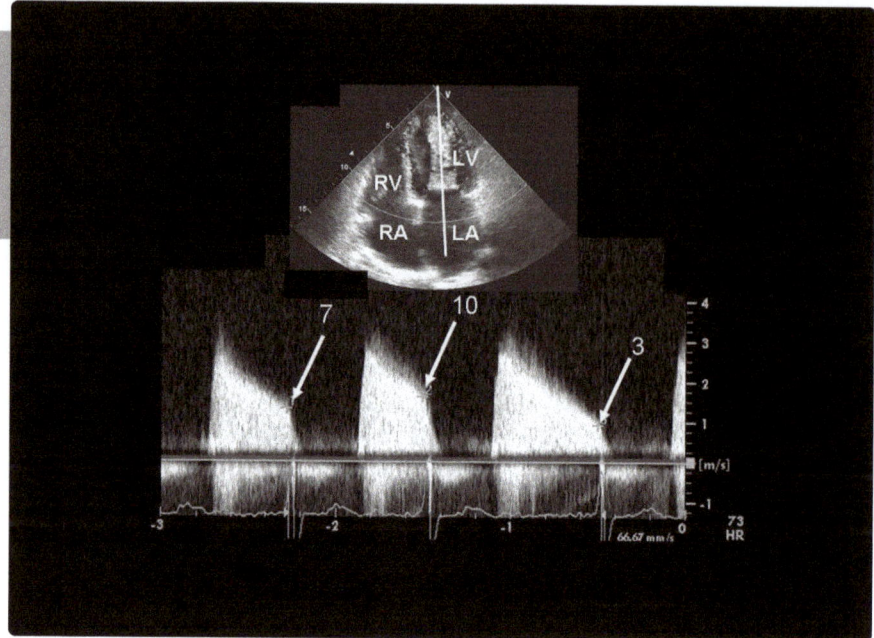

Continuous Wave dopplersignaal van mitralisstenose. De inflowsnelheid van het bloed door de mitralisklep gedurende de diastole staat weergegeven. Deze snelheid kan worden omgerekend tot het drukverval over de mitralisklep. Er bestaat boezemfibrilleren met onregelmatig kamervolgen. Bij het linkercomplex is de duur van de diastole zodanig dat er bij deze patiënt einddiastolisch over de mitralisklep nog een drukverschil bestaat van 7 mmHg. Bij het middelste complex duurt de diastole korter (is de hartfrequentie wat hoger), waardoor er einddiastolisch 10 mmHg drukverschil bestaat. Bij een langere diastole (rechts) is er meer tijd voor druknivellering en is hier het drukverschil nog maar 3 mmHg. Bij een nog tragere hartslag zal het drukverschil einddiastolisch 0 zijn. LA linkeratrium, LV linkerventrikel, RA rechteratrium, RV rechterventrikel.

9.3 KLACHTEN EN DIAGNOSTIEK

Bij immigranten met kortademigheidsklachten bij inspanning of tijdens supraventriculaire tachycardieën moet een mitralisstenose hoog in de differentiële diagnose staan. Daarnaast moet uiteraard ook gedacht worden aan een longembolie, bronchitis, cardiomyopathie of myocarditis, en aan tot dan toe nog niet gediagnosticeerde aangeboren of verworven hartafwijkingen, zoals een atriumseptumdefect of een mitralisklepprolaps met belangrijke mitralisinsufficiëntie. Bij mitralisstenose kan een diastolisch laagfrequent geruis (diastolische rumble) aan de apex worden gehoord met de klok van de stethoscoop, maar deze geruisen zijn buitengewoon lastig te horen en worden

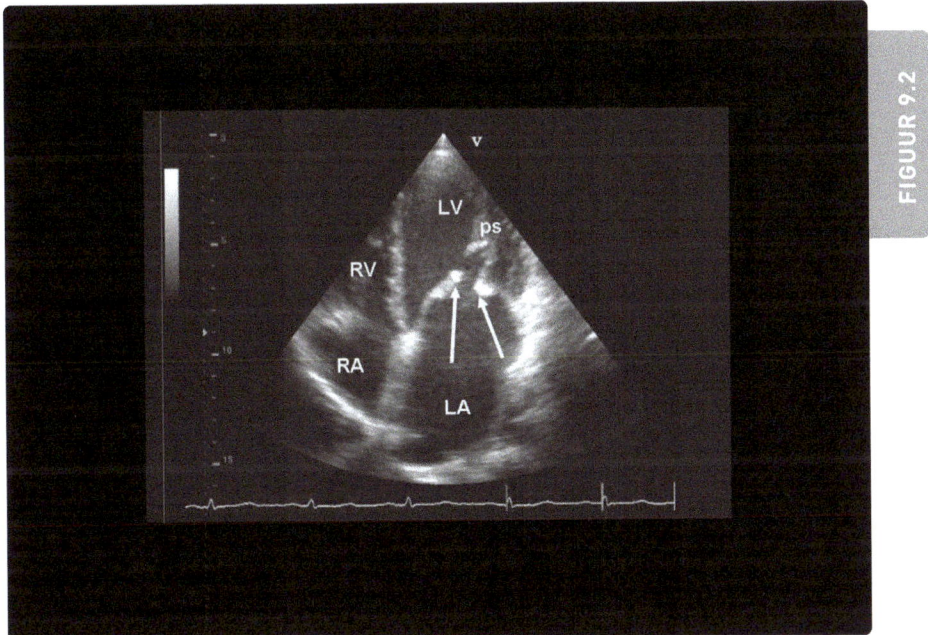

Echocardiogram vanuit de apex van het hart. Tussen het vergrote linkeratrium (LA) en de linkerventrikel (LV) bevindt zich een stenotische mitralisklep met verkleefde en verdikte (pijlen) klepranden. Het rechteratrium (RA) en de rechterventrikel (RV) zien er normaal uit. ps: papillairspier.

gemakkelijk gemist. Als er geen geruis gehoord wordt mag de diagnose nog niet worden verworpen. Een ECG geeft geen specifieke aanwijzingen, hoewel er bij onze patiënte aanwijzingen waren voor linkeratriumhypertrofie (hoge P-top V1), wat kan passen bij een mitralisstenose. Een echocardiogram levert snel en accuraat de diagnose (figuur 9.2) met informatie over de ernst van de afwijking.

Een echocardiogram moet laagdrempelig worden verricht bij zwangeren met (onbegrepen) dyspnoeklachten. Het is bovendien relatief goedkoop, niet-invasief, onschadelijk voor de foetus en zeer bijdragend bij de meeste diagnosen waarbij dyspnoe in de differentiële diagnose staat. Als er een mitralisstenose wordt gevonden, moet bij het echocardiogram gelet worden op de linkeratriumgrootte, omdat deze mede bepaalt of de zwangere ontstold moet worden. Andere gevolgen van de mitralisstenose, zoals pulmonale hypertensie, met bijbehorende rechterkamerhypertrofie en rechterkamervergroting en tricuspidalisinsufficiëntie, kunnen ook goed echocardiografisch in kaart worden gebracht. Er moet altijd gezocht worden naar bijkomende afwijkingen, zoals bijvoorbeeld een aortastenose.

Verdere aanvullende diagnostiek is nauwelijks nodig, hoewel laboratoriumonderzoek (Hb, creatinine, NT-proBNP) is aan te bevelen. Bij onze patiënte waren 7 jaar eerder een zwangerschap en bevalling probleemloos verlopen. Omdat een reumatische mitralisstenose een progressieve ziekte is, is dit niet verwonderlijk. De patiënte had twee miskramen gehad: dit hoeft niet met haar hartziekte in verband te staan, maar het is ook niet uitgesloten. Bij hartpatiënten komen miskramen vaker voor dan bij gezonde vrouwen.[5]

Kortademigheid is lastig te interpreteren bij een verder gevorderde zwangerschap: de hoogstand van het diafragma, in combinatie met het vergrote ademvolume en de verhoogde cardiac output geeft vaak enige kortademigheid zonder dat er iets aan de hand is. Bij multigravidae is vergelijking met vorige zwangerschappen dan ook zinvol. Bij onze patiënte wees de sterk toegenomen dyspnoe ten opzichte van de vorige zwangerschap in de richting van pathologie. Patiënte was immigrante: de alertheid op ernstige afwijkingen moet bij hen extra groot zijn, omdat in Nederland de maternale mortaliteit hoger is bij immigranten dan bij de autochtone bevolking.[6] 'Substandard care' speelt daarbij een rol, waarbij zowel een 'patient delay' als 'doctors delay' kan voorkomen. Bij onze patiënte was verwijzing naar een cardioloog op haar plaats geweest nadat zij zich op het spreekuur had gemeld met hartkloppingen en daarbij optredende klachten van kortademigheid.

Bij *hartkloppingen* in de zwangerschap kan er sprake zijn van extrasystolie, een sinustachycardie of een supraventriculaire of ventriculaire tachycardie.[7] Extrasystolie tijdens de zwangerschap komt veel voor en is in principe onschuldig, waarbij de patiënte klaagt over overslagen. Het plotseling ontstaan en weer afzakken van een snelle hartslag wijst op een paroxismale ritmestoornis en niet op een sinustachycardie. Om een indruk te krijgen hoe snel de hartslag was en of deze onregelmatig was tijdens de ritmestoornis, kan het zinvol zijn om patiënte te vragen of ze het hartritme met haar vinger op de tafel kan kloppen. Een volledig onregelmatig ritme wijst op boezemfibrilleren en een hartfrequentie van meer dan 120/min in rust is meestal ook geen sinustachycardie, maar bijvoorbeeld een atriale flutter. Een persisterende sinustachycardie met klachten is altijd reden voor nader onderzoek, omdat dit het gevolg kan zijn van onderliggende pathologie. Een ECG levert alleen informatie op over de aard van de ritmestoornis als deze tijdens het maken van het ECG aanwezig is. Is dit niet het geval is, dan kan een 24uurs-ECG (holter) extra informatie opleveren. Dit was na het eerste bezoek van onze patiënte aan de huisarts ook nuttig geweest.

Ritmestoornissen kunnen dus een uiting zijn van een onderliggende hartziekte. Auscultatie van het hart en een ECG kunnen aanwijzing geven voor een structurele hartziekte, maar bij normale bevindingen is belangrijke pathologie niet uitgesloten. Verwijzing naar een cardioloog is altijd geïndiceerd tenzij er met zekerheid alleen een extrasystolie bestaat.

9.4 MEDICATIE IN DE ZWANGERSCHAP

Bij een symptomatische mitralisstenose bestaat de primaire behandeling uit rust en bètablokkers, beide met als doel de diastole te verlengen door de hartfrequentie te verlagen. Daarmee zal de gemiddelde gradiënt over de mitralisklep ook dalen.[7-11] Ook als er pulmonale hypertensie ontstaat is deze therapie zinvol. De dosis van de bètablokker moet langzaam worden opgetitreerd op geleide van het klinisch resultaat. Het streven is om met een zo laag mogelijke dosis uit te komen. Bètablokkers kunnen veilig worden gegeven tijdens de zwangerschap, met uitzondering van atenolol (contra-indicatie).[3] De meeste ervaring bestaat met metoprolol. Mogelijke risico's voor de foetus zijn groeivertraging en een hypothermie en hypoglykemie na de geboorte. De hemodynamische voordelen die een bètablokker voor de moeder heeft bij een symptomatische mitralisstenose wegen sterk op tegen de nadelen. Een ongunstige hemodynamische situatie bij de moeder is uiteindelijk altijd bedreigend voor de foetus. Bètablokkers zijn ook de eerste keuze bij de preventie van boezemfibrilleren. Als er permanent boezemfibrilleren is, kunnen bètablokkers worden gebruikt voor controle van de hartfrequentie ('rate control'). Alternatieven hiervoor zijn *digoxine* en *verapamil*, die beide veilig zijn in de zwangerschap. Bij verapamil moet men wel bedacht zijn op het risico van een atrioventriculair block bij de foetus.

Diuretica (met name furosemide en hydrochloorthiazide) kunnen worden gegeven als er longoedeem is. In een acute situatie kan furosemide intraveneus worden gegeven. Voor onderhoudstherapie wordt een voorzichtige dosering aanbevolen, omdat er een oligohydramnion kan ontstaan.

Een elektrische *cardioversie* kan veilig worden verricht in de zwangerschap.

Patiënten met paroxismaal of permanent boezemfibrilleren, trombo-embolie, linkeratriumtrombus of een zeer groot linkeratrium (> 40 ml/m²) moeten volgens de richtlijnen worden ontstold, ook tijdens de zwangerschap. Vitamine K-antagonisten kunnen bij gebruik in het eerste trimester een embryopathie veroorzaken, daarom worden in deze fase van de zwangerschap therapeutische doses laagmoleculaire heparines (LMWH) aanbevolen (ingesteld op geleide van lichaamsgewicht en de antifactor Xa-spiegels, als maat voor ontstolling). In het tweede en derde trimester kunnen orale anticoagulantia veilig worden gebruikt, met in de laatste weken van de zwangerschap weer heparine.[3]

Voor gedetailleerde informatie over medicatiegebruik in de zwangerschap en het puerperium, zie www.safefetus.com of www.embryotox.de.

9.5 AANVULLENDE BEHANDELING

Bij een ernstige mitralisstenose met persisterende symptomen (NYHA-klasse III of IV) of persisterende pulmonale hypertensie, ondanks adequate medicamenteuze therapie, kan een ballonvalvuloplastiek in de zwangerschap worden overwogen. Hierbij wordt tijdens een hartkatheterisatie een ballon onder hoge druk in de klepopening opgeblazen, met als doel het openscheuren van de verkleefde randen van de mitralisklepbladen. Dit lukt alleen als de klepbladen en chordae niet te stug en verkalkt zijn. Het risico is dat er een acute ernstige mitralisinsufficiëntie ontstaat. Dit kan zelfs leiden tot de noodzaak voor acute mitralisklepchirurgie (< 10% van de gevallen). In dit geval is er een groot risico op foetale sterfte (15-30%). Daarom wordt een ballonvalvuloplastiek tijdens de zwangerschap alleen aangeraden bij falen van medicamenteuze therapie. Bij vrouwen met een bekende mitralisstenose die een zwangerschapswens hebben, kan een dergelijke klepdilatatie beter vóór de conceptie verricht worden.

9.6 PARTUS

Voor de meeste patiënten met hartafwijkingen is een vaginale bevalling veiliger dan een sectio caesarea: bij een sectio is er meer bloedverlies en is er kans op infectie. Ook patiënten met een mitralisstenose kunnen in de meeste gevallen vaginaal bevallen. De stress en pijn van de bevalling, met een tachycardie als gevolg, is ongunstig voor deze patiënten, daarom wordt meestal epidurale anesthesie gegeven. In het geval van onze patiënte, waar tijdens de zwangerschap longoedeem was opgetreden met boezemfibrilleren, werd ervoor gekozen de bevalling electief te laten plaatsvinden. De baby van onze patiënte had een vrij laag geboortegewicht. Zowel een te laag geboortegewicht als een premature bevalling met foetale/neonatale mortaliteit is een complicatie die vaak voorkomt bij zwangeren met een hartafwijking. Tijdige opsporing van hartafwijkingen bij de moeder (uiteraard bij voorkeur voordat ze zwanger is), met een goede counseling en zo nodig behandeling van de afwijkingen voor de conceptie en een zorgvuldige begeleiding tijdens de zwangerschap kunnen het aantal complicaties bij moeder en kind verminderen.[3,12] In de eerste lijn is alertheid en laagdrempelige verwijzing bij vermoeden op cardiale klachten belangrijk en dit kan zelfs levensreddend zijn.

9.7 HYPERTENSIEVE ZWANGERSCHAP VOORSPELT LATER RISICO OP HART- EN VAATZIEKTEN

Hypertensie in de zwangerschap komt voor in 10 tot bijna 15% van de zwangerschappen en is verantwoordelijk voor bijna 25% van de prenatale opnamen.[13] Daarbij kan het gaan om een pre-existente hypertensie of een (gesuperponeerde) zwangerschapshypertensie. In ernstige gevallen ontstaat er een pre-eclampsie, waarbij ook sprake is van een proteïnurie (> 0,3 g/24 uur). Dit komt voor bij 3-5% van de zwangerschappen en kan ontaarden in een HELLP-syndroom met leverfunctiestoornissen, trombopenie en hemolyse. De behandeling hiervan behoort tot het terrein van de obstetricus. De afgelopen jaren is steeds duidelijker geworden dat een hypertensieve zwangerschap te beschouwen is als een stresstest voor een verhoogd cardiovasculair risico: vrouwen met een doorgemaakte pre-eclampsie hebben een tweemaal zo groot risico op CVZ en een ruim viermaal zo groot risico op het ontwikkelen van hypertensie als vrouwen met een normale bloeddruk in de zwangerschap.[14,15] Er is een duidelijke associatie tussen de ernst van de hypertensieve complicaties en het latere CVZ-risico, waarbij de zwangerschapsduur en een laag geboortegewicht belangrijke aanwijzingen zijn.[16,17] Meestal gaat het om eerste zwangerschappen, maar het risico op een volgende hypertensieve zwangerschap is significant hoger. Vrouwen met één of meer spontane abortussen in de voorgeschiedenis hebben eveneens een substantieel verhoogd risico op de ontwikkeling van CVZ, waarbij een familiaire belasting vaak aanwezig is.[18,19]

Hoewel de etiologie van pre-eclampsie nog niet opgehelderd is, zijn er sterke overeenkomsten tussen de abnormale vasculaire laesies die in de placenta aanwezig zijn en het ontstaan van endotheeldisfunctie en de ontwikkeling van atherosclerotische plaques bij de moeder.[20] Vrouwen met multipele cardiovasculaire risicofactoren, zoals overgewicht, diabetes en een pre-existente hypertensie hebben een verhoogd risico op zwangerschapshypertensie of een pre-eclampsie. Veel cardiovasculaire risicofactoren en componenten van het metabool syndroom worden al in de eerste jaren na een doorgemaakte pre-eclampsie bij de moeder zichtbaar, veelal voor het 40e jaar. Na 14 jaar is er een ruim viermaal zo grote kans op hypertensie.[14]

Een verhoogde glucosetolerantie of diabetes mellitus in de zwangerschap zijn niet alleen belangrijke voorspellers van het later ontwikkelen van diabetes, maar ook van hypertensie.[21,22] In de meest recente Amerikaanse richtlijnen over cardiovasculaire preventie bij vrouwen zijn zwangerschapsgerelateerde hypertensie en diabetes toegevoegd als belangrijke vrouwspecifieke risicofactoren.[23] Een gezonde leefstijl is een eerste vereiste om het risicoprofiel te verbeteren en het verdient aanbeveling om deze vrouwen al voor het 40e jaar regelmatig te controleren op de bloeddruk en de andere risicofactoren.

> **KERNPUNTEN**
> - Bij onbegrepen dyspnoeklachten in de zwangerschap moet laagdrempelig worden doorverwezen naar de tweede lijn.
> - Bij allochtone zwangeren komen (nog onbekende) reumatische klepafwijkingen relatief vaak voor.
> - Informatie over medicatie in zwangerschap/puerperium: www.safefetus.com of www.embryotox.de.
> - Een hoge bloeddruk tijdens de zwangerschap verhoogt het risico op hypertensie en CVZ.

Referenties

1. Siu SC, Sermer M, Colman JM, Alvarez AN, Mercier LA, Morton BC, et al. Prospective multicentre studies of pregnancy outcomes in women with heart disease. Circulation 2001; 104:515-21.
2. Drenthen W, Boersma E, Balci A, Moons P, Roos-Hesselink JW, Mulder BJ, et al. Predictors of pregnancy complications in women with congenital heart disease. Eur Heart J 2010; 31: 2124-32.
3. Regitz-Zagrosek V, Blomstrom-Lundqvist C, Borghi C, Cifkova R, Ferreira R, Foidart JM, et al. ESC guidelines on the management of cardiovascular diseases during pregnancy. Eur Heart J 2011 (in press).
4. Thorne S, McGregor A, Nelson-Piercy C. Risk of contraception and pregnancy in women with congenital heart disease. Heart 2006; 92: 1520-25.
5. Drenthen W, Pieper PG, Roos-Hesselink JW, Lottum WA van, Voors AA, Mulder BJ, et al. Outcome of pregnancy in women with congenital heart disease: a literature review. J Am Coll Card 2007; 49: 2302-11.
6. Schutte JM, Jonge L de, Schuitemaker NW, Santema JG, Steegers EA, Roosmalen J van. Indirect maternal mortality increases in the Netherlands. Acta Obst et Gynaec 2010; 89: 762-68.
7. Silversides CK, Harris L, Haberer K, Sermer M, Colman JM, Siu SC. Recurrence rates of arrhythmias during pregnancy in women with previous tachyarrhythmia and impact on fetal and neonatal outcomes. Am J Cardiol 2006; 97: 1206-12.
8. Vahanian A, Baumgartner H, Bax J, Butchart E, Dion R, Filippatos G, et al. Guidelines on the management of valvular heart disease. Eur Heart J 2007; 28(2): 230-68.
9. Lesniak-Sobelga A, Tracs W, KostKiewicz M, Podolec P, Pasowicz M. Clinical and echocardiographic assessment of pregnant women with valvular heart disease – maternal and fetal outcome. Int J Card 2004; 94: 15-23.
10. Silversides CK, Colman JM, Sermer M, Siu SC. Cardiac risk in pregnant women with rheumatic mitral stenosis. Am J Cardiol 2003; 91: 1382-85.
11. Elkayam U, Bitar F. Valvular heart disease and pregnancy part 1. Native valves. J Am Coll Card 2005; 46: 223-30.
12. Pieper PG. Expected and unexpected problems during pregnancy. Editorial. Neth Heart J 2008; 16: 403-5.
13. James PR, Nelson-Piercy C. Management of hypertension before, during and after pregnancy. Heart; 90: 1499-1504.
14. Bellamy L, Casas JP, Hingorani AD, Williams DJ. Pre-eclampsia and risk of cardiovascular disease and cancer in later life: systematic review and meta-analysis. BMJ 2007; 335: 974-83.

15 Drost JT, Arpaci G, vanb Eyck J, Maas AHEM. Hoge bloeddruk in de zwangerschap. Belangrijke voorspeller voor cardiovasculair risico. *Hartbulletin* 2010; 41: 47-49.
16 Ray JG, Vermeulen MJ Schull MJ, Redelmeier DA. Cardiovascular health after maternal placental syndromes (CHAMPS): population-based retrospective cohort study. *Lancet* 2005; 366: 1797-803.
17 McDonald SD, Malinowski A, Zhou Q, Yusuf S, Devereaux PJ. Cardiovascular sequelae of preeclampsia/eclampsia: a systematic review and meta-analyses. *Am Heart J* 2008; 156: 918-30.
18 Kharazmi E, Dossus L, Rohrmann S, Kaaks R. Pregnancy loss and risk of cardiovascular disease: a prospective population-based cohort study (EPIC-Heidelberg). *Heart* 2011; 97: 49-54.
19 Smith GCS, Wood AM, Pell JP, Hattie J. Recurrent miscarriage is associated with a family history of ischemic heart disease: a retrospective cohort study. BJOG 2011; 118: 557-63.
20 Steegers EAP, Dadelszen P von, Duvekot JJ, Pijnenborg R. Pre-eclampsia. *Lancet* 2010; 376: 631-44.
21 Retnakaran R, Ying Q, Zinman B, Sermer M, Hanley A, Conelly P. Glucose intolerance in pregnancy and postpartum risk of metabolic syndrome in young women. *J Clin Endocrinol Metab* 2010;95: 670-77.
22 Bellamy L, Casas JP, Hingorani AD, Williams DJ. Type 2 diabetes mellitus after gestational diabetes: a systematic review and meta-analysis. *Lancet* 2009; 373: 1773-79.
23 Mosca L, Benjamin EJ, Berra K, Bezanson JL, Dolor RJ, Lloyd-Jones DM, et al. Effectiveness-based guidelines for the prevention of cardiovascular disease in women, 2011 update. A guideline from the American Heart Association. *Circulation* 2011; 123: 1243-62.

HOOFDSTUK 10

HORMONALE STATUS EN CARDIOVASCULAIR RISICO

YVONNE VAN DER SCHOUW, ANGELA MAAS
EN MIRIAM DE KLEIJN

10.1 MENOPAUZE

De menopauze is het gevolg van ovariële veroudering met een daling van het aantal resterende follikels. Vrouwen worden geboren met de complete voorraad van miljoenen follikels voor de rest van hun reproductieve leven. Na de geboorte daalt het aantal follikels snel, bij de puberteit zijn nog rond de 300.000 follikels aanwezig. Vervolgens neemt het aantal bij iedere menstruele cyclus met honderden af. Deze afname heeft ook plaats wanneer er geen ovulatie optreedt, zoals tijdens zwangerschappen, borstvoeding, of gebruik van orale anticonceptie. Vanaf een leeftijd van 37 à 38 jaar vindt de afname van het aantal follikels in een versneld tempo plaats. Rond de 45 à 46 jaar is de follikelvoorraad afgenomen tot enkele duizenden, waarbij de menstruele cyclus onregelmatig gaat worden.[1] Als er nog ongeveer duizend follikels over zijn kan het cyclische hormonale proces dat nodig is om de menstruatie op gang te brengen niet meer onderhouden worden en treedt de menopauze op.[2] De gemiddelde leeftijd waarop deze optreedt is 51 jaar en dit is vrij constant over de tijd en over populaties wereldwijd.[3] De variatie in menopauzeleeftijd tussen individuele vrouwen is echter groot, ruwweg tussen de 40 en 60 jaar.[3] De niveaus van circulerende oestrogenen dalen na de menopauze tot ongeveer 20% van de premenopauzale waarden. Bij een natuurlijke menopauze voor het 40e jaar spreken we van prematuur ovarieel falen (POF).

Hoewel de menopauze het merkbare markeringspunt is voor het einde van het reproductieve leven, wil dat niet zeggen dat de vruchtbaarheid tot aan de menopauze intact blijft. Niet alleen de hoeveelheid maar ook de kwaliteit van de follikels neemt af met de tijd, waardoor de vruchtbaarheid al begint te verminderen vanaf ongeveer het 31e jaar. De vermindering van de vruchtbaarheid versnelt rond het 37e levensjaar en leidt tot steriliteit bij een gemiddelde leeftijd van 41 jaar.[4]

Net als bij mannen neemt ook bij vrouwen de incidentie van cardiovasculaire ziekten (CVZ) toe met de leeftijd. Vanaf ongeveer het 50e jaar, de leeftijd waarop ook de menopauze optreedt, stijgt de incidentie van coronaire hartziekten bij vrouwen boven de 2 per 1000 vrouwen per jaar. Daarvoor is de incidentie zeer laag en is deze vooral geassocieerd met roken. Omdat vrouwen een langere levensverwachting hebben dan mannen, en dus ouder worden, is na het 80e levensjaar het absolute aantal vrouwen dat jaarlijks een coronaire hartziekte krijgt groter dan het aantal mannen.

Het samenvallen van de leeftijd waarop incidentie van coronaire hartziekten begint te stijgen met de gemiddelde leeftijd van menopauze, heeft geleid tot de hypothese dat vrouwen tot de menopauze 'beschermd' zijn tegen CVZ. In verschillende studies is het effect van de postmenopauzale status op het cardiovasculaire risico bestudeerd en in enkele daarvan werd inderdaad een hoger risico op CVZ gevonden bij postmenopauzale ten opzichte van premenopauzale vrouwen.[5-9] In andere studies werd dit effect niet gevonden of was dit niet statistisch significant.[10-12] Postmenopauzale vrouwen hadden gemiddeld een 1,4× hoger risico op hart- en vaatziekten dan premenopauzale vrouwen.[13] Vrouwen met een bilaterale ovariëctomie hadden een 2,6× hoger risico op CVZ dan premenopauzale vrouwen, terwijl dit bij vrouwen met een natuurlijke menopauze niet-significant verschillend was.

10.2 LEEFTIJD BIJ DE MENOPAUZE

Wanneer specifiek gekeken wordt naar de leeftijd waarop de menopauze optreedt, lijken de verbanden tussen de hormonale veranderingen en het CVZ-risico wat duidelijker. Een latere menopauzeleeftijd gaat gepaard met minder atherosclerose in de arteria carotis.[14] Na een bilaterale ovariëctomie wordt op termijn een 2× hoger risico op coronaire calcificaties gevonden dan zonder deze ingreep.[15] Een vroege natuurlijke menopauze (< 40 jaar) heeft, gecorrigeerd voor roken en leeftijd, een 1,4× hoger risico op CVZ dan een menopauze rond het 50e jaar. Na een bilaterale ovariëctomie op jonge leeftijd (< 40 jaar) is dit effect echter sterker met een 4,6× hoger risico.[13] Bij bijna 30.000 deelneemsters aan de Nurses' Health Study werd vastgesteld dat een bilaterale ovariëctomie na een hysterectomie een 2× zo groot risico geeft op sterfte aan CHZ vergeleken met vrouwen bij wie de ovaria werden gespaard. Dit werd vooral gezien bij vrouwen met een hysterectomie voor het 50e jaar.[16] In een grote database in Zweden werd recent onder ruim 800.000 vrouwen bevestigd dat een hysterectomie vóór de leeftijd van 50 jaar een verhoogd risico geeft op CVZ (Hazard Ratio [HR] 1,17, 95%-CI 1,13-1,22) en dat dit sterker is als er ook een bilaterale ovariëctomie heeft plaatsgevonden (HR 1,44, 95%-CI 1,20-1,73).[17] Men veronderstelt dat er na een hysterectomie een verminderde doorbloeding van de ovaria optreedt die leidt tot een vroegtijdig functieverlies.

10.3 PREMATUUR OVARIEEL FALEN

Bij prematuur ovarieel falen (POF) is er sprake van een ovariële disfunctie vanuit de ovaria zelf. Tegenwoordig wordt vaker de term primaire ovariële insufficiëntie (POI) gebruikt, omdat de term 'prematuur' gebaseerd is op een arbitraire leeftijdsgrens van 40 jaar en het woord 'falen' suggereert dat er sprake is van een onomkeerbaar proces. Dit is echter niet altijd het geval.[18] POI wordt gekenmerkt door de trias van amenorroe gedurende ten minste 4 maanden, verlaagde spiegels van geslachtshormonen en tweemaal een serum-FSH-spiegel hoger dan 40 IU/l (met ten minste 1 maand daartussen) bij vrouwen jonger dan 40 jaar. De oorzaken van POI zijn divers en grotendeels onbekend. Een depletie van de follikels kan het gevolg zijn van een verminderde voorraad bij de geboorte of van een verhoogde atresiesnelheid óf van beide, zoals bij het syndroom van Turner.[19]

POI en een chirurgische menopauze hebben een vroege deprivatie van vrouwelijke geslachtshormonen als gemeenschappelijk kenmerk. Grote longitudinale studies naar de langetermijnconsequenties van POI voor het ontstaan van CVZ ontbreken. Wel kwam uit enkele kleine studies naar voren dat vrouwen met POI meer endotheeldisfunctie hebben en een nadeliger cardiovasculair risicoprofiel.[20,21] In een grotere studie werden bij 90 vrouwen met POI hogere waarden van triglyceriden en lagere HDL-spiegels gevonden dan bij een controlegroep van 190 vrouwen van dezelfde leeftijd.[22] In een studie onder 152 genetische dragers van het fragiele X-syndroom was de bevinding dat draagsters op 53-jarige leeftijd niet meer CVZ hadden dan vrouwen zonder dit genetisch defect.[23] Op deze leeftijd is echter de prevalentie van CVZ bij vrouwen nog zeer laag. In een ander onderzoek in Engeland, bij 1400 vrouwen met afwijkingen aan het geslachtschromosoom, bleek dat vrouwen met het syndroom van Turner (XO) een 4× zo hoog risico hadden op sterfte aan CVZ als gezonde vrouwen.[24]

Hoewel een vroege menopauze lijkt samen te hangen met een verhoogd cardiovasculair risico zijn de consequenties voor preventie en behandeling nog verre van duidelijk. In 2000 werd door de onderzoekers van de Framingham Heart Study in de VS de menopauzale status toegevoegd aan het voorspellende risicomodel voor vrouwen.[25] In het Europese SCORE-risicomodel, en in de meest recente richtlijnen CVZ-preventie bij vrouwen van de American Heart Association is dit echter nog niet het geval. Dit heeft vooral te maken met het feit dat nog onvoldoende duidelijk is welke zwaarte aan de menopauzeleeftijd moet worden toegekend.[26,27] In een Nederlandse studie werd geen toegevoegde prognostische waarde gevonden voor de menopauze-leeftijd.[28] De International Menopause Society, de European Society of Cardiology Task Force on Gender, en de European Society of Hypertension hebben in 2008 wel aanbevelingen gedaan om het cardiovasculaire risico standaard vast te stellen bij alle vrouwen die een arts consulteren voor perimenopauzale klachten, waarna behandeling volgens de Europese SCORE-richtlijnen zou moeten plaatsvinden.[29]

10.4 POLYCYSTEUS OVARIUMSYNDROOM

Het polycysteusovarium syndroom (PCOS) is de meest voorkomende endocriene afwijking bij vrouwen in de vruchtbare levensfase en wordt gekenmerkt door chronische anovulatie en hyperandrogenisme. De prevalentie werd in het verleden geschat op 4-8%.[30-33] Volgens de in 2003 opgestelde nieuwe criteria wordt de diagnose PCOS gesteld als twee van de volgende drie kenmerken aanwezig zijn:
- oligo- of anovulatie;
- klinische of biochemische ondersteuning voor hyperandrogenisme;
- echografisch bevestigde polycysteuze ovaria.[34]

Als gevolg van deze gewijzigde definitie lijkt de prevalentie te zijn verdubbeld naar ongeveer 18%.[35]

PCOS gaat in 30-90% van de gevallen gepaard met overgewicht, dat indien aanwezig vanaf jonge leeftijd het risico op PCOS lijkt te verhogen.[36] Ook andere cardiovasculaire risicofactoren, zoals hypertensie en hypercholesterolemie, komen vaker voor bij vrouwen met PCOS.[37] Bovendien hebben vrouwen met PCOS vaker zwangerschapscomplicaties zoals zwangerschapsdiabetes, zwangerschapshypertensie, en pre-eclampsie.[38] Insulineresistentie lijkt het kernprobleem te zijn bij PCOS. Vanwege de verhoogde niveaus van risicofactoren en metabole stoornissen ligt het voor de hand te veronderstellen dat het risico op type 2 diabetes en CVZ verhoogd is bij vrouwen met PCOS. Harde gegevens hierover zijn echter schaars in de literatuur. In een recente meta-analyse werd een 2× zo hoge prevalentie van gestoorde glucosetolerantie en een 4× zo hoge prevalentie van type 2 diabetes gevonden bij vrouwen met PCOS als bij gezonde vrouwen met een vergelijkbare BMI.[39] Een andere meta-analyse bevestigde de eerder gevonden hogere niveaus van triglyceriden, totaal en LDL-cholesterol, en verlaagde HDL-spiegels.[40] In een kleine follow-upstudie in de Verenigde Staten bleek dat na 2-3 jaar de glucosetolerantie verslechterde bij vrouwen met PCOS.[41] In een Australische studie werden 67 vrouwen met PCOS gedurende 6 jaar gevolgd; in deze periode verdubbelde de prevalentie van een gestoorde glucosetolerantie en type 2 diabetes.[42]

In de literatuur zijn associaties tussen PCOS en tekenen van subklinische atherosclerose beschreven, met metingen van de carotisstijfheid en de aanwezigheid van coronaire calcificaties.[43,44] In een recente studie bij 144 vrouwen met PCOS kon echter geen associatie worden gevonden met de aanwezigheid van coronaire calcificaties of plaques in de abdominale aorta.[45] Nog onduidelijk is in hoeverre het vaak aanwezige overgewicht bijdraagt aan de mate van atherosclerose.[46] Prospectieve studies met klinisch manifeste eindpunten zijn nog schaars. Tot dusver lijkt het echter aannemelijk dat het risico op metabole aandoeningen, zoals type 2 diabetes en CVZ, verhoogd is bij vrouwen met PCOS. Daarom adviseren wij deze categorie vrouwen tijdig te screenen op hun cardiovasculaire risicoprofiel (zie hoofdstuk 6).

10.5 POSTMENOPAUZALE HORMOONTHERAPIE

De gunstige effecten van de endogene oestrogeenstatus in de vruchtbare levensfase op de lipiden en de vaatwand en het hogere risico op CVZ na de menopauze zijn in de jaren negentig van de vorige eeuw de basis geweest voor de hypothese dat het geven van hormonale substitutietherapie (HST) bij oudere vrouwen beschermend zou werken op het ontstaan en de progressie van atherosclerose.[47] Deze 'oestrogeenhypothese' werd ondersteund door gegevens uit grote observationele studies, zoals de Nurses' Health Study, waarin bij vrouwen die in de postmenopauze HST gebruikten een lagere prevalentie van CVZ werd gevonden dan bij niet-gebruiksters.[48] In de grote gerandomiseerde HST-trials, zoals de Women's Health Initiative (WHI)-studies, werd echter aangetoond dat HST niet zinvol is voor de primaire en secundaire preventie van CVZ en dat het zelfs meer gebeurtenissen kan veroorzaken bij vrouwen op oudere leeftijd (> 60 jaar) en bij vrouwen met een verhoogd cardiovasculair risico.[49,50] Daarnaast is het verhoogde risico op mammacarcinoom een belangrijk argument om HST niet langdurig te gebruiken. Bij vrouwen met POI is het gebruik van HST tot aan de normale menopauzeleeftijd wel geïndiceerd, tenzij daar zwaarwegende contra-indicaties voor aanwezig zijn.[18,51]

10.6 MANAGEMENT VAN HARTKLACHTEN IN DE MENOPAUZE

Van de Kaukasische vrouwen heeft 50-70% klachten in de (peri)menopauze, die kunnen variëren van opvliegers, nachtzweten, hartkloppingen, slecht slapen, concentratiestoornissen, hoofdpijn, enz. Daarnaast zijn er specifiek gynaecologische klachten, die nader worden besproken in hoofdstuk 11. Veel gegevens over vasomotore klachten zijn van oudsher ontleend aan (telefonische) vragenlijsten waarin vooral gekeken is naar de aard en intensiteit van deze klachten en de therapeutische effecten van HST. Als belangrijkste determinanten van het voorkomen van opvliegers vond men een te laag (of te hoog) gewicht, gebrek aan lichaamsbeweging, roken, negroïde ras, lagere socio-economische status, gebruik van alcohol en de 'vroege' menopauzale levensfase (rondom de laatste menstruatie, LM).[52-54] Na het falen van de grote gerandomiseerde studies met hormoontherapie is er geleidelijk meer aandacht gekomen voor de associatie tussen cardiovasculaire risicofactoren en vasomotore klachten. In 2005 werd voor het eerst gepubliceerd dat de aanwezigheid van vasomotore klachten in de perimenopauze mogelijk geassocieerd is met oxidatieve stress en een verhoogd risico op CVZ.[55] In een cohort van 5523 vrouwen, in de leeftijd van 46-57 jaar, werd gevonden dat vrouwen met veel vasomotore klachten significant hogere bloeddruk- en cholesterolwaarden hadden, met een groter risico op CVZ, dan vrouwen zonder deze klachten.[56,57] In andere studies werden meer tekenen van subklinische atherosclerose gevonden (endotheeldisfunctie, calcificaties in de aorta, en atherosclerose in de carotiden) bij vrouwen met opvliegers dan bij vrouwen zonder deze klachten.[58-60] Bij 154 perimenopauzale vrouwen werden bij 24uursbloeddrukmeting significant hogere systolische bloeddrukwaarden gevonden (gemiddeld 10 mmHg hoger, overdag en 's nachts) indien zij veel opvliegers hadden, dan bij vrouwen zonder deze klachten.[61] In een cross-over studie bij 69 perimenopauzale vrouwen met een milde hypertensie en veel klachten van opvliegers en nachtzweten bleken deze klachten significant te verminderen bij adequate behandeling van de bloeddruk met candesartan.[62] Een opvallende bevinding bij meer dan 60.000 vrouwen in de Women's Health Initiative Observational Study (WHI-OS) is dat klachten die in de vroege menopauze (rond de LM) aanwezig zijn, duiden op een lager CVZ-risico (HR 0,89, 95%-CI 0,81-0,97), terwijl vasomotore klachten die pas in de jaren daarna optreden wel geassocieerd zijn met een verhoogd CVZ-risico (HR 1,23, 95%-CI 1,00-1,52).[63] De mechanismen die betrokken zijn bij klachten in de vroege menopauze zijn vermoedelijk anders dan die in de jaren daarna. Daarnaast is het CVZ-risico van vrouwen beduidend hoger als zij boven de 55 jaar zijn.

De daling in oestrogeenspiegels rond de menopauze leidt tot een versterkte activiteit van het renine-angiotensinesysteem. De gevoeligheid voor zoutretentie neemt toe en dit is een van de redenen waarom vrouwen in deze levensfase goed reageren op diuretica en ACE-remmers.[64] Bijna de helft van de vrouwen in onze westerse wereld heeft voor het 60e jaar een klinisch manifeste hypertensie. Vrouwen met een doorgemaakte hypertensieve zwangerschap en een sterk belaste familieanamnese zijn meestal als eersten aan de beurt. Hoge bloeddruk kan geruisloos binnensluipen, maar ook een scala aan klachten geven die sterk overeenkomen met symptomen die geassocieerd worden met de menopauze (zie tabel 10.1 en casus 10.1).[65]

TABEL 10.1 – OVERLAPPENDE KLACHTEN BIJ HYPERTENSIE EN PERIMENOPAUZE

hypertensie	perimenopauzale klachten
opvliegers	opvliegers
nachtzweten	nachtzweten
pijn op de borst	
slaapstoornissen	slaapstoornissen
concentratiestoornissen	concentratiestoornissen, snel geïrriteerd
hoofdpijn	hoofdpijn
moeheid	moeheid
kortademigheid	
hartkloppingen, vaak 's nachts (overslagen, paroxismale SVT'tjes)	hartkloppingen
niet op linkerzij kunnen liggen	
strakke vingers	
dikke voeten	

> **CASUS 10.1**
>
> ### Vrouw met perimenopauzale klachten en hypertensie
>
> Patiënte Van Veen is net 60 jaar geworden en heeft al een aantal jaren klachten van een gebrek aan conditie en uithoudingsvermogen. Als ze de trap snel oploopt komt ze hijgend boven. 's Nachts in bed kan het hart enorm tekeergaan, alsof het uit de borstkas wil. Ze kan absoluut niet op haar linkerzij liggen en slaapt slecht. Het lijkt wel alsof ze vocht niet meer kwijtraakt en zichzelf opblaast. Ze voelt zich de oude niet meer en heeft al 12 jaar opvliegers, die maar niet willen overgaan. De bloeddruk is al langer aan de hoge kant, maar zij is geen voorstander van medicatie.
>
> **Voorgeschiedenis.** Hypertensie aan het eind van haar drie zwangerschappen, uterusextirpatie met 44 jaar (adnexen in situ).
> **Familie.** Vader hypertensie en perifeer vaatlijden, met 71 jaar aan een CVA overleden. Moeder DM, niet-cardiaal overleden met 80 jaar.
> **Lichamelijk onderzoek.** BMI 28, RR 225/110 rechts en 200/100 mmHg links, systolisch ejectiegeruisje graad 1-2/6 over het precordium.
> **ECG.** SR 77/min, geleiding en repolarisatie normaal.
> **Echocardiogram.** Hyperkinetisch bewegingspatroon met tekenen van linkerventrikelhypertrofie.
> **Lab.** Nuchter glucose 7,5 mmol/l, T-cholesterol 4,8 mmol/l, HDL-C 1,2 mmol/l, LDL-C 2,4 mmol/l, T-chol/HDL-ratio 4,1.
> **Beloop.** Patiënte heeft het klassieke verhaal van een familiaire symptomatische hypertensie en opvliegers die tot dusver toegeschreven zijn aan de overgang. Zij wordt ingesteld op een angiotensine-II-antagonist en een bètablokker. Een paar maanden later is de bloeddruk gezakt naar 160/90 mmHg en voelt het hart veel rustiger, waardoor ze ook beter slaapt. De opvliegers zijn een heel stuk minder geworden. Voor een verdere normalisering van de bloeddruk wordt de dosering angiotensine-II-antagonist opgehoogd en zij wordt voor verdere begeleiding teruggewezen naar de huisarts.

Daarom is het belangrijk bij vrouwen met veel klachten de bloeddruk en de andere risicofactoren te controleren en deze zo nodig te behandelen. Hiermee gaan wij in tegen het advies van de NHG-standaard 'De overgang' (2001, thans in revisie), waarin beschreven staat dat het meten van de bloeddruk niet nodig is voor aanvang van medicamenteuze behandeling voor overgangsklachten.[66] Een van de redenen dat het verouderde antihypertensivum clonidine (α2-agonist) een gunstig effect heeft op de prevalentie van opvliegers is mogelijk ook gebaseerd op een beïnvloeding van de (centrale) regulatie van de bloeddruk. Het nut van een gezonde leefstijl, met veel bewegen en het handhaven van een normaal gewicht, is tot dusver onvoldoende onderzocht voor de preventie van vasomotore klachten, maar het is in ieder geval effectief voor de preventie van CVZ.[67]

> **KERNPUNTEN**
> - Een vroege menopauze (< 40 jaar) is te beschouwen als een risicofactor voor CVZ.
> - Vrouwen met POI en PCOS moeten gescreend worden op hun risicofactoren.
> - Vrouwen met veel vasomotore klachten in de menopauze moeten gescreend worden op hun risicofactoren.
> - Hormoontherapie is niet effectief voor de preventie van CVZ.
> - Bij vrouwen met POI is hormoontherapie wel aangewezen (tenzij er een contra-indicatie bestaat).

Referenties
1 Richardson SJ, Senikas V, Nelson JF. Follicular depletion during the menopausal transition: evidence for accelerated loss and ultimate exhaustion. J Clin Endocrinol Metab 1987; 65: 1231-37.
2 Faddy MJ, Gosden RG, Gougeon A, Richardson SJ, Nelson JF. Accelerated disappearance of ovarian follicles in mid-life: implications for forecasting menopause. Hum Reprod 1992; 7: 1342-46.
3 Morabia A, Costanza MC. International variability in ages at menarche, first livebirth, and menopause. World Health Organization Collaborative Study of Neoplasia and Steroid Contraceptives. Am J Epidemiol 1998; 148: 1195-205.
4 Noord-Zaadstra BM, Looman CW, Alsbach H, Habbema JD, Velde ER te, Karbaat J. Delaying childbearing: effect of age on fecundity and outcome of pregnancy. BMJ 1991; 302: 1361-65.
5 Parrish HM, Carr CA, Hall DG, King TM. Time interval from castration in premenopausal women to development of excessive coronary atherosclerosis. Am J Obstet Gynecol 1967; 99: 155-62.
6 Gordon T, Kannel WB, Hjortland MC, McNamara PM. Menopause and coronary heart disease. The Framingham Study. Ann Intern Med 1978; 89: 157-61.
7 Rosenberg L, Hennekens CH, Rosner B, Belanger C, Rothman KJ, Speizer FE. Early menopause and the risk of myocardial infarction. Am J Obstet Gynecol 1981; 139: 47-51.
8 Witteman JCM, Grobbee DE, Kok FJ, Hofman A, Valkenburg HA. Increased risk of atherosclerosis in women after the menopause. BMJ 1989; 298: 642-44.
9 Blumel JE, Castelo-Branco C, Binfa L, Gramegna G, Tacla X, Aracena B, Cumsille MA, Sanjuan A. Quality of life after the menopause: a population study. Maturitas 2000; 34: 17-23.
10 Manchester JH, Herman MV, Gorlin R. Premenopausal castration and documented coronary atherosclerosis. Am J Cardiol 1971; 28: 33-37.
11 Rosenberg L, Miller DR, Kaufman DW, Helmrich SP, Van de Carr S, Stolley PD, Shapiro S. Myocardial infarction in women under 50 years of age. JAMA 1983; 250: 2801-6.
12 Fioretti F, Tavani A, Gallus S, Franceschi S, La Vecchia C. Menopause and risk of non-fatal acute myocardial infarction: an Italian case-control study and a review of the literature. Hum Reprod 2000; 15: 599-603.
13 Atsma F, Bartelink ML, Grobbee DE, Schouw YT van der. Postmenopausal status and early menopause as independent risk factors for cardiovascular disease: a meta-analysis. Menopause 2006; 13: 265-79.
14 Joakimsen O, Bønaa KH, Stensland-Bugge E, Jacobsen BK. Population-based study of age at menopause and ultrasound assessed carotid atherosclerosis: The Tromso Study. J Clin Epidemiol 2000; 53: 525-30.

15 Allison MA, Manson JE, Aragaki A, Langer RD, Rossouw J, Curb D, Martin LW, Phillips L, Stefanick ML, Cochrane BB, Sarto G, Barnhart J, O'Sullivan MJ, Johnson KC, Gass M, Trevisan M, Woods NF. Vasomotor symptoms and coronary artery calcium in postmenopausal women. *Menopause* 2010; 17: 1136-45.

16 Parker WH, Broder MS, Chang E, Feskanich D, Farquhar C, Liu Z, Shoupe D, Berek JS, Hankinson S, Manson JE. Ovarian conservation at the time of hysterectomy and long-term health outcomes in the nurses' health study. *Obstet Gynecol* 2009; 113: 1027-37.

17 Ingelsson E, Lundholm C, Johansson ALV, Altman D. Hysterectomy and risk of cardiovascular disease: a population based cohort study. *Eur Heart J* 2011; 32: 745-50.

18 Vos M de, Devroey P, Fauser BC. Primary ovarian insufficiency. *Lancet* 2010; 376: 911-21.

19 Kodaman PH. Early menopause: primary ovarian insufficiency and surgical menopause. *Semin Reprod Med* 2010; 28: 360-69.

20 Kalantaridou SN, Naka KK, Bechlioulis A, Makrigiannakis A, Michalis L, Chrousos GP. Premature ovarian failure, endothelial dysfunction and estrogen-progestogen replacement. *Trends Endocrinol Metab* 2006; 17: 101-9.

21 Mainini G, Festa B, Messalli EM, Torella M, Ragucci A. Premature ovarian failure. Clinical evaluation of 32 cases. *Minerva Ginecol* 2003; 55: 525-29.

22 Knauff EA, Westerveld HE, Goverde AJ, Eijkemans MJ, Valkenburg O, Santbrink EJ van, Fauser BC, Schouw YT van der. Lipid profile of women with premature ovarian failure. *Menopause* 2008; 15: 919-23.

23 Hundscheid RD, Smits AP, Thomas CM, Kiemeney LA, Braat DD. Female carriers of fragile X premutations have no increased risk for additional diseases other than premature ovarian failure. *Am J Med Genet A* 2003; 117A: 6-9.

24 Swerdlow AJ, Hermon C, Jacobs PA, Alberman E, Beral V, Daker M, Fordyce A, Youings S. Mortality and cancer incidence in persons with numerical sex chromosome abnormalities: a cohort study. *Ann Hum Genet* 2001; 65: 177-88.

25 d'Agostino RB, Russell MW, Huse DM, Ellison RC, Silbershatz H, Wilson PW, Hartz SC. Primary and subsequent coronary risk appraisal: new results from the Framingham Study. *Am Heart J* 2000; 139: 272-81.

26 Mosca L, Benjamin EJ, Berra K, Bezanson JL, Dolor RJ, Lloyd-Jones DM, et al. Effectiveness-based guidelines for the prevention of cardiovascular disease in women, 2011 update. A guideline from the American Heart Association. *Circulation* 2011; 123: 1243-62.

27 Maas AHEM, Schouw YT van der, Regitz-Zagrosek V, Swahn E, Appelman YE, Pasterkamp G, et al. Red alert for women's heart: the urgent need for more research and knowledge on cardiovascular disease in women. *Eur Heart J* 2011; 32: 1362-68.

28 Atsma F, Schouw YT van der, Grobbee DE, Hoes AW, Bartelink ML. No added value of age at menopause and the lifetime cumulative number of menstrual cycles for cardiovascular risk prediction in postmenopausal women. *Int J Cardiol* 2008; 130: 190-95.

29 Collins P, Rosano G, Casey C, Daly C, Gambacciani M, Hadji P, Kaaja R, Mikkola T, Palacios S, Preston R, Simon T, Stevenson J, Stramba-Badiale M. Management of cardiovascular risk in the peri-menopausal woman: a consensus statement of European cardiologists and gynaecologists. *Eur Heart J* 2007; 28: 2028-40.

30 Diamanti-Kandarakis E, Kouli CR, Bergiele AT, Filandra FA, Tsianateli TC, Spina GG, Zapanti ED, Bartzis MI. A survey of the polycystic ovary syndrome in the Greek island of Lesbos: hormonal and metabolic profile. *J Clin Endocrinol Metab* 1999; 84: 4006-11.

31 Asuncion M, Calvo RM, San Millan JL, Sancho J, Avila S, Escobar-Morreale HF. A prospective study of the prevalence of the polycystic ovary syndrome in unselected Caucasian women from Spain. *J Clin Endocrinol Metab* 2000; 85: 2434-38.

32 Azziz R, Woods KS, Reyna R, Key TJ, Knochenhauer ES, Yildiz BO. The prevalence and features of the polycystic ovary syndrome in an unselected population. J Clin Endocrinol Metab 2004; 89: 2745-49.
33 Zawadzki JKA. Diagnostic criteria for polycystic ovary syndrome: towards a rational approach. In: Dunaif AGL, Haseltine FP, Merriam GR, editors. Polycystic ovary syndrome. Boston: Blackwell, 1992; 377-84.
34 Revised 2003 consensus on diagnostic criteria and long-term health risks related to polycystic ovary syndrome (PCOS). Hum Reprod 2004; 19: 41-47.
35 March WA, Moore VM, Willson KJ, Phillips DI, Norman RJ, Davies MJ. The prevalence of polycystic ovary syndrome in a community sample assessed under contrasting diagnostic criteria. Hum Reprod 2010; 25: 544-51.
36 Vrbikova J, Hainer V. Obesity and polycystic ovary syndrome. Obes Facts 2009; 2: 26-35.
37 Tan YY, Gast GC, Schouw YT van der. Gender differences in risk factors for coronary heart disease. Maturitas 2010; 65: 149-60.
38 Boomsma CM, Fauser BC, Macklon NS. Pregnancy complications in women with polycystic ovary syndrome. Semin Reprod Med 2008; 26: 72-84.
39 Moran LJ, Misso ML, Wild RA, Norman RJ. Impaired glucose tolerance, type 2 diabetes and metabolic syndrome in polycystic ovary syndrome: a systematic review and meta-analysis. Hum Reprod Update 2010; 16: 347-63.
40 Wild RA, Rizzo M, Clifton S, Carmina E. Lipid levels in polycystic ovary syndrome: systematic review and meta-analysis. Fertil Steril 2011; 95 : 1073-9.e1-11..
41 Legro RS, Gnatuk CL, Kunselman AR, Dunaif A. Changes in glucose tolerance over time in women with polycystic ovary syndrome: a controlled study. J Clin Endocrinol Metab 2005; 90: 3236-42.
42 Norman RJ, Masters L, Milner CR, Wang JX, Davies MJ. Relative risk of conversion from normoglycaemia to impaired glucose tolerance or non-insulin dependent diabetes mellitus in polycystic ovarian syndrome. Hum Reprod 2001; 16: 1995-98.
43 Soares GM, Vieira CS, Martins WP, Franceschini SA, dos Reis RM, Silva de Sa MF, Ferriani RA. Increased arterial stiffness in nonobese women with polycystic ovary syndrome (PCOS) without comorbidities: one more characteristic inherent to the syndrome? Clin Endocrinol (Oxf) 2009; 71: 406-11.
44 Christian RC, Dumesic DA, Behrenbeck T, Oberg AL, Sheedy PF, Fitzpatrick LA. Prevalence and predictors of coronary artery calcification in women with polycystic ovary syndrome. J Clin Endocrinol Metab 2003; 88: 2562-68.
45 Chang AY, Ayers C, Minhajuddin A, Jain T, Nurenberg P, Lemos JA de, Wild RA, Auchus RJ. Polycystic ovarian syndrome and subclinical atherosclerosis among women of reproductive age in the Dallas heart study. Clin Endocrinol (Oxf) 2011; 74: 89-96.
46 Ketel IJ, Stehouwer CD, Henry RM, Serne EH, Hompes P, Homburg R, Smulders YM, Lambalk CB. Greater arterial stiffness in polycystic ovary syndrome (PCOS) is an obesity- but not a PCOS-associated phenomenon. J Clin Endocrinol Metab 2010; 95: 4566-75.
47 Stampfer MJ, Colditz GA. Estrogen replacement therapy and coronary heart disease: a quantitative assessment of the epidemiologic evidence. Prev Med 1991; 20: 47-63.
48 Grodstein F, Stampfer MJ, Manson JE, et al. Postmenopausal estrogen and progestin use and the risk of cardiovascular disease. N Engl J Med 1996; 335: 453-61.
49 Writing Group for the Women's Health Initiative Investigators. Risks and benefits of estrogen plus progestin in healthy postmenopausal women. Principal results from the Women's Health Initiative randomized controlled trial. JAMA 2002; 288: 321-33.
50 Maas AHEM, Schouw YT van der, Grobbee DE, Graaf Y van der. 'Rise and fall' of hormone therapy in postmenopausal women with cardiovascular disease. Menopause 2004; 11: 228-35.

51 Rees M. Premature menopause: hormone replacement therapy is indeed indicated. BMJ 2008; 336: 1148.
52 Whiteman MK, Staropoli CA, Langenberg PW, et al. Smoking, body mass and hot flashes in midlife women. *Obstet Gynaecol* 2003; 101: 264-72.
53 Gold EB, Colvin A, Avis N, Bromberger J, Greendale GA, Powell L, et al. Longitudinal analysis of the association between vasomotor symptoms and race/ethnicity across the menopausal transition: study of women's health across the nation. *Am J Public Health* 2006; 96: 1226-35.
54 Stearns V, Ullmer L, Lopez JF, Smith Y, Isaacs C, Hayes D. Hot flushes. *Lancet* 2002; 360: 1851-61.
55 Schouw YT van der, Grobbee DE. Menopausal complaints, oestrogens, and heart disease risk: an explanation for discrepant findings on the benefits of post-menopausal hormone therapy. *Eur Heart J* 2005; 26: 1358-61.
56 Gast G-CM, Grobbee DE, Pop VJM, Keyzer JJ, Wijnands-van Gent CJM, Samsioe GN, Nilsson PM, Schouw YT van der. Menopausal complaints are associated with cardiovascular risk factors. *Hypertension* 2008; 51: 1492-98
57 Gast G-CM, Pop VJ, Samsioe GN, Grobbee DE, Nilsson PM, Keyzer JJ, Wijnands-van Gent CJ, Schouw YT van der. Vasomotor menopausal symptoms are associated with increased risk of coronary heart disease. *Menopause* 2011; 18: 146-51.
58 Thurston RC, Sutton-Tyrell K, Everson-Rose SA, Hess R, Matthews KA. Hot flashes and subclinical cardiovascular disease. *Circulation* 2008; 118: 1234-40.
59 Thurston RC, Kuller LH, Edmundowicz D, Matthews KA. History of hot flashes and aortic calcification among postmenopausal women. *Menopause* 2010; 17: 256-61.
60 Thurston RC, Sutton-Tyrrell K, Everson-Rose SA, Hess R, Powell LH, Matthews KA. Hot flashes and carotid intima media thickness among midlife women. *Menopause* 2011; 18: 352-58.
61 Gerber LM, Sievert LL, Warren K, Pickering TG, Schwartz JE. Hot flashes are associated with increased ambulatory blood pressure. *Menopause* 2007; 14: 308-15.
62 Ikeda H, Inoue T, Uemura S, et al. Effects of candesartan for middle-aged and elderly women with hypertension and menopausal-like symptoms. *Hypertens Res* 2006; 29: 1007-12.
63 Szmuilowicz ED, Manson JE, Rossouw JE, Howard BV, Margolis KL, Greep NC, et al. Vasomotor symptoms and cardiovascular events in postmenopausal women. *Menopause* 2011; 18: 603-10.
64 Pechère-Bertschi A, Burnier M. Female sex hormones, salt, and blood pressure regulation. *Am J Hypertens* 2004; 17: 994-1001.
65 Maas AH, Franke HR. Women's health in menopause with a focus on hypertension. *Neth Heart J* 2009; 17: 68-72.
66 NHG-standaard De overgang. M73. *Huisarts Wet* 2001; 44(10): 436-45.
67 Daley A, Stokes-Lampard H, MacArthur C. Exercise for vasomotor menopausal symptoms. *Cochrane Database Syst Rev* 2007; (4): CD006108.

HOOFDSTUK 11

GYNAECOLOGISCHE BENADERING VAN PERIMENOPAUZALE KLACHTEN

WILMA SMIT, PAULINE OTTERVANGER EN MARIAN DE JONGE

11.1 INLEIDING

> **CASUS 11.1**
>
> **Vrouw met perimenopauzale klachten**
>
> Mevrouw A. is 51 jaar en komt bij de huisarts. Zij is getrouwd en moeder van twee volwassen dochters. In beide zwangerschappen is zij aan het einde van de zwangerschap opgenomen geweest vanwege een hoge bloeddruk. Zij gebruikt sinds een aantal jaren geen anticonceptie meer omdat haar man gesteriliseerd is. Drie jaar geleden is zij gestopt met roken. Zij gebruikt geen medicijnen. Zij heeft een fulltimebaan als secretaresse, doet niet aan sport. Zij vertelt dat zij last heeft van onregelmatige menstruaties en meer bloedverlies dan voorheen. Verder is zij moe en kortademig met regelmatig klachten van hoofdpijn. Zelf wijdt zij dit aan het vele bloedverlies. Recent werd een uitstrijkje van de cervix gemaakt in het kader van het bevolkingsonderzoek: PAP 1. Uit de familieanamnese weet de huisarts dat haar moeder op 56-jarige leeftijd aan een hartinfarct is overleden.
>
> **Lichamelijk onderzoek.** RR 170/100 mmHg, gewicht 93 kg, lengte van 168 cm (BMI 32).
> **Auscultatie hart en longen.** Geen bijzonderheden.
> **Lab.** Hb 5,9 mmol/l, totaal cholesterol 6,8 mmol/l, HDL-C 1,10 mmol/l, T-chol/HDL-ratio 6,1, LDL-C verhoogd 4,7 mmol/l, schildklierfuncties normaal.
> **Gynaecologische echoscopie.** Om pathologie in verband met bloedingsproblemen uit te sluiten wordt een gynaecologische echo gemaakt. Deze toont een normale uterus met regelmatig opgebouwd endometrium en beiderzijds normale adnexen.
> **Beleid.** Met betrekking tot de hypertensie, het verhoogde cholesterol en het lage Hb-gehalte wordt mevrouw door de huisarts op de nodige medicatie ingesteld. Overige adviezen: afvallen en meer bewegen. In verband met de menstruatieproblemen wordt als eerste besloten een hormoonhoudend spiraal te plaatsen.

11.2 PERIMENOPAUZALE VERANDERINGEN

De jaren rond de menopauze (perimenopauze) worden gekenmerkt door een afname van de productie van oestrogeen. Het tijdstip van de menopauze (de laatste menstruatie) wordt retrospectief vastgesteld na 1 jaar amenorroe. De gemiddelde leeftijd bij de menopauze is 50-51 jaar. Bij vrouwen die veel roken wordt het tijdstip van de menopauze vervroegd.[1,2]

Niet alleen op lichamelijk gebied maar ook op psychisch en sociaal gebied verandert er bij een groot aantal vrouwen veel in deze periode. Niet alle veranderingen kunnen echter aan de overgang worden toegeschreven. Typische overgangsklachten zijn menstruatieveranderingen, vasomotore klachten (opvliegers en nachtelijk transpireren) en op langere termijn klachten ten gevolge van urogenitale atrofie (zoals droge vagina en dyspareunie).

Bij het bepalen of een vrouw in de overgang is speelt lichamelijk onderzoek geen rol en wordt (aanvullend) onderzoek alleen verricht op indicatie om eventuele andere oorzaken uit te sluiten. Bij vrouwen die veel vasomotore klachten hebben is het echter wel belangrijk om de bloeddruk te meten (zie verder hoofdstuk 10). Een FSH-bepaling heeft geen diagnostische of prognostische waarde en zegt niets over de ernst van de vasomotore klachten.[3-5] Bij een amenorroe op jongere leeftijd (en zeker onder de veertig jaar) is het wel belangrijk om een FSH-bepaling te doen, om eventueel prematuur ovarieel falen (POF) vast te stellen.

Menstruatieveranderingen

Bij een veranderd menstruatiepatroon, waarbij een hormonale ontregeling wordt verondersteld, of bij het wegblijven van de menstruatie bij een vrouw in de leeftijd tussen 40 en 60 jaar, wordt de diagnose overgangsklachten gesteld mits een zwangerschap is uitgesloten. Eveneens dient gynaecologische pathologie uitgesloten te worden door middel van een uitstrijkje, cervixkweken en een transvaginale echo. Bij laboratoriumonderzoek kan een eventuele anemie worden opgespoord. Als bovenstaande onderzoeken geen afwijkingen laten zien, kunnen we stellen dat deze klachten het gevolg zijn van de overgang. Voor de behandeling van menstruatieveranderingen zie tabel 11.1.

Vasomotore klachten

Bijna 80% van de westerse vrouwen ervaart in de perimenopauzale periode vasomotore klachten. Door de dalende oestrogeenspiegels verandert de thermoregulatie in de hypothalamus, wat opvliegers en nachtelijk transpireren tot gevolg heeft.[6] Bijna 50% van alle vrouwen meldt vasomotore klachten 4 jaar na de menopauze en na 12 jaar is dat nog 10%.[7,8] Net als bij menstruatieverandering is (aanvullend) onderzoek alleen gericht op het uitsluiten van andere oorzaken, bijvoorbeeld hypertensie, hyperthyreoïdie, angst/paniekstoornis, overmatig alcoholgebruik, medicatiegebruik. Er zijn

TABEL 11.1 – BEHANDELING VAN BLOEDINGSPROBLEMEN

medicamenteus
tranexaminezuur
continu of cyclisch progestativa
orale anticonceptiepil
hormoonhoudend spiraal
LHRH-agonisten (tweede lijn)
HST

operatief
endometriumablatio
uterusextirpatie

toenemende aanwijzingen dat vrouwen met persisterende vasomotore klachten, vooral in de latere perimenopauze, een verhoogd cardiovasculair risicoprofiel hebben[9,10] (zie verder hoofdstuk 10). Het behandelen van een aanwezige hypertensie geeft een significante afname van vasomotore klachten en dit is waarschijnlijk ook een van de redenen dat het oudere centraal werkende antihypertensivum clonidine werkzaam is.[11] Soja en peulvruchten zijn niet effectiever gebleken in het verminderen van vasomotore klachten dan placebo, terwijl antidepressiva (SSRI's) wel een reductie van de klachten geven.[12] Het gebruik van koffie, alcohol en gekruide gerechten kan vasomotore klachten doen verergeren. Roken en overgewicht lijken ook positief geassocieerd te zijn met vasomotore klachten.[13,14] Leefstijladviezen hebben een gunstig effect op het algemeen welbevinden, maar de effecten op vasomotore klachten zijn nog onvoldoende onderzocht.

Urogenitale atrofie
Als gevolg van de dalende oestrogeenspiegels vermindert de vaginale doorbloeding en lubricatie, waardoor urogenitale atrofie, droogheid en dyspareunie kan ontstaan. De klachten van urogenitale atrofie komen deels overeen met o.a. lichen sclerosis, bacteriële vaginose en candida-infecties. Inspectie van de vulva bij urogenitale klachten is daarom zinvol.

Hormonale suppletietherapie (HST)
Als het optreden van vasomotore klachten de kwaliteit van leven sterk negatief beïnvloedt, is het goed bij de huisarts aan te kloppen voor hulp. Bij het overwegen om HST te gaan gebruiken is het belangrijk om na te gaan of er eventuele contra-indicaties zijn, zoals:

- roken;
- een doorgemaakt myocardinfarct, CVA, DVT of longembolie;
- migraine met aura;
- trombofilie;
- status na of verhoogd risico op hormoonafhankelijke tumoren zoals mamma- of endometriumcarcinoom;
- ernstige leverfunctiestoornissen, cholestatische icterus in de zwangerschap.

Daarnaast moet er een afweging gemaakt worden tussen de voor- en nadelen van HST bij de aanwezigheid van twee of meer cardiovasculaire risicofactoren. Adviseer als eerste de vrouw te stoppen met roken. Bij de hormonale behandeling van vasomotore klachten (zie tabel 11.1) is het goed onderscheid te maken tussen vrouwen bij wie wel of geen anticonceptie gewenst of noodzakelijk is. Voor de eerste groep kan een anticonceptiepil een uitkomst zijn. Bij toename van de klachten in de stopweek kan men adviseren ofwel de pil door te slikken ofwel in de pilvrije week het oestrogeentekort op te heffen door een- à tweemaal een oestrogeenpleister te plakken. Is anticonceptie niet gewenst of noodzakelijk, dan kan HST overwogen worden. Indien de vrouw een uterusextirpatie heeft ondergaan kunnen alleen oestrogenen worden voorgeschreven. Monotherapie met oestrogenen zal bij een aanwezige uterus een stimulatie van het endometrium geven, waardoor onregelmatig bloedverlies, endometriumhyperplasie of zelfs op termijn een endometriumcarcinoom kan ontstaan.

In Nederland is men, sinds in 2002 de resultaten van de Women's Healt Initiative (WHI)-trial gepubliceerd werden, nog steeds erg terughoudend met het voorschrijven van HST.[15,16] In 2004 gebruikte 1,65% van de vrouwen tussen 40 en 74 jaar HST, waarvan 12,7% langetermijngebruikster was. In de overige Europese landen liggen de percentages gebruiksters hoger, rond de 20%. Sinds 1969 worden er bij overgangsklachten al hormonen voorgeschreven, waardoor er een goede afweging gemaakt kan

TABEL 11.2 – BEHANDELING VAN VASOMOTORE KLACHTEN

leefstijl aanpassen
voeding
bewegen/sporten
natuurproducten/homeopathie
medicamenteus
clonidine
tibolon
SSRI's (vooral in geval er ook sprake is van depressieve klachten)
HST
anticonceptiepil

worden om HST al of niet te gaan gebruiken.[17,18] Of het gebruik van HST verantwoord en veilig is, is echter nog steeds controversieel. Over het algemeen kan gezegd worden dat kortdurend gebruik (enkele maanden tot enkele jaren) in de laagst mogelijk dosering veilig en verantwoord is. Het is verantwoord om lokaal toegediende oestrogenen in de vorm van vaginale crème of suppositoria langdurig als onderhoudsdosering voor te schrijven. Een licht verhoogd risico op veneuze trombo-emboliën ontstaat waarschijnlijk direct na aanvang van het gebruik. Er lijkt geen verhoging te zijn van het risico op een CVA.[19]

11.3 HORMOONTHERAPIE EN HET RISICO OP MAMMACARCINOOM

Het risico op mammacarcinoom is minimaal verhoogd bij langer dan vijf jaar gebruik. Bij gebruik van monotherapie lijkt er een niet-significant lager risico op mammacarcinoom te zijn. Het is niet duidelijk of het verhoogde risico na stoppen van de behandeling weer daalt naar het uitgangsniveau. Het wordt aanbevolen om voor het starten met HST het risico op een mammacarcinoom te bepalen. Als dit groter is dan 10% wordt HST ontraden.[20] De duur van de therapie is individueel bepaald en moet na drie maanden en hierna jaarlijks geëvalueerd worden. Een realistische benadering van overgangsklachten is nodig om de kwaliteit van leven bij deze patiënten zo hoog mogelijk te houden.

11.4 VROEGE MENOPAUZE

Een uitzondering vormen de vrouwen die voor het 40e jaar in de menopauze komen door prematuur ovarieel falen (POF). Bij deze vrouwen is het essentieel om hormoontherapie voor te schrijven, zeker tot de leeftijd van circa 50 jaar. Deze vrouwen lopen een veel hoger risico op het krijgen van hart- en vaatziekten en osteoporose op oudere leeftijd in vergelijking met vrouwen die rond hun 50e postmenopauzaal worden.

KERNPUNTEN
- Een FSH-bepaling is niet nodig voor het vaststellen van de normale menopauze, wel voor het vaststellen van een POF.
- Controleer bij veel vasomotore klachten altijd de bloeddruk en behandel deze zo nodig.
- HST is niet preventief voor cardiovasculaire ziekten en kan in een lage dosering tijdelijk zinvol zijn bij vrouwen met veel vasomotore klachten, die daarvoor geen contra-indicatie hebben.

Referenties

1 Asselt KM van, Kok HS, Schouw YT van der, Grobbee DE, Velde ER te, Pearson PL, Peeters PH. Current smoking at menopause rather than duration determines the onset of natural menopause. *Epidemiology* 2004; 15; 634-39.
2 Parente RC, Faerstein E, Celeste RK, Werneck GL. The relationship between smoking and age at the menopause: A systematic review. *Maturitas* 2008; 61: 287-98.
3 Kahwati LC, Haigler L, Rideout S, Markova T. What is the best way to diagnose menopause? *Family Practice* 2005; 54: 1000-2.
4 Lambalk CB, Disseldorp J van, Koning CH de, Broekmans FJ. Testing ovarian reserve to predict age ate at menopause. *Maturitas* 2009; 63: 280-91.
5 Bastian LA, Smith CM, Nanda K. Is this woman perimenopausal? *JAMA* 2003; 289: 895-902.
6 Freedman RR. Pathophysiology and treatment of menopausal hot flashes. *Semin Reprod Med* 2005; 23: 117-25.
7 Politi MC, Schleinitz MD, Col NF. Revisiting the duration of vasomotor symptoms of menopause: a meta-analyse. *J Gen Intern Med* 2008; 23: 1507-13.
8 Huang AJ, Grady D, Jacoby VL, Blackwell TL, Bauer DC, Sawaya GF. Persistent hot flushes in older postmenopausal women. *Arch Intern Med.* 2008; 168: 840-46.
9 Gast G-CM, Grobbee DE, Pop VJM, Keyzer JJ, Wijnands-van Gent CJM, Samsioe GN, et al. Menopausal complaints are associated with cardiovascular risk factors. *Hypertension* 2008; 51: 1492-98.
10 Szmuilowicz ED, Manson JE, Rossouw JE, Howard BV, Margolis KL, Greep NC, et al. Vasomotor symptoms and cardiovascular events in postmenopausal women. *Menopause* 2011; 18: 603-10.
11 Ikeda H, Inoue T, Uemura S, et al. Effects of candesartan for middle-aged and elderly women with hypertension and menopausal- like symptoms. *Hypertens Res* 2006; 29: 1007-12.
12 Nelson HD, Vesco KK, Haney E, Fu R, Nedrow A, Miller J, et al. Nonhormonal therapies for menopausal hot flashes: systematic review and meta-analysis. *JAMA* 2006; 295: 2057-71.
13 Thurston RC, Sowers MR, Chang Y, Sternfeld B, Gold EB, Johnston JM, Matthews KA. Adiposity and reporting of vasomotor symptoms among midlife women; the study of women's health across the nation. *Am J Epidemiol* 2008; 167: 78-85.
14 Writing Group for the Women's Health Initiative Investigators. Risks and benefits of estrogen plus progestin in healthy postmenopausal women. Principal results from the Women's Health Initiative randomized controlled trial. *JAMA* 2002; 288: 321-33.
15 De Jong-van den Berg LT, Faber A, Berg PB van den. HRT use in 2001 and 2004 in The Netherlands: a world of difference. *Maturitas* 2006; 54: 193-97.
16 Mueck AO, Seeger H, Bühling KJ. Use of dydrogesterone in hormone replacement therapy. *Maturitas* 2009; 65 Suppl 1: S51-60.
17 Mijatovic V, Slikke JW van der. De overgang: klinische verschijnselen en evidence-based behandelopties anno 2009. *Modern Medicine* 2009; 7/8: 24-29.
18 Groeneveld FPMJ, Bijl D, Smulders M, Bartels JAHB, Vanneste IRR, Kortmann MJW, Eizenga W, Boukes FS. NHG-standaard De overgang. M73 *Huisarts Wet* 44(10): 436-45. Thans in revisie.
19 Farquar C, Marjoribanksj, Lethaby A, Suckling JA, Lamberts Q. Long term hormone therapy for perimenipausal and postmenopausal women. *Cochrane database of systematic reviews* 2009, Issue 2, Art cd004143.
20 Bock GH de, Beusmans GHMI, Hinloopen RJ, Corsten MC, Salden NMA, Scheele ME, Wiersma TJ. NHG-standaard Mammacarcinoom. *Huisarts Wet* 2008: 51(12): 598-609.

HOOFDSTUK 12

VROUWSPECIFIEKE MOTIVERENDE COACHING VOOR DE EERSTE LIJN

PAULINE DEKKER, WANDA DE KANTER
EN DORETH TEUNISSEN

12.1 INLEIDING

> **CASUS 12.1**
>
> **Roken en stress**
>
> Anneke van der Horst, 52 jaar, recent gescheiden, is moeder van twee dochters van 15 en 17 jaar en werkt parttime als secretaresse op een advocatenkantoor. Zij is recent opgenomen geweest wegens een beperkt voorwandinfarct waarvoor zij een PCI met plaatsing van een stent heeft ondergaan. Haar voorgeschiedenis is verder blanco op een appendectomie in haar jeugd na. Als risicofactoren voor hart- en vaatziekten springt haar excessieve roken naar voren (30 sigaretten per dag gedurende bijna 40 jaar), daarnaast is er sprake van matig overgewicht: lengte 1,70 m bij een gewicht van 82 kg. Hoewel zij op dit moment lichamelijk vrijwel klachtenvrij is, voelt zij zich psychisch 'een wrak'.
>
> Zij is boos omdat haar lichaam haar in de steek gelaten heeft en omdat zij nu een enorme lading pillen moet slikken. Zij komt nu op consult in de huisartspraktijk en vraagt of ze 'al die troep' eigenlijk wel moet slikken. Bovendien moet zij vanuit het ziekenhuis deelnemen aan een revalidatieprogramma en daarover zegt zij: 'Daar heb ik geen zin in en geen tijd voor!'
>
> Met roken gaat zij zeker niet stoppen; zij staat stijf van de stress, 'Twee pubers in je eentje opvoeden is niet niks,' haar moeder is ziek en alle zorg komt op haar neer omdat haar broer het laat afweten. Bovendien zal zij bij een stoppoging weer 15 kg aankomen, net als bij de vorige poging, en dat kan niet omdat zij ook moet afvallen van de nurse-practitioner in het ziekenhuis.

12.2 HOE GAAT U ALS HUISARTS EN/OF PRAKTIJKONDERSTEUNER HIERMEE OM?

Het is overduidelijk dat er bij Anneke een aantal leefstijl aanpassingen zouden moeten plaatsvinden, maar hoe pak je dat het beste aan? Domweg zeggen dat ze moet stoppen met roken en moet afvallen lijkt niet het gewenste effect te hebben, sterker nog, Anneke wordt er alleen maar opstandiger van.

Het negeren van het roken en het overgewicht zou een aantrekkelijke optie kunnen lijken. Anneke moet, zoals zoveel vrouwen, een heleboel ballen tegelijk in de lucht houden. Zij is net gescheiden, haar man heeft haar ingeruild voor een jongere vrouw, zij heeft financiële problemen, is in de overgang en zij moet zowel zorgen voor haar kinderen als voor haar zieke moeder. Hierbij zit zij duidelijk niet op een preek van u te wachten.

Maar het niet ter sprake brengen van haar risicogedrag staat gelijk aan verwaarlozing van uw patiënte, alsof u een diabetespatiënte haar insuline onthoudt. Bovendien weet u dat een succesvolle rookstop voor Anneke zal betekenen dat binnen 3 tot 5 jaar haar risico op een hartinfarct weer vergelijkbaar is met dat van een vrouw die nooit gerookt heeft. Een dergelijke grote risicoreductie krijg je met geen enkele pil voor elkaar. U moet er dus wel iets van zeggen, maar hoe?

In de motiverende gesprekstechniek gebruiken we wel eens de volgende metafoor: als je als hulpverlener alleen maar roept wat een patiënte allemaal moet veranderen aan haar leven, is het net alsof je haar huis binnenkomt als gast en meteen begint te roepen dat die stoel lelijk is, dat een ander schilderij aan de andere muur veel beter staat, enz. Begin dus het consult niet met ongevraagd advies, want zo raakt u de patiënte mogelijk kwijt.

Stap 1

Vraag eerst toestemming aan de patiënte om het risicogedrag ter sprake te brengen. Maak een keuze waar u het vandaag over wilt hebben, probeer niet alles in één keer te bespreken.

> *'Mevrouw Van der Horst, ik begrijp dat het een enorm verwarrende tijd voor u is, maar ik wil graag een belangrijke risicofactor met u bespreken en dat is het roken. Vindt u dat goed?'*

Een belangrijk effect van het vragen om en het krijgen van toestemming om over bepaald gedrag te praten is dat patiënte min of meer gedwongen wordt om een echte gesprekspartner te worden. Zonder toestemming kan zij namelijk mentaal afhaken, terwijl u uw riedeltje afdraait. Vooraf expliciet toestemming geven betekent een actieve deelname aan het gesprek dat daarop volgt.

Dat u als hulpverlener vindt dat de patiënte haar ongezonde gedrag moet veranderen, is voor alle partijen glashelder. Maar weet u eigenlijk wel waarom zij zoveel rookt?

Vooropgesteld dat u toestemming hebt verkregen om het over een bepaald risicogedrag te hebben, kunt u door naar stap 2.

Stap 2
Stel de 'waarom'-vraag:

> *'Mevrouw Van der Horst, kunt u mij vertellen waarom u rookt?'*
> 'Nou, ik zei het net al, ik sta stijf van de stress, ik moet keihard werken om mijn hoofd boven water te houden, mijn ex is lekker in het buitenland gaan wonen met zijn nieuwe vrouwtje en ik kan alles hier oplossen met de kinderen.'
>
> *'Hm, hm, de sigaret helpt u bij de spanningen?'*
> 'Ja, en het is even een momentje van rust, even een momentje voor mezelf, en ik vind het natuurlijk ook gewoon hartstikke lekker.'
>
> *'Oké, ik begrijp dat het u helpt bij de spanningen, dat het u rust geeft, het is even een momentje voor uzelf, en u vindt het ook gewoon lekker. Heb ik het zo goed samengevat? Of zijn er nog meer redenen waarom u rookt?'*
> 'Nou, ik weet dat als ik stop, de kilo's eraan vliegen, en dat is ook ongezond, dus...'
>
> *'Het is voor u dus ook een manier om uw gewicht onder controle te houden?'*
> 'Ja, dat is zo!'

Natuurlijk helpt een sigaret niet echt tegen stress, anders zouden wij alle kinderen die vlak voor een Citotoets zitten wel een sigaret aanbieden. Maar... in dit stadium helpt het niet als u de patiënte tegenspreekt. Het zijn namelijk geen smoesjes, maar gedachtekronkels die ontstaan door *cognitieve dissonantie*. Dit gebeurt automatisch en onbewust. Cognitieve dissonantie betekent dat het naast elkaar bestaan van tegenstrijdige opvattingen en gedragingen zo'n onaangenaam gevoel geeft dat wij onbewust proberen onze manier van denken zo te veranderen of te verbuigen dat wij ermee verder kunnen. Met de waaromvraag worden deze gedachtekronkels zichtbaar.

Mevrouw Van der Horst dicht de sigaret allerlei eigenschappen toe die moeten rechtvaardigen waarom zij nog steeds rookt, hoewel zij net een hartinfarct heeft gehad. Zij weet dat het niet goed is, het staat immers al lang gedrukt op alle pakjes. Dus heeft haar brein de werkelijkheid zo verdraaid dat zij denkt dat roken helpt tegen stress, haar rust geeft, lekker is en dat het ook nog eens een manier is van gewichtscontrole.

Aan het eind van de waaromvraag zet u nog eens alle redenen om te roken op een rijtje.

> 'Als ik het goed begrijp rookt u omdat het de stress vermindert, het u rustig maakt, het is een momentje voor uzelf. U vindt het lekker en u bent bang dat als u zou stoppen u dan zwaarder zou worden.'

Nu kunt u door naar stap 3.

Stap 3
Hier gaat u op zoek naar de ambivalentie, de redenen waarom zij eventueel zou willen stoppen met roken.

> 'Nu wil ik u iets heel anders vragen. Stel dat u zou willen stoppen met roken, hoe gemotiveerd zou u dan zijn om dat te doen, weergegeven op een schaal van 0 t/m 10? Nul betekent helemaal niet en 10 betekent maximaal gemotiveerd.'
> 'Nou, ik denk een 5 of zo...'

[Blij verrast] 'Zo, een vijf, dat is niet gering! Wat maakt het dat het al een vijf is?'

Het kan soms voor uzelf gekunsteld overkomen, maar u leert uzelf gaandeweg deze vraag op een natuurlijke manier te stellen. Het is een open vraag.

> 'Nou ja, ik heb net een hartaanval gehad, ik weet dat de kans groter is dat ik het weer krijg als ik blijf doorroken. En de kinderen zeuren er al zo lang over. Ik ben tenslotte een alleenstaande moeder, ze zijn helemaal van mij afhankelijk.'

> 'Dus als ik het goed begrijp zou u willen stoppen vanwege het risico op een nieuw infarct en om er zo lang mogelijk te zijn voor uw kinderen. Nog andere redenen waarom het al een vijf is?'
> 'Het is natuurlijk gewoon heel duur. Mijn ex betaalt geen alimentatie. En ik wil echt niet dat mijn kinderen gaan roken.'

> 'Het kost veel geld en u wilt een goed voorbeeld zijn. Wat zou er moeten gebeuren om van die 5 een 6 te maken?'
> 'Nou als ik wat extra steun en uitleg zou krijgen, zou dat wel helpen.'

Dit is het moment om de voors en tegens naast elkaar te zetten om zo de ambivalentie voor de patiënte zichtbaar te maken. Dit kunt u doen door een samenvatting te maken van alle reflecties.

> 'Ik hoor van u dat u rookt om dat het tegen stress helpt, het u rustig maakt en omdat u het lekker vindt. Aan de ander kant wilt u graag stoppen omdat u bang bent voor een tweede hartaanval en omdat u dan het risico loopt daaraan te overlijden, terwijl uw kinderen nog niet zonder u kunnen. Ook zou u willen stoppen vanwege het geld en met wat begeleiding zou u daar gemotiveerder door raken. Ben ik zo volledig?'

Stap 4
Vraag naar het zelfvertrouwen. Denkt zij dat het haar zal lukken om te stoppen?

'Op een schaal van 0-10: hoe groot is uw zelfvertrouwen dat het u ook gaat lukken om te stoppen met roken?'
'Een 7...'

'Zo, een 7! Wat maakt het dat u zoveel vertrouwen in u zelf hebt?'
'Ik heb in mijn eentje de kinderen opgevoed toen mijn ex mij verliet. Ik heb zelf voor een baan en een inkomen gezorgd. Het ontbreekt de kinderen aan niets.'

'U geeft aan dat u heel wat hebt neergezet in uw leven. Wat zou er moeten gebeuren om van die 7 een 8 te maken?'
'Als ik meer informatie zou krijgen, zou dat wel kunnen helpen.'

Stap 5 en 6
U kunt nu vragen met wie en wanneer zij dat gedrag zou kunnen veranderen.

'Zijn er mensen in uw omgeving die u zouden kunnen helpen met het stoppen met roken?'
'O ja, mijn kinderen, die zouden mij enorm belonen als ik zou stoppen. Dat zou mij zeker stimuleren om te stoppen.'

'En als u aan stoppen met roken denkt, op wat voor termijn zou u dat dan willen doen?'
'Over vier weken, dan is het precies zes jaar geleden dat mijn man me in de steek liet. Dat vind ik wel een mooie symbolische datum.'

Stap 7
U kunt nu het hele gesprek nog eens samenvatten.

Stap 8
U vertelt over het verband tussen roken en een hartaanval, het mechanisme van verslaving en over irreële cognities.
 Nu is het tijd om informatie te geven die aansluit bij het gesprek. U kunt uitleggen dat ontwenningsverschijnselen aanvoelen als stress, maar dat een sigaret juist lichamelijke stress geeft. U kunt vertellen dat het risico op een tweede infarct inderdaad vele malen groter is als je doorrookt. U legt de lichamelijke en de psychische verslaving uit. U gaat in op de relatie tussen roken en gewichtstoename en legt uit hoe beide met impulscontrole te maken hebben. Angst voor gewichtstoename is voor veel vrouwen een reden om überhaupt geen rookstoppoging te doen. Ga in uw coaching bij vrouwen ervan uit dat dit altijd bewust of onbewust een rol speelt (overigens ook bij sommige mannen).

Zij is nu bereid om naar u te luisteren, zoals u naar haar hebt geluisterd.

Stap 9
Maak een plan, bijvoorbeeld: Lees het boek *Nederland stopt! Met roken*,[1] maak het stoppenstappenplan en maak een controleafspraak voor over een paar weken. Het werkelijke begeleiden kan gaan beginnen!

KERNPUNTEN
- Motiverende gespreksvoering is geen behandeling op zich. Het is een gesprekstechniek waarbij u de ambivalenties van uw patiënte ten aanzien van haar eigen risicogedrag bij haar spiegelt. Vaak volgt hierna uit eigen keuze de wil om te veranderen. Daarna pas begint het werkelijke begeleiden.
- Als u dit niet zelf kunt of wilt doen, zorg dan in ieder geval dat u weet naar welke deskundigen/instanties u kunt doorverwijzen.

Referenties
1. Dekker P, Kanter W de. *Nederland stopt! Met roken*. Amsterdam: Thoeris, 2010. www.nederlandstopt.nu.
2. Rollnick S, Miller WR, Butler CC. *Motiverende gespreksvoering in de gezondheidszorg*. Gorinchem: Ekklesia, 2009.
3. Gerards F, Borgers R. *Health Counseling*. Den Haag: Boom Lemma, 2006.
4. Dekker P, Kanter W de. *Motiveren kun je leren, het handboek voor hulpverleners*. Amsterdam: Thoeris, 2010.
5. Schippers GM, Jonge J de. Motiverende gespreksvoering. Maandbl Geest Volksgezondh 2002; 57: 250-65.
6. Motiverende gespreksvoering. Tijdschrift voor praktijkondersteuning 2008; 6: 148-53.
7. Rollnick S, Butler CC, McCambridge J, Kinnersley P, Elwyn G, Resnicow K. Consultations about changing behaviour. BMJ 2005; 331: 961-63.

HOOFDSTUK 13

GENDERSPECIFIEKE ASPECTEN VAN HARTREVALIDATIE

ANGELA NIEUWVELD, HENRI VAN DE WETERING EN PATRICK DIELISSEN

13.1 INLEIDING

In de vorige hoofdstukken is uitgebreid ingegaan op genderverschillen in verschillende aspecten binnen de cardiologische zorg. Zijn deze verschillen ook relevant voor deelname aan een hartrevalidatieprogramma? Om deze vraag te kunnen beantwoorden geven wij eerst een overzicht van algemene gegevens uit de literatuur. Vervolgens formuleren wij aanbevelingen voor meer vrouwspecifieke aandacht binnen hartrevalidatieprogramma's.

13.2 EFFECTIVITEIT VAN HARTREVALIDATIE

Hartrevalidatie (HR) is het zorgtraject dat wordt aangeboden aan patiënten die een cardiale gebeurtenis hebben doorgemaakt, zoals een acuut coronair syndroom (ACS) of een coronaire bypassoperatie (CABG). Ook patiënten met hartfalen, met een aangeboren hartafwijking, patiënten na harttransplantatie en patiënten die een implanteerbare cardioverter-defibrillator (ICD) hebben gekregen, komen hiervoor in aanmerking.[1] Het doel van HR is om de patiënt in een zo vroeg mogelijk stadium in de best mogelijke fysieke, psychische en sociale conditie te brengen en/of te houden, zodat zij of hij de normale positie in de maatschappij weer kan innemen. Daarnaast is goede begeleiding van secundaire preventie een steeds belangrijker wordende functie van de HR: het samen werken aan het verminderen van het risico op een nieuw incident, door professionele begeleiding bij het ontwikkelen en het behouden van een gezonde leefstijl.[2] Bovendien kan gecontroleerd worden of de patiënt de geïndiceerde medicatie voorgeschreven heeft gekregen en ook daadwerkelijk gebruikt.

Aangetoond is dat HR positieve effecten heeft op een betere sturing van de aanwezige risicofactoren en de mortaliteit op langere termijn en dat het bevorderend is voor het zelfvertrouwen en klachten van angst en depressie doet verminderen.[3] Als hulpmiddel bij het vaststellen van de individuele behoefte voor HR is een beslisboom ontwikkeld, die helpt bij het formuleren van de doelstellingen en behulpzaam is bij de keuze van de deelprogramma's die nodig zijn om deze te bereiken. Binnen de HR zijn samenhangende modules ontwikkeld met focus op counseling, voorlichting/advies, beweegprogramma's en leefstijlprogramma's. Daarbij is het mogelijk één module of combinaties van modules te volgen, afhankelijk van de individuele behoefte.

13.3 GENDERSPECIFIEKE ZORG BINNEN DE HARTREVALIDATIE

De huidige richtlijnen voor diagnostiek en behandeling van cardiovasculaire ziekten (CVZ) en de zorg bij HR zijn veelal gebaseerd op studies die verricht zijn bij mannen. Een groot aandeel van patiënten met CVZ betreft echter vrouwen op oudere leeftijd. Specifieke doelen voor HR bij vrouwen zijn nog niet opgenomen in de huidige behandelrichtlijnen, waardoor revalidatiebehoeften van (oudere) vrouwen niet of nauwelijks aan bod komen.[4]

Vrouwelijke patiënten die een cardiale gebeurtenis hebben doorgemaakt en aan HR deelnemen, verschillen in een aantal aspecten van mannelijke patiënten: zij zijn vaak ouder en hebben een grotere comorbiditeit met een hoger cardiovasculair risicoprofiel.

In een onderzoek van Todaro et al. werd vastgesteld dat vrouwen vaker hypertensie hebben dan mannen (73-78% versus 39-46%) en meer diabetes mellitus (30-33% versus 10-20%).[6] Daarnaast zijn vrouwen vaker beperkt in hun inspanningsvermogen en beoefenen zij minder vaak recreatieve sporten dan mannen. Bij het optreden van een eerste cardiale gebeurtenis is er een aantal negatieve prognostische factoren aanwezig: oudere leeftijd (gemiddeld 10 jaar ouder dan mannen), lagere sociaal-economische klasse en minder sociaalmaatschappelijke ondersteuning. Omdat vrouwen vaker weduwe zijn, hebben zij vaker een eenpersoonshuishouden dan mannen (29-51% versus 74-91%). Ook als zij leven met een echtgenoot/partner ondervinden vrouwen minder sociale ondersteuning en ervaren zij een gebrek aan begeleiding bij de copingprocessen.[8-10,18] Het copingproces verwijst naar cognitieve en gedragsmatige strategieën die mensen gebruiken om met probleemsituaties om te gaan. Vrouwen voelen zich vaker verantwoordelijk voor het huishouden en de zorgtaken. Zij ervaren meer psychische stress, hebben minder zelfvertrouwen en een lager gevoel van eigenwaarde met een mindere kwaliteit van leven.[11,12] Bij jonge vrouwen wordt vooral het psychisch welbevinden negatief beïnvloed door een cardiale gebeurtenis. In HR-programma's zou hiervoor specifieke aandacht moeten zijn.[13] Het is echter de vraag of vrouwen zelf wel een anders ingericht revalidatieprogramma wensen. Dit kon in een studie in de VS niet bevestigd worden.[14]

13.4 BEPERKENDE FACTOREN BIJ VROUWEN VOOR DEELNAME AAN HARTREVALIDATIE

Uit studies blijkt dat vrouwen minder vaak dan mannen deelnemen aan HR-programma's: in een recente Cochrane-review was maar 11% van de patiënten vrouw.[5] Als het aantal cardiovasculaire gebeurtenissen in aanmerking genomen wordt, zou 20% meer vrouwen moeten deelnemen dan nu het geval is. De oorzaken van deze lagere participatie liggen zowel bij de dokter als de patiënten. Er worden door de behandelende specialisten twee keer zo veel mannen naar de HR doorverwezen als vrouwen. Mogelijk spelen hun hogere leeftijd, verminderd inspanningsvermogen en comorbiditeit hierin een rol. Bij vrouwen zelf zijn vervoersproblemen en kosten een grotere beperking dan bij mannen. Zij zijn in revalidatiegroepen vaak in de minderheid, soms zelfs de enigen in een groep mannen, die meestal jonger zijn. Dit wordt door hen als onprettig ervaren.[6,7]

13.5 GENDERSPECIFIEKE ASPECTEN VAN COPINGMECHANISMEN

De wetenschappelijke kennis over langdurig copinggedrag is nog beperkt en veelal gebaseerd op aannames die ontleend zijn aan de traditionele man-vrouwrollen. Er is enig bewijs dat het doen van huishoudelijke taken vrouwen helpt en een gevoel van eigenwaarde geeft om de stress die gepaard gaat met CVZ beter te kunnen hanteren.[15]

Vrouwen die hun cardiale gebeurtenis accepteren, neigen ertoe om de impact hiervan op hun gezondheidssituatie naar beneden bij te stellen, vooral om hun sociale contacten niet te belasten.[13] Vaak schatten zij de behoeften van anderen hoger in dan die van henzelf. Zij wenden zich eerder tot hun kinderen voor ondersteuning, terwijl mannen eerder gericht zijn op hun partners. Vrouwen hebben vaker het gevoel alleen gelaten te worden met hun ziekte-ervaring. Zij missen ondersteuning van hun partners, vooral ook bij het veranderen van leefstijlgewoontes. Mannen leggen de verantwoordelijkheid voor leefstijlveranderingen juist neer bij hun echtgenotes.[15]

Verschillen tussen mannen en vrouwen in het omgaan met stressvolle situaties en negatieve emoties verklaren deels waarom patiënten anders reageren op psychosociale interventies.

Het verstrekken van informatie en advies leidt bij mannen tot minder stress, maar bij vrouwen verandert dit het psychosociale welbevinden niet. Vrouwen reageren beter op herbevestiging, aanmoediging en het goed naar hen luisteren.[15]

13.6 UITKOMSTEN VAN HARTREVALIDATIE

Over genderspecifieke uitkomsten van HR zijn weinig onderzoeksgegevens bekend.[6] Enkele bevindingen zijn:
- vrouwen behalen vergelijkbare voordelen als mannen voor het verbeteren van het risicoprofiel, het inspanningsvermogen en de inspanningstolerantie;
- er zijn genderspecifieke verschillen op het gebied van kwaliteit van leven, angst en depressieve klachten;
- er zijn bij vrouwen aanwijzingen dat psychosociale groepsinterventies de overleving kunnen verbeteren.[19]

13.7 AANBEVELINGEN

Omdat wetenschappelijke gegevens ontbreken zijn er nog geen genderspecifieke richtlijnen voor HR.[17] In tabel 13.1 is een aantal aanbevelingen weergegeven om de zorg voor vrouwen na een doorgemaakte cardiale gebeurtenis te verbeteren. Met betrekking tot de fysieke trainingsprogramma's voor vrouwen staat in tabel 13.2 een aantal factoren waar rekening mee gehouden zou moeten worden.[17] Ondanks de aanwezige man-vrouwverschillen zijn wij voorstander van een gemengde revalidatiegroep. In de praktijk blijkt dat ten aanzien van coping beide seksen positieve aspecten van elkaar overnemen. Zo is voor mannen de 'bewijsdrang' minder groot en stellen zij zich kwetsbaarder op met vrouwen in één groep.

Belangrijk is om na afloop te zorgen voor een goede overdracht naar de eerste lijn en de fysiotherapeut voor het vervolgtraject, met weergeven van de resultaten tot dusver en de vervolgdoelstellingen. Het uiteindelijke doel zou een verankering moeten zijn van een gezonde leefstijl. Door meer gebruik te gaan maken van thuiszorgtechnologie kunnen met sensoren bewegings- en trainingsactiveiten van de patiënt thuis geëvalueerd worden en via een patiëntenportaal teruggekoppeld worden naar de patiënte zelf en haar behandelaar.[20]

TABEL 13.1 – AANBEVELINGEN VOOR OPTIMALISEREN VAN DE ZORG BIJ VROUWEN NA EEN CARDIOVASCULAIRE GEBEURTENIS

1	ontlasten van de druk voor de dagelijkse beslommeringen, eventueel klinisch hartevalidatieprogramma bij alleenstaanden
2	emotionele en sociale ondersteuning en zo nodig psychische begeleiding
3	herkennen van angst/depressie en zo nodig bespreekbaar maken
4	instellen op optimale medicatie secundaire preventie
5	coaching bij gewichtsreductie
6	instructie geven voor herkennen van cardiale klachten en de daarna te ondernemen acties

TABEL 13.2 – AANDACHTPUNTEN VOOR FYSIEKE CONDITIEVERBETERING BIJ VROUWEN

1	kleiner inspanningsvermogen en een lagere inspanningstolerantie ten opzichte van mannen
2	minder recreatieve inspanningsactiviteiten doen voorafgaand aan de hartrevalidatie
3	rekening houden met meer activiteitenbeperkende omstandigheden door grotere comorbiditeit en oudere leeftijd
4	het trainingstijdstip aanpassen aan de wensen, bijvoorbeeld ook mogelijk maken in de avonduren
5	streven naar een meer homogene groepssamenstelling naar leeftijd en belastbaarheid

---

KERNPUNTEN

- Zorgverleners in de zorgketen moeten vrouwen met CVZ stimuleren deel te nemen aan hartrevalidatie.
- Dit moet niet alleen in de klinische fase gebeuren, maar ook in de poliklinische fase bij de cardioloog of nadien door de huisarts. De verwijsmogelijkheden zouden hierop moeten worden aangepast.
- Bij deelname aan hartrevalidatie zouden de wijze van informatievoorziening en het bewegingsprogramma aangepast moeten worden aan vrouwelijke deelnemers.

Referenties

1. Revalidatiecommissie NHS/NVVC en projectgroep PAAHR. *Richtlijn Hartrevalidatie 2010.* Utrecht: Nederlandse Vereniging Voor Cardiologie. http://www.revalidatiegeneeskunde.nl/uploads/fP/DQ/fPDQE1QK1OrJrzSQ77I4qQ/concept-Herziening-richtlijn-HR-2010-commentaarfase-april 2010.pdf.
2. Engen-Verheul MM van, Hellemans IM, Goud R, PeekN, red. *Beslisboom Poliklinische Hartrevalidatie 2010.* http://www.nvvc.nl/media/richtlijn/95/Beslisboom%20Poliklinische%20Indicatiestelling%20Hartrevalidatie%202010.pdf.
3. Ades PA. Cardiac rehabilitation and secondary prevention of coronary heart disease. N Engl J Med 2001; 345: 892-902.
4. Bjarnason-Wehrens B, Grande G, Loewel H, Völler H, Mittag O. Gender-specific issues in cardiac rehabilitation: do women with ischaemic heart disease need specially tailored programmes? *Eur J Cardiovasc Prev Rehabil* 2007; 14:163-71.
5. Joliffe JA, Rees K, Taylor RS, Thompson D, Oldridge N, Ebrahim S. Excerise based rehabilitation for coronary heart disease. *Cochrane Database Syst Rev* 2001; http://onlinelibrary.wiley.com/o/cochrane/clsysrev/articles/CD001800/pdf_fs.html.
6. Todaro JF, Shen BJ, Niaura R, Tilkemeier PL, Roberts BH. Do men and women achieve similar benefits from cardiac rehabilitation? *J Cardiopulm Rehabil* 2004; 24:45-51.

7 Grace LG, Racco C, Chessex C, Rivera T en Oh P. A narrative review on women and cardiac rehabilitation: Program adherence and preferences for alternative models of care. *Maturitas* 2010; 67: 203-8.
8 Brezinka V, Kittel F. Psychosocial factors of coronary heart disease in women: a review. *Soc Sci Med* 1995; 42: 1351-65.
9 Allen JK, Scott LB, Stewart KJ, Young DR. Disparities in women's referral to and enrollment in outpatient cardiac rehabilitation. *J Gen Intern Med* 2004; 19: 747-53.
10 Wieslander I, Baigi A, Turesson C, Frilund B. Women's social support and social network after their first myocardial infarction; a 4-year follow-up with focus on cardiac rehabilitation. *Eur J Cardiovasc Nurs* 2005; 4: 278-85.
11 Brezinka CM, Dusseldorp E, Maes S. Gender differences in psychosocial profile at entry into cardiac rehabilitation. *J Cardiopulm Rehabil* 1998;18: 445-49.
12 Blanchard CM, Rodgers WM, Couneya KS, et al. Self-efficacy and mood in cardiac rehabilitation: Should gender be reconsidered? *Behav Med* 2002; 27: 149-60.
13 Mittag O, Horres-Sieben B, Maursichat C. Psychosocial status and coping process following ischemic heart disease: the role of age and gender. *Herzmedizin* 2006; 23: 70-76.
14 Filip J, McGillen C, Mosca L. Patient preferences for cardiac rehabilitation and desired program elements. *J Cardiopulm Rehabil* 1999; 19: 339-43.
15 Kristofferzon ML, Lofmark R, Carlsson M. Myocardial infarction: gender differences in coping and social support. *J Adv Nurs* 2003; 44: 360-74.
16 Cossette S, Frasure-Smith N, Lespérance F. Nursing approaches in reducing psychological distress in men and women recovering from myocardial infarction. *Int J Nurs Stud* 2002; 39: 479-94.
17 Mittag O, Grande G. Patient orientation in rehabilitation-the gender perspective [artikel in het Duits]. *Rehabilitation* 2008; 47: 98-108.
18 Leifheit-Limson EC, Reid KJ, Kasl SV, Lin H, Jones PG, Buchanan DM, Parashar S, Peterson PN, Spertus JA, Lichtman JH. The role for social support in health status and depressive symptoms after acute myocardial infarction: evidence for a stronger relationship among women. *Circ Cardiovasc Qual Outcomes* 2010; 3: 143-50.
19 Orth-Gomér K, Schneiderman N, Wang HX, Walldin C, Blom M, Jernberg T. Stress reduction prolongs life in women with coronary disease. The Stockholm women's intervention trial for coronary heart disease (SWITCHD). *Circ Cardiovasc Qual Outcomes* 2009; 2: 25-32.

REGISTER

A

aandoeningen, vrouwspecifieke 10
aangeboren hartafwijking 165
ablatie 58
abortussen, spontane 94, 137
accessoire bundel 77
ACE-remmers 40, 56, 67, 69, 99, 146
  remmers, bijwerkingen van 69, 99
acuut coronair syndroom (ACS) 34-36, 59, 60, 73, 89, 91, 107, 165
acuut hartfalen 61, 65
acuut myocardinfarct 23, 25, 34
adjuvante hormonale behandeling 64
age, vascular 91
alternatieve middelen 99
anamnese, obstetrische 30, 94, 100
angina pectoris 19, 20, 26, 27, 31-33, 35, 44, 45, 47, 107
  atypische 31, 42
  instabiele (UAP-ACS) 35
  microvasculaire 40-43, 46, 47, 59
  typische 31
angiotensine II-antagonisten 55, 56, 93, 147
angststoornissen 19, 21, 30, 57, 58, 154
antepartumprofylaxe 123, 124
antibiotica 83, 86
anticoagulantia 79, 113, 116, 117, 135, 172
anticonceptiepleister 120, 121
anticonceptiering 121
anticonceptiva
  hormonale 120, 121, 126
  orale 96, 141
  anticonceptiepil 27, 113, 117-122, 125, 126
antidepressiva (SSRI'S) 98, 155, 156

anti-factor Xa-spiegels 135
antifosfolipidensyndroom 131
antihistaminica 86
anti-Xa-activiteit 125
antracyclines 64
aortadissectie 60, 61
APC-resistentie 115, 118
apical ballooning syndrome 48
aritmieën, ventriculaire 81
arteriële trombo-emboliëen 115
artritis, reumatische (RA) 25, 59, 95, 97
aspecifieke repolarisatiestoornissen 42, 44, 73, 86
aspirine 47, 79, 80, 98, 99
atherosclerose 13, 25-27, 29, 35, 40, 42, 43, 45, 47, 55, 91, 95, 107, 142, 144, 145
  diffuse 26, 29
  niet-obstructieve 26
  subklinische 45, 55, 91, 95, 144, 145
atriale flutter (AF) 57, 77, 134
atrioventriculaire knoop 75, 79
atrioventriculaire nodale re-entry tachycardieën (AVNRT) 56, 75
atrioventriculaire verbinding, abnormale 75
atriumfibrilleren (AF) 31, 65, 69, 77, 78, 96, 106, 107, 130-132, 134, 135
  vagaal 78
atrofie, urogenitale 154, 155
auto-immuunziekten 59, 93, 95, 97, 115, 116
AV-knoop 75, 79
AV-verbinding, abnormaal 75
awareness 89, 90, 100

171

B

ballonvalvuloplastiek 136
bekkenvenetrombose 125
bètablokkers 40, 47, 56, 66, 67, 69, 99, 135
  bijwerkingen van 99
bevalling 60, 61, 125
  electieve 136
  vaginale 136
bijwerkingen
  van ACE-remmers 69, 99
  van bètablokkers 99
bilaterale ovariëctomie 142
biomarkers 25, 35, 92
biventriculair pacen 69
bloedingscomplicaties 35, 79, 86, 117
borstvoeding 124, 125, 141
brady-tachycardiesyndroom 58
broken-heart syndrome 38
bromocryptine 69
Brugadasyndroom 81, 82
bundel, accessoire 77

C

calciumantagonisten 47
cardiaal syndroom X 40
cardiomusculaire complicatie tijdens zwangerschap 131
cardiomyopathie 30, 38, 64, 65, 83, 85, 107
  peripartum (PPCM) 64, 67
  Takotsubo- 30, 38
cardiovasculaire ziekten (CVZ) 9, 13, 23, 89, 90, 92, 105, 110, 118, 141
  risicofactoren 27, 29, 30, 89, 92, 95-97, 137, 144, 145, 156
  sterfte door 23, 100
cardioversie 81
  elektro- 81, 130, 135
CHA2DS2-VASc-risicoscore 79, 80
CHADS2-risicoscore 79, 80
chemotherapie 64, 70
chirurgische menopauze 143
chronisch hartfalen 64
clonidine 147, 155, 156
clopidogrel 47
coaching, motiverende 159, 163
cognitieve dissonantie 161
collaps 60, 107

communicatie 13, 15-21, 47, 111
comorbiditeit 19, 21, 25, 36, 65, 79, 85, 105, 107, 111, 166, 167
compressie-echografie 125
congenitaal long QT-syndroom (LQTS) 82
coping 15, 166-168
coronairangiografie (CAG) 33, 39, 56
coronairarteriën 26, 31, 33-36, 42, 46-48, 79
  epicardiale 26, 35
  microvasculaire 26
coronairdissectie 60
coronaire bypass-operatie (CABG) 22, 110, 165
coronaire computed tomografie-angiografie (CCTA) 46
coronaire kalkscore (CAC) 33, 46, 93
coronarialijden, obstructief 20, 31, 36, 46, 78, 85
crème, vaginale 157
CVA, ischemisch 23, 79
cytokinen 25

D

dabigatran 79, 80
d-dimeer 116, 124
deltagolf 75, 77
depressie 19, 30, 165
depressieve klachten 19, 21, 57, 168
derdegeneratiepil 118
diabetes mellitus (DM) 18, 20, 29-32, 35, 37, 39, 42, 46, 63, 64, 67, 79, 89, 96, 97, 108, 144
diffuse atherosclerose 26, 29
digoxine 66, 69, 135
digoxinespiegel 110
disfunctie, hormonale 29
dissonantie, cognitieve 161
dissynchronie 69, 85
diuretica 56, 67, 135, 146
dyspnoe 27, 53, 58, 60, 61, 65, 107, 133, 134, 138

E

echo, intra-coronaire (IVUS) 47
echocardiogram (ECG) 46, 65, 133
Ehlers-Danlos, ziekte van 60
elektrocardioversie 81, 130, 135
elektrolytstoornissen 83

emotionele stress 81
endometriumcarcinoom 156
endometriumhyperplasie 156
endotheeldisfunctie 27, 31, 35, 41, 42, 137
   microvasculaire 56
   vasculaire 59
epicardiale coronairarteriën 26, 35
erfelijkheid 98
extrasystolen, ventriculaire 56
extrasystolie 134

F

factor V Leiden 199, 121, 123, 124
   -dragerschap 119
   -mutatie 116, 119
factor Xa 115, 135
familierisico 37, 90, 94, 98
farmacokinetiek 98, 125
fietstests 42-44, 48, 95
focale atriale tachycardieën 77
folliculaire fase 73, 75
fractional flowreserve (FFR) 40
fragiele X-syndroom 143
FSH
   -bepaling 154, 157
   -spiegel 143

G

gender 15-20, 75, 81
   -identiteit 16
   -paradox 35
   -rol 16
   -specifieke zorg 166
   -stereotyperingen 17
   -verschillen 19, 21, 23, 27, 34-36, 42, 46, 47, 59, 63, 65, 69, 73, 75, 77, 78, 85, 90, 98, 165
geslachtsidentiteit 16
glucosetolerantie, verstoorde tijdens zwangerschap 30, 97, 137

H

hartafwijking, aangeboren 165
hartdood, plotse 81, 82, 85
hartfalen 13, 20, 29, 31, 35, 38, 58, 61, 63-67, 69, 70, 92, 96, 108
   acuut 61, 65
   chronisch 64
   diastolisch 27, 55, 60, 61, 63-67, 69, 70, 78, 97, 108
   sterfte aan 63, 69
   systolisch 60-67, 69, 70, 96
hartkloppingen 54, 57, 145, 147
   tijdens zwangerschap 134
hartoverslagen 57
hartrevalidatie (HR) 165-169
hartritmestoornissen 13, 27, 30, 31, 56-58, 73, 75, 77, 78, 81, 83, 86, 97, 107, 134
   paroxismale 57, 61, 134
harttransplantatie 165
hartziekten, reumatische 130
HDL-cholesterol 29, 64, 91, 97, 143, 144
HELLP-syndroom 30, 53, 137
hemorragische pericarditis 59
heparines, laagmoleculaire 130
high-sensitivity C-reactive protein (hs-CRP) 25
hormonale disfunctie 29
hormoonsubstitutietherapie (HST) 94, 120, 122, 126, 155-157
hormoontherapie
   menopauzale 99, 145, 148, 157
   postmenopauzale 99, 145
hypercholesterolemie 35, 60, 97, 144
hypertensie 18, 27, 29, 30, 33, 90, 94, 96, 108-110, 146, 155, 166
hypertensieve complicatie 30, 137
hypertensieve zwangerschap 13, 30, 45, 53, 90, 95, 98, 131, 137, 144, 146
hypertensive heart disease 55
hyperventilatie 19, 57, 58, 75
hysterectomie 142

I

implantaat, progestageenhoudende 121
implanteerbare cardioverter-defibrillator (ICD) 69, 165
   -implantaties 85
   -shocks 85
   -therapie 85
inflammatie 27, 29, 42, 59
inspanningscapaciteit 43, 95
inspanningstolerantie 16, 81, 69
inspanningsvermogen 44, 166, 167-169

insufficiëntie, primaire ovariële (POI) 143
insulineresistentie 29, 41, 64, 94, 144
intercostale pijn 59
intracoronaire echo (IVUS) 47
ischemie, subendocardiale 27, 33
ischemisch CVA 23, 79

K

kamerritmestoornissen 81
katheterablatie 76, 79
kikkerfenomeen 76
klachten
   atypische angineuze 42
   depressieve 19, 21, 57, 168
   overgangs- 154-157
   perimenopauzale 94, 146, 153
   reumatische 98
   vasomotore 94, 122, 145-148, 154-157
   vasovegatatieve 37
klepafwijking, reumatische 138
kuitvenetrombose 116

L

laag-moleculair-gewicht heparine (LMWH) 117, 122-126, 130, 135
lang QT-syndroom (LQTS) 81-83
LDL-cholesterol 27, 29, 47, 91, 07, 144
leefstijl 18, 23, 30, 45, 67, 89, 92, 97-99, 109, 137, 147, 155, 156, 160, 165-168
lifetime-risico 92
linkerventrikelhypertrofie 33, 44, 46, 55
lipidenspectrum 27, 29, 34, 45
longembolie 32, 37, 60, 61, 78, 113, 116-119, 122, 124-126, 132, 156
lupus-anticoagulans 115
luteale fase 73, 75
LV-disfunctie, subklinische 64

M

mammacarcinoom 59, 60, 64, 67, 70, 145, 157
Marfansyndroom 60
menopauzale hormoontherapie 99, 145, 148, 157
menopauzale status 29, 94, 100, 142, 143
menopauze 9, 13, 23, 25, 27, 29, 34, 36, 56, 75, 90, 91, 94, 96, 108, 141, 145, 146, 148, 154
   chirurgische 143
   natuurlijke 141, 142
   vroege 29, 36, 90, 143, 146-148, 157
menopauzeleeftijd 141-145
menstruatieveranderingen 154
metabool syndroom 29, 30, 42, 45, 55, 64, 90, 94, 137
microvasculaire angina pectoris 40-43, 46, 47, 59
microvasculaire coronaire vaatbed 26, 29, 31, 33, 35, 40-42, 44, 46, 96
mitralisstenose 131-136
   reumatische 134
morbiditeit, zwangerschapsgerelateerde 115, 116
motiverende coaching 159, 163
myocardinfarct 23, 25, 34, 35, 43, 63, 80, 92, 131, 156
   acuut 23, 25, 34
   niet-ST-elevatie- (non-STEMI-ACS) 35
   Takotsubo- 38
myopericarditis 59

N

natriuretische peptiden 65
negatieve remodeling 26
niet-obstructieve atherosclerose 26
NT-proBNP 65, 67, 134
nucleaire scan 42, 44, 46, 64

O

obesitas 29, 45, 55, 60, 61, 64, 67, 69, 91, 95
obstetrische anamnese 30, 94, 100
obstructief coronarialijden 20, 31, 36, 46, 78, 85
oestrogeenreceptoren 36, 64
oestrogenen 20, 29, 120, 121, 141, 156
ondersteuning, sociale 166, 168
outward remodeling 26
ovariëctomie 142
overgangsklachten 154-157
oxidatieve stress 145

P

pacen, biventriculair 69
paniekstoornissen 57, 58, 154

paroxismaal atriumfibrilleren (AF) 31, 60, 67, 68, 78, 96, 135
paroxismale (P) SVT'S 27, 56, 57, 146
paroxismale supraventriculaire ritmestoornissen ((P) SVT'S) 27, 31
partus 115, 136
peptiden, natriuretische 65
perfusie-MRI-scans 42, 46
pericarditis 59, 78
   hemorragische 59
pericardwrijven 59
perimenopauzale klachten 94, 146, 153
perimenopauze 29, 145, 146, 154, 155
peripartum-cardiomyopathie (PPCM) 64, 67
plaque-erosies 25
plaquerupturen 25
plotse hartdood 81, 82, 85
pneumothorax 61, 85
polycysteusovarium syndroom (PCOS) 29, 94, 144
postmenopauzale hormoontherapie 99, 145
postmenopauze 145
post partum 122-126
   -periode 75, 82, 123
   -profylaxe 123, 124
   -risico 83
posttrombotisch syndroom 113, 117
prasugrel 47
pre-eclampsie 30, 53, 94, 116, 137, 144
pre-excitatie 75, 77
prematuur ovarieel falen (POF) 94, 141, 143, 157
preventie, primaire 47, 89, 94, 95, 97-99
prikpil 120, 121
primaire ovariële insufficiëntie (POI) 143
primaire preventie 47, 89, 94, 95, 97-99
proaritmie 81
progestageenhoudend implantaat 121
proteïne C 115
   -deficiëntie 121
proteïne S 115
   -deficiëntie 121
psychische stress 166
psychofarmaca 83, 86
psychosociale factoren 12, 30, 65, 98

Q
QT-syndroom 82, 83
QT-tijd (QTc) 42, 74, 81-83, 86, 93

R
radiofrequentie (RF)-ablatie 75, 77, 81
refluxklachten 59
remodeling, negatieve 26
renine-angiotensinesysteem 146
repolarisatiestoornissen, aspecifieke 42, 44, 73, 86
resynchronisatietherapie (CRT) 69, 85
RF-ablatietherapie 75, 77, 81
reumatische
   hartziekten 130
   klachten 98
   klepafwijking 138
   mitralisstenose 134
risicofactoren
   traditionele 13, 27, 35, 90, 91, 98, 108
   vrouwspecifieke 90, 137
risicoprofiel 31-33, 45, 59, 91, 94, 137, 143, 144, 155, 168
roken 27, 32, 34, 37, 42, 45, 48, 60, 89-91, 94, 95, 142, 145, 154-156, 160-164
   ontwenningsverschijnselen 163

S
scan, nucleaire 42, 44, 46, 64
SCORE-kaarten 90
SCORE-risicomodel 143
sinustachycardie 57, 58, 77, 78, 134
smalcomplex-tachycardie 76
sociaaleconomische status 18, 98, 111
sociaalemotionele steun 99
sociale ondersteuning 166, 168
spontane abortussen 94, 137
statines 47, 97, 99, 107
   intolerantie voor 99
status
   menopauzale 29, 94, 100, 142, 143
   sociaaleconomische 18, 98, 111
ST-elevatie-myocardinfarct (STEMI) 35, 36
stenttrombose 35
steun, sociaalemotionele 99
stiffness, vascular 36
stralingsbelasting 46

stress 56-58, 96, 98, 161, 167
  emotionele 81
  oxidatieve 145
  psychische 166
stressecho 42, 44
stressfactoren 90
stressstoornissen, posttraumatische 19
stresstest 30, 137
subendocardiale ischemie 27, 33
subklinische atherosclerose 45, 55, 91, 95, 144, 145
supraventriculaire tachycardieën (SVT'S) 27, 56, 75, 77, 86, 107, 134
syndroom
  acuut coronair (ACS) 34-36, 59, 60, 73, 89, 91, 107, 165
  antifosfolipiden- 131
  apical ballooning 38
  brady-tachycardie- 58
  broken-heart- 38
  Brugada- 81, 82
  cardiaal - X 40
  fragiele X- 143
  HELLP- 30, 137
  lang QT- (LQTS) 81-83
  Marfan- 60
  metabool 29, 30, 42, 45, 55, 64, 90, 94, 137
  polycysteusovarium- (PCOS) 29, 94, 144
  posttrombotisch 113, 117
  QT- 82, 83
  van Tietze 59
  van Turner 143
  Wolff-Parkinson-White- (WPW) 77, 82
systemische lupus erythematodes (SLE) 25, 59, 97, 115
systolisch hartfalen 61, 64, 65, 67-70, 96

T
tachycardieën
  focale atriale 77
  supraventriculaire 27, 75, 86, 107
  supraventriculaire (SVT'S) 56, 75, 77, 86, 107, 134
  ventriculaire 74, 83, 134
Takotsubo-cardiomyopathie 30, 38
Takotsubo-myocardinfarct 38
teratogene middelen 120

testosteron 81
therapietrouw 67, 99, 100
tibolon 120, 122, 126, 156
Tietze, syndroom van 59
tijdsdelay 37
Torsades de Pointes (TdP) 74, 83
traditionele risicofactoren 13, 27, 35, 90, 91, 98, 108
triglyceriden 29, 143, 144
trombine 115
  -remmer 79
trombo-emboliëen 56, 86
  arteriële 115
  veneuze (VTE) 113, 118, 119, 122, 126, 135
trombo-embolische complicaties 79
trombofilie 113, 115, 117, 119-126, 157
  -defect 123, 124
trombolytica 17
trombose 25, 113, 116-126
  -profylaxe 123
  -risico 35, 96
Turner, syndroom van 143
tweedegeneratiepil 118, 119

U
urogenitale atrofie 154, 155

V
vaatbed
  microvasculaire 26, 29, 42, 44, 46
  microvasculaire coronaire 26, 29, 31, 33, 35, 40-42, 44, 46, 96
vagaal AF 78
vaginale bevalling 136
vaginale crème 157
vasculaire flowmeting (FFR) 47
vascular age 91
vascular stiffness 36
vasomotore klachten 94, 122, 145-148, 154-157
vasoreactiviteit 35
vasovegetatieve klachten 37
veneuze trombo-emboliëen (VTE) 113, 118, 119, 122, 126, 135
ventriculaire
  aritmieën 81
  extrasystolen 56

ritmestoornissen 27, 31, 58, 73, 81, 83
tachycardieën 74, 83, 134
ventrikelfibrilleren 77
verapamil 135
Virchow, trias van 115
viskruik-infarct 30, 38
vitamine K-antagonisten 79-81, 117, 120, 123-125, 135
vitaminepreparaten 99

W

Wolff-Parkinson-White (WPW)-syndroom 77, 82

Z

zwangerschap 75, 82
  ACS in de 60
  complicaties 144
  diabetes 30, 45, 90, 94, 97, 137, 144
  dyspnoe in de 129, 133, 134, 138
  en longembolie 122
  en VTE 122-126
  gecompliceerde 30, 94
  glucosetolerantie tijdens de 30, 97, 137
  hartklachten tijdens de 134
  hypertensie 13, 30, 45, 53, 90, 95, 98, 131, 137, 144, 146
  medicatie tijdens 135
  SVT tijdens de 75

GPSR Compliance

The European Union's (EU) General Product Safety Regulation (GPSR) is a set of rules that requires consumer products to be safe and our obligations to ensure this.

If you have any concerns about our products, you can contact us on

ProductSafety@springernature.com

In case Publisher is established outside the EU, the EU authorized representative is:

Springer Nature Customer Service Center GmbH
Europaplatz 3
69115 Heidelberg, Germany

www.ingramcontent.com/pod-product-compliance
Ingram Content Group UK Ltd.
Pitfield, Milton Keynes, MK11 3LW, UK
UKHW051238180426

11947UKWH00013B/836